Die Zukunft gehört den Mutigen.

WALTER VAN ROSSUM

MEINE PANDEMIE MIT PROFESSOR DROSTEN

VOM TOD DER AUFKLÄRUNG UNTER LABORBEDINGUNGEN

RUB|KON

Alle unsere Bücher durchlaufen eine umfangreiche Qualitätsprüfung. Sollten Sie in diesem Buch

dennoch Tipp- oder Satzfehler finden, freuen wir uns über einen entsprechenden Hinweis an

korrekturen@rubikon.news

Die Deutsche Nationalbibliothek verzeichnet diese Publikation in der Deutschen Nationalbibliografie;

detaillierte bibliografische Daten sind im Internet über **dnb.d-nb.de** abrufbar.

ISBN 978-3-96789-012-9

3. Auflage 2021 © Rubikon-Betriebsgesellschaft mbH, Neuenkirchen 2021

Konzept und Gestaltung: Buchgut, Berlin

Druck und Bindung: Friedrich Pustet GmbH & Co. KG, Regensburg

Printed in Germany

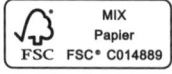

www.rubikon.news

EINLEITUNG

Es ist Mittwoch, der 21. Oktober 2020. Das Robert Koch-Institut (RKI) meldet wieder einmal Rekordzahlen von täglich »Neuinfizierten«. 7.595 sollen seit gestern dazugekommen sein. Am Abend versäumt die *Tagesschau* nicht, darauf hinzuweisen, dass es seit Beginn der Erfassung die zweithöchste ermittelte Anzahl an »Neuinfektionen« sei. Gerne schickt man bei solchen Gelegenheiten einen Pfeil über die Skyline der Tagestürme und verweist auf den 2. April. Da waren es »bloß« 6.553 – der bis dahin höchste Wert. Mit anderen Worten, wir sind zurück auf Anfang.

Selbst bei öffentlich-rechtlichen Sendern hat sich herumgesprochen, dass solche Zahlen stets im Zusammenhang mit der Anzahl der Testungen zu verstehen sind. Doch tapfer weigert man sich, von diesem Wissen Gebrauch zu machen. Der Anstieg der Zahlen im April hatte vor allem damit zu tun, dass man seit der 12. Kalenderwoche (beginnend mit dem 16. März) die Anzahl der Tests von 31.000 auf 103.000 pro Woche verdreifacht hatte.[1] Hätte man das grafisch veranschaulicht, wäre die Kurve flacher verlaufen, statt steile Höhen zu erklimmen. Seit Mitte August hat man wiederum die Anzahl der Tests kontinuierlich erhöht bis auf zurzeit ca. 1,2 Millionen pro Woche – also um den Faktor 12 im Vergleich zum April. Insofern bedeutet die heutige Zahl von 7.595 neu gemeldeten Fällen, dass sie grafisch bloß etwa einem schmalen Sockel des Tabellenturms vom 2. April entspräche. In der 14. Kalenderwoche wurden 9,02 Prozent positiv getestet – der Spitzenwert. In der 42. Kalenderwoche (ab 12. Oktober) waren es 3,62 Prozent.[2]

Aber auch das hat nur eine beschränkte Aussagekraft über den realen Krankenstand. Seit dem Juli 2020 liegt der Anteil der mit COVID-19 Verstorbenen konstant bei deutlich unter 1 Prozent. In der 41. Kalenderwoche wurden zwar insgesamt über 26.000 Infizierte gezählt, aber die Todesrate sank auf 0,53 Prozent. Zum Vergleich: Der Spitzenwert in Kalenderwoche 16 lag bei 6,99 Prozent.[3]

In ganz Deutschland sind am 21. Oktober ca. 70.000 Menschen als »infiziert« identifiziert.[4] Das RKI schätzt, dass 81 Prozent aller Fälle gar keine oder nur sehr milde Symptome zeigen. 14 Prozent sollen einen schweren und 5 Prozent einen kritischen Krankheitsverlauf haben.[5] Die kritischen 5 Prozent stimmen aber auch nicht mehr, denn an diesem Tag sind etwa 2.300 Menschen mit COVID-19, aber nicht unbedingt wegen COVID-19 hospitalisiert.[6] Der Anstieg von intensivmedizinisch betreuten Fällen gibt keinerlei Anlass zur Besorgnis über einen »Kollaps« des Gesundheitssystems – wie man uns Tag für Tag erzählt. Ebenso wenig wie das im März und April der Fall war. Am 18. April verzeichnete man den Höchststand von 2.933 intensivmedizinisch betreuten Fällen. Am 21. Oktober sind es 943.[7] Die Sterberate liegt diese Woche bei 0,13 Prozent – die niedrigste Zahl seit Beginn der neuen Zeitrechnung. Und am Altersdurchschnitt der Verstorbenen von 81 Jahren (Median: 82 Jahre) hat sich nichts geändert. Auch nicht daran, dass es sich bei fast sämtlichen COVID-19 zugeschriebenen Todesfällen um Menschen handelt, die an mehreren meist erheblichen Vorerkrankungen litten. Die Erkrankungen sind für die ernsthaft Betroffenen gewiss schrecklich. Doch wenn man weiß, dass etwa im Januar und Februar dieses Jahres mindestens 30.000 Menschen wegen Influenza das Krankenhaus aufsuchen mussten[8] – was offenkundig niemanden beunruhigte –, dann verwundert einen der kollektive hysterische Aufschrei über die vermeintliche zweite Welle der Corona-Pandemie schon ein wenig.

Während Tag für Tag die angeblich exponentiell explodierenden Zahlen Panik verbreiten, besagt der »Influenza-Wochenbericht« des RKI für die 43. Kalenderwoche (beginnend mit dem 17. Oktober), dass die Zahl der akuten Atemwegserkrankungen (ARE → Akute Respiratorische Erkrankungen), zu denen COVID-19 zählt, gegenüber der Vorwoche von 3,5 Prozent auf 3,1 Prozent gesunken sei. Und: »Die Gesamt-ARE-Rate liegt seit acht Wochen unter den Vorjahreswerten«[9] – und zwar deutlich.

Mit anderen Worten: Kein einziger Parameter erreicht annähernd die Werte von März/April. Nur die aberwitzige Zahl von Tests, die im November über 1,4 Millionen pro Woche beträgt, steigt. Es gibt keine zweite Welle, für deren angebliche Unausweichlichkeit keinerlei Präzedenzfälle vorliegen – abgesehen von der sogenannten Spanischen Grippe, die allerdings unter völlig unvergleichbaren Bedingungen ausbrach. Niemand durfte glauben, das Virus würde nach dem beinahe weltweiten Lockdown verschwinden. Doch niemals vor SARS-CoV-2 wurde die Bedrohung durch ein Virus hauptsächlich durch Testergebnisse ermittelt, statt an der Zahl der tatsächlich Erkrankten gemessen. Nicht auszudenken, wie viele »Infizierte« man fände, wenn man mit 1,3 Millionen Tests wöchentlich nach den diversen Influenzaerregern fahnden würde. Das Problem ist nicht die zweite Welle, sondern dass sie mit allen Mitteln simuliert wird.

Mit Ausbruch der Corona-Pandemie scheinen sämtliche Formen von Logik und selbst Reste des sogenannten gesunden Menschenverstands ausgerottet. Die Bürger tragen den Terror der Pandemie in sich. Sie haben sich den Ansagen des Ausnahmezustands unterworfen. Im Sommer erschien die Pandemie weniger im Zeichen apokalyptischer Dauererregung, sondern eher als unangenehmer Umstand, der uns lange begleiten wird und jederzeit wieder sein Haupt erheben kann. Doch als einige begannen, sich alter vorpandemischer Zeiten zu erinnern, musste man wieder auf den Terror zurückgreifen.

In den letzten Monaten habe ich dutzendfach erlebt, wie tiefsinnige, politisch mutige und kritische Menschen sich den Schrecken der Pandemie ergaben. Selbst die mittleren Alters und bei bester

Gesundheit sehen sich in großer Gefahr, an COVID-19 zu erkranken und zu sterben. Auf jeden Relativierungsversuch meinerseits folgen unweigerlich emotional aufgeladene Beschwörungen der »Bilder aus Bergamo« und der »unfasslichen Leichenberge von New York«. Auf der Straße treffe ich auf mundschutzbewehrte Zeitgenossen, in Supermärkten kurven missmutige Kunden um andere missmutige Kunden – stets auf Abstand bedacht. Noch am 31. März hatte das Robert Koch-Institut das Tragen von Schutzmasken etwa in Geschäften für überflüssig gehalten, Fachärzte hatten darauf hingewiesen, dass dieser Mundschutz eher Atemwegserkrankungen hervorruft als verhindert. Doch die wachsamen Mitbürger dulden keinen Zweifel.

Vor der »ersten Welle« orakelten Experten bereits von der zweiten Welle, die laut Professor Lothar H. Wieler, Chef des RKI, jeder Pandemie unweigerlich folge. Eine eher improvisierte Behauptung, doch Wieler kann sich sicher sein, dass unsere Qualitätsjournalisten nicht nachfragen – und auch sonst kaum einer. Zugleich verkündete die Kanzlerin in aller Ruhe, notfalls gelte der Ausnahmezustand, bis ein Impfstoff gefunden sei. Der bayerische Corona-Herkules Markus Söder faselt schon mal von ein paar Jahren bis … das weiß er dann auch nicht so genau. Das Phänomen der »zweite Welle« kennt er gut, die hatte er bereits 2009 als bayerischer Gesundheitsminister prophezeit, nachdem die erste Welle der sogenannten Schweinegrippe einfach nicht ins Land schwappen wollte.[10]

Wir befinden uns auf dem Weg in die Normalisierung des Ausnahmezustands. Es gibt eigentlich nur eine Erklärung für die enorme Diskrepanz zwischen den Realitäten von COVID-19 und der kollektiven Erstarrung: Gehirnwäsche unvorstellbaren Ausmaßes. Der Fachbegriff lautet Propaganda. Der Erfinder des modernen Propagandabegriffs heißt Edward Bernays. In seinem Buch *Propaganda* von 1928 legt er die Karten auf den Tisch:

»Die bewusste und intelligente Manipulation der organisierten Gewohnheiten und Meinungen der Massen ist ein wichtiges Element in der demokratischen Gesellschaft. Wer die ungesehenen Gesellschaftsmechanismen manipuliert, bildet eine unsichtbare Regierung, welche die wahre Herrschermacht unseres Landes ist. Wir werden regiert, unser Verstand geformt, unsere Geschmäcker gebildet, unsere Ideen größtenteils von Männern suggeriert, von denen wir nie gehört haben. Dies ist ein logisches Ergebnis der Art, wie unsere demokratische Gesellschaft organisiert ist.«

Propaganda – einmal auf den Weg gebracht – infiziert als Erste umgehend die Propagandisten selbst. Die Mainstream-Medien bilden seit geraumer Zeit eine geschlossene Gesellschaft, der jeder nennenswerte Pluralismus abhandengekommen ist. Es war schon länger zu beobachten, wie das Rudel sich selbst hypnotisierte und als Künder letzter Wahrheiten auftrat. Im Rausch der Apokalypse hat es sich nun vollends verhext. Die systematisch einseitigen, bei Bedarf falschen Informationen haben sich zu einer Erzählung verdichtet, die sich quasi autonom fortschreibt.

Dass sich die Berichterstattung über SARS-CoV-2 zur apokalyptischen Beschwörung aufblasen konnte, beruht auf zwei Faktoren:
1. Jede Einschätzung, jede Beobachtung eines pandemiefähigen neuen Erregers setzt eine hochqualifizierte Expertise voraus.
2. Es gab keine Expertise.

Zwar wurde pausenlos die »Neuartigkeit« des Virus beschworen – und damit zugleich seine Gefährlichkeit »begründet« –, doch zugleich bedeutete »neuartig«, dass man nichts über das Virus wissen konnte und also erst aufmerksame Beobachtung erlaubte, sein Verhalten zu entschlüsseln. Das erklärt auch, warum die federführenden Experten sich laufend korrigieren mussten.

Doch unsere Medien haben alles unvermeidlich Tastende oder vorläufig Ungenaue ausgeblendet beziehungsweise gleich ins Faktische übersetzt. Schließlich hätte jedes Nachfragen die Wucht des Verstörenden gebremst. Die Pseudoexpertise, die die Medien verbreiteten, traf auf ein vollkommen unvorbereitetes Publikum. Auf eine Bevölkerung, die beispielsweise nicht weiß, dass in Deutschland jährlich über 100.000 Menschen an Atemwegsinfektionen oder Lungenentzündungen sterben, was ungefähr 10 Prozent der jährlichen Todesfälle entspricht. Das heißt, die COVID-19 zugeschriebenen Todesfälle entsprechen 10 Prozent der normalerweise an Atemwegsinfektionen Versterbenden pro Jahr, machen also nur insgesamt 1 Prozent aller Todesfälle aus, die – um es in den Worten von Prof. Dr. Christian Drosten zu sagen – »aber exakt das gleiche Altersprofil wie das Sterblichkeitsprofil der Bevölkerung [haben]. Dann wird uns das fast gar nicht auffallen.«[11]

Damit sind wir bei den Experten. Wer erinnert sich noch an die Ansage von Christian Drosten bei einem seiner ersten Corona-Auftritte in der *Tagesschau,* glücklicherweise handle es sich nicht um ein Influenzavirus, das sei nämlich viel gefährlicher? Andererseits gut für den Chef der Virologie an der Berliner Charité. Schließlich hatte der sich 2003 als Entdecker des SARS-Coronavirus profiliert und gilt seitdem als Experte für Coronaviren, die sich im Allgemeinen deutlich geringerer virologischer Aufmerksamkeit erfreuen als die Influenzaerreger.

Um es vorwegzunehmen: Er lag fast immer daneben mit seinen Befunden und Prognosen. Das hat seinem Ruf offenbar nicht geschadet – im Gegenteil: Seine Zuverlässigkeit als Pandemiebeschleuniger machte ihn zum gefragten Star der pandemischen Branchen. Wer sind die Berufspandemiker?

Ich zitiere eine »Verschwörungstheorie«, die 2010 im *Spiegel* (10/2010) unter dem Titel »Die Pandemie, die keine war« zur Schweinegrippe erschien:

»Der Infekt des mexikanischen Jungen verlief glimpflich – ebenso wie bei den allermeisten der Millionen Menschen weltweit, die sich in den folgenden Monaten anstecken sollten. Und deshalb wäre das neue Virus wohl unbeachtet geblieben, gäbe es die moderne molekulare Medizin nicht, mit ihren Genanalysen, Antikörpertests und Referenzlabors. Die Schweinegrippe hätte die Welt erobert, und kein Arzt hätte etwas davon gemerkt. Doch es kam anders. Denn es gibt sie, die Hightechmedizin und die Impfstoffindustrie. Ebola, Sars, Vogelgrippe: Systematisch haben Seuchenwächter, Medien, Ärzte und Pharmalobby die Welt mit düsteren Katastrophenszenarien eingestimmt auf die Gefahr neuer, bedrohlicher Infektionskrankheiten. Und keiner von diesen wird mehr Aufmerksamkeit gewidmet als der Influenza: Verteilt auf 102 Länder lauern Forscher in mehr als 130 Labors weltweit auf neue Grippe-Erreger. Karrieren, ganze Institutionen und sehr viel Geld hängen daran. ›Manchmal kommt es mir vor, als hätten manche geradezu Sehnsucht nach einer Pandemie‹, konstatiert der Grippe-Experte Tom Jefferson von der internationalen Cochrane Collaboration. ›Alles, was es jetzt brauchte, um diese Maschinerie in Gang zu bringen, war ein kleines mutiertes Virus.‹«

Es wurde diesmal ein Coronavirus.

Diese Allianz aus »Seuchenwächtern, Medien, Ärzten und Pharmalobby« scheint auch zu Zeiten der Corona-Pandemie wieder am Werk – und man trifft auf erstaunliche personelle Kontinuitäten über fast 20 Jahre. Zum Beispiel Prof. Dr. Christian Drosten von der Berliner Charité. Ein Mann, der fast immer zur Stelle war, wenn im 21. Jahrhundert eine Pandemie aus der Taufe gehoben wurde, und dessen Warnungen – manchmal bis aufs Komma gleichlautend – sich zuverlässig als falsch erwiesen, der einen PCR-Test für ein »neuartiges« Coronavirus quasi in der Tasche hatte, bevor überhaupt irgendjemand wissen konnte, dass es sich um ein Coronavirus handelte, der auf eine fast schon unheimliche Weise plappernde Ratlosigkeit medial in Expertise verwandelte, monopolisierte und verbreitete, der als Chef des maßgeblichen Referenzlabors weltweit die Diagnostik mitbestimmte und der auf noch darzulegende Weise in das Geschäft der Seuchenwächter verstrickt ist.

Natürlich will ich hier nicht behaupten, Drosten habe die Federführung bei der weltweiten Pandemie. Die hat zahllose Schauplätze, unzählige Akteure und eine längere Vorgeschichte. Drosten bot sich als eine Art roter Faden an für eine Chronik dieser Pandemie. Nicht weil er Licht in die verwirrende Geschichte bringt, sondern weil er ihre Dunkelheit anzeigt.

1 www.rki.de/DE/Content/InfAZ/N/
   Neuartiges_Coronavirus/Daten/Testzahlen-
   gesamt.xlsx?__blob=publicationFile

2 www.rki.de/DE/Content/InfAZ/N/
   Neuartiges_Coronavirus/Situationsberichte/
   Okt_2020/2020-10-27-de.pdf?__blob=
   publicationFile

3 www.rki.de/DE/Content/InfAZ/N/
   Neuartiges_Coronavirus/Situationsberichte/
   Okt_2020/2020-10-27-de.pdf?__blob=
   publicationFile

4 www.rki.de/DE/Content/InfAZ/N/
   Neuartiges_Coronavirus/Situationsberichte/
   Okt_2020/2020-10-27-de.pdf?__blob=
   publicationFile

5 www.rki.de/DE/Content/InfAZ/N/Neuartiges_
   Coronavirus/Steck-brief.html#
   doc13776792bodyText8
   Stand 21. Oktober 2020.

6 www.rki.de/DE/Content/InfAZ/N/
   Neuartiges_Coronavirus/Situationsberichte/
   Okt_2020/2020-10-27-de.pdf?__blob=
   publicationFile

7 www.intensivregister.de/#/
   intensivregister?tab=laendertabelle

8 influenza.rki.de/Wochenberichte/
   2019_2020/2020-36.pdf.
   Das entsprach einer Hospitalisierungsrate
   von ca. 20 Prozent.

9 influenza.rki.de/Wochenberichte/
   2020_2021/2020-43.pdf

10 www.mittelbayerische.de/bayern-
   nachrichten/schweinegrippe-die-zweite-
   welle-ist-unterwegs-21705-art473808.
   html?fbclid=IwAR2yzy4s4FHJAcSXnD-
   S2vbNY_BayMEJm6e3vah5jgS7WmOjA4jfF-
   NOQyRSw

11 *Coronavirus-Update*, Folge 7, S. 3.
   www.ndr.de/nachrichten/info/
   coronaskript112.pdf;
   www.ndr.de/nachrichten/info/7-Coronavirus-
   Update-Es-ist-nicht-die-Zeit-fuer-
   Egoismus,podcastcoronavirus122.html

1

DIE PANDEMISCHEN REITER

Am 31. Dezember 2019 erfuhr Deutschland erstmals durch zwei fast gleichlautende Meldungen der Nachrichtenagenturen *dpa* und *Reuters* von »einer mysteriösen Lungenkrankheit in der zentral-chinesischen Metropole Wuhan«[1], an der bislang 27 Menschen erkrankt seien. Von *Bild online* bis *ZEIT online* wurde die Meldung verbreitet. Die Gesundheitsbehörden melden 27 Erkrankte. Warum aber deutsche Medien sich für 27 Kranke in Wuhan interessieren könnten, verrät bereits der Titel des Artikels bei *Bild*: »SARS wieder da?« Vermutlich hatte kein einziger Redakteur der *Bild* auch nur einen Schimmer, wo Wuhan liegt, es wird auch kein einziger Journalist vor Ort gewesen sein. Aber SARS, das könnte interessant werden.

Am 31. Dezember 2019 erfuhr die WHO von dieser »mysteriösen Lungenkrankheit«.[2] Tags zuvor hatte bereits *ProMED* – ein internationales Netzwerk zur Früherkennung von Infektionsausbrüchen – Wind von der Sache bekommen und verbreitete die Übersetzung einer Meldung der chinesischen Nachrichtenagentur *Finance sina*[3]:

»Am Abend des [30. Dezember 2019] wurde eine ›dringende Mitteilung über die Behandlung von Lungenentzündung unbekannter Ursache‹ veröffentlicht. Das [...] Dokument der ›Medical Administration of Wuhan Municipal Health Committee‹ wurde im Internet weit verbreitet. [...] Laut der dringenden Mitteilung des Behördenleiters sind in einigen medizinischen Einrichtungen in Wuhan sukzessive Fälle von Lungenentzündung unbekannter Ursache aufgetreten. Alle medizinischen Einrichtungen sollten das Management der Ambulanz- und Notfallabteilungen verstärken, das System der Verantwortung für die Erstversorgung von Patienten strikt umsetzen und sichern, dass Patienten mit Lungenentzündung unbekannter Ursache vorrangig und sofort behandelt werden. [...] Ein weiterer Teil der Notfallbenachrichtigung mit dem Titel ›Bericht der städtischen Gesundheitskommission über die Meldung der Behandlung von Lungenentzündungen unbekannter Ursache‹ ist ebenfalls bestätigt worden. Diesem Dokument zufolge wurden auf dem ›South China Seafood Market‹ in unserer Stadt nacheinander Patienten mit einer Lungenentzündung unbekannter Ursache gesehen, so die dringende Mitteilung des Vorgesetzten. [...] Mitarbeiter der 12320-Hotline sagten, dass die CDC von Wuhan das Krankenhaus aufgesucht hat, in dem die Patienten behandelt werden, um schnellstmöglich Proben zu erhalten, insbesondere um zu klären, um welche Art von Virus es sich handelt. Endgültige Testergebnisse stehen noch aus. [...] Wuhan verfügt landesweit über die beste Einrichtung für die Erforschung von Viren, und die Ergebnisse werden der Öffentlichkeit bekannt gegeben, sobald der Virennachweis vorliegt.«[4]

Am 31. Dezember folgt die zweite Meldung von *ProMED*. Wiederum eine Übersetzung von *Finance sina*[5] mit der Überschrift: »Ob es sich um SARS handelt oder nicht, ist noch nicht geklärt, und die Bürger brauchen nicht in Panik zu geraten«. Und weiter heißt es:

»Am [31. Dezember 2019] veranstalteten verschiedene Krankenhäuser in Wuhan ein Notsymposium zum Thema der Behandlung von Patienten mit Lungenentzündung unbekannter Ursache in einigen medizinischen Einrichtungen. Der Reporter des *21th Century Business Herald* erfuhr im Rahmen seiner Recherchen, dass diese Patienten unabhängig voneinander auf dem ›South China Seafood Market‹ in Wuhan anwesend waren. Gegenwärtig werden die Patienten in dem Krankenhaus isoliert, in dem sie aufgenommen wurden. Der ›South China Seafood Market‹ wurde isoliert, und das medizinische Personal hat die vorbeugende Behandlung vor Ort bestätigt. Mehrere Krankenhausquellen gaben jedoch an, dass die Krankheitsursache bei diesen Patienten derzeit nicht klar ist. Es steht nicht fest, ob es sich um das SARS-Virus handelt, wie es gerüchteweise im Internet verbreitet wird. Selbst wenn das SARS-Virus letztlich diagnostiziert wird, gibt es ein erprobtes Präventions- und Behandlungssystem, und die Bürger müssen nicht in Panik geraten. [...] Am [31. Dezember 2019] heißt es in einem offiziellen Bericht der Provinz Hubei: ›Nach dem Bericht der Provincial Health and Health Commission hat Wuhan seit Dezember [2019] weiterhin Influenza und verwandte Krankheiten überwacht und 27 Fälle von viraler Lungenentzündung ermittelt. Es wurden alle gefunden, bei denen eine virale Pneumonie/Lungeninfektion diagnostiziert wurde. Von den 27 Fällen waren 7 schwer krank und die übrigen Fälle waren kontrollierbar.«[6]

Weder die chinesischen Gesundheitsbehörden noch die WHO haben SARS ins Spiel gebracht. Es waren Gerüchte, die von einer chinesischen Nachrichtenagentur aufgegriffen wurden und die erst durch die Verbreitung von *ProMED* weltweit für Aufmerksamkeit sorgten.

ProMED[7] ist eine Gründung der *International Society for Infectious Diseases* (ISID). Diese weltweit operierende Gesellschaft ist ein Netzwerk von Virologen, Epidemiologen und Infektiologen, die sich zum Ziel gesetzt hat, Seuchen aller Art zu erkennen und zu bekämpfen. *ProMED* ist gewissermaßen der globale Virenscanner, der 24 Stunden am Tag, sieben Tage in der Woche den viralen Weltgesundheitszustand beobachtet – selbstverständlich allein zum Wohl der Menschheit.

»Die Mitarbeiter, Moderatoren und das Team von ProMED sind in 32 Ländern tätig und suchen ständig nach Informationen zur globalen Gesundheitssicherheit, überprüfen sie und veröffentlichen sie. In den letzten 25 Jahren hat ProMED als erster über zahlreiche größere und kleinere Krankheitsausbrüche berichtet, darunter SARS, MERS, Ebola, die frühe Ausbreitung von Zika und viele andere. ProMED bietet seit Jahren einen wichtigen Beitrag zur globalen Überwachung von Infektionskrankheiten.«[8]

ProMED versteht sich als eine Art private WHO – nur schneller und schriller. Sie hat sämtliche Pandemien des 21. Jahrhunderts entbunden. In den meisten Fällen könnte man vermuten, ohne diese Wachtürme wären wahrscheinlich die Opfer der Pandemien als Grippetote in keiner gesonderten Statistik verzeichnet worden. *ProMED* ist allerdings bei Weitem nicht die einzige Organisation dieser Art. Wir werden später darauf zurückkommen, wie viele global operierende Netzwerke sich der Früherkennung von Infektionskrankheiten widmen.

SARS war also der Köder, weshalb unter anderem *Bild* sich für ein paar Kranke in China interessierte: »SARS wieder da?« Zwar wird in dem chinesischen Bericht mehrfach betont, dass die Experten noch keine Ahnung hätten, womit sie es da zu tun haben, doch im Internet seien Gerüchte aufgetaucht. Diese Gerüchte macht sich der Verfasser umgehend zu eigen und erinnert an den Ausbruch des »Severe Acute Respiration Syndrom« (SARS) 2002 eben in China. Dabei habe es sich um eine der gefährlichsten Epidemien der letzten Zeit gehandelt, 8.000 Menschen seien damals erkrankt und ca. 750 Menschen an dem Virus gestorben. In den nächsten Wochen wird jeder Bericht über die »mysteriöse Lungenkrankheit« in Wuhan den Bezug zu SARS herstellen und an »die erste Pandemie des 21. Jahrhunderts« erinnern.

Konsequent unterschlagen wird dabei, dass es sich auch um den ersten pandemischen Fehlalarm des 21. Jahrhunderts gehandelt hat.

Die allermeisten Erkrankten und Toten wurden in China und Hong-kong gezählt, dann folgten mit großem Abstand Singapur, Taiwan und Kanada. In Europa starb ein Franzose. Unter allen Infektions-krankheiten, die zur Pandemie hochgestuft wurden, war sie die mit Abstand harmloseste. Zu einer »der gefährlichsten Epidemien der letzten Zeit« wurde sie ausschließlich durch eine bis dahin beispiel-lose mediale Aufregung. Beispielhaft wurde diese Pandemie aller-dings durch die enormen wirtschaftlichen und sozialen Folgekosten. In den USA erkrankten zwar nur 27 Personen an dem Virus, keiner starb, doch die Harvard University ermittelte in einer Studie[9], dass 93 Prozent der Amerikaner SARS ein Begriff war.

Seit SARS nehmen Medien in jedem Pandemieereignis eine zen-trale, um nicht zu sagen führende Rolle ein. Und SARS machte auch den jungen Bonner Virologen Christian Drosten zur lebenden Legende seiner Zunft. Er gilt als einer der Entdecker des Virus, er entwickelte den ersten Test, und irgendwie klingt es immer so, als habe er auch das Virus besiegt. Drei Jahre später erhielt er für seine Verdienste das Bundesverdienstkreuz.[10]

Natürlich hat nicht nur *Bild* sich des Themas angenommen. Es wird fast von allen Mainstream-Medien aufgegriffen – wenn auch zunächst nur unter »ferner liefen«. Am 4. Januar 2020 spekuliert *SZ online* über ein »neuartiges Coronavirus«. Obwohl alle Artikel deutscher Medien in diesen Tagen einräumen, dass noch niemand weiß, wie die Krankheit übertragen wird und welches Virus ver-antwortlich ist, werden ungerührt Erinnerungen an SARS ins Feld geführt – »eine der gefährlichsten Infektionswellen der jüngeren Zeit« (*Tagesspiegel*, 8. Januar). Die *Süddeutsche Zeitung* meldet am 9. Januar, dass China seine Kontrollen ausdehne. Doch weiterhin bleibe unklar, womit man es zu tun habe. Erstmals betritt Christian Drosten in diesem Artikel die mediale Arena. Der Chefvirologe der Berliner Charité hält sich allerdings zurück mit Spekulationen über das Virus. Dieser wie alle anderen Beiträge zum Thema melden nur einen leichten Anstieg der Erkrankten auf 59 (u.a. *FAZ*, 10. Januar).

Der *Tagesspiegel* hatte bereits 16 Erkrankte in Hongkong gemeldet und dass die dortigen Behörden äußerst alarmiert seien – »dem Wüten« von SARS eingedenk. Auch in Singapur könne es einen Fall geben. Damit nehme die neue Krankheit ziemlich genau die Route wie seinerzeit SARS.

Die *Süddeutsche Zeitung* erweitert in dem Artikel vom 9. Januar das Geschehen um einen prickelnden politischen Aspekt: »Denn die Erinnerung an SARS ist nicht nur wegen ihrer Opfer unangenehm, sondern auch wegen Chinas damaligem Umgang mit der Seuche.« China habe die Krankheit erst spät gemeldet, deshalb habe sie sich auch im Ausland ausbreiten können. Mit anderen Worten: Man muss damit rechnen, dass China das wahre Ausmaß der Katastrophe auch diesmal verschweigt. Fast wörtlich tauchen umgehend ähnliche Überlegungen in der *Berliner Zeitung*, dem *Tagesspiegel* und in der *Frankfurter Allgemeinen Zeitung (FAZ)* auf. Mit anderen Worten: Bevor noch irgendein Sachverständiger etwas Genaues weiß, trainieren unsere Qualitätsmedien bereits den ganz großen Pandemiealarm.

Am 10. Januar berichtet die *Neue Zürcher Zeitung*, das Erbgut des Erregers sei entschlüsselt. Doch wie gefährlich das Virus sein mag, wisse man immer noch nicht. Die Virologen sehen zurzeit keine Gefahr für Europa. In der *Frankfurter Allgemeinen Sonntagszeitung* heißt es: »Diese neue Kaiserkrone scheint nicht hochgefährlich zu sein, aber Viren respektieren niemals Ländergrenzen.«

Am 18. Januar katapultiert *Bild online* das Virus in eine neue Umlaufbahn. Jetzt sollen bereits 1.729 Menschen Symptome zeigen. Zwei seien gestorben. Entsprechend besorgter als noch vor einer Woche müssen sich also die Experten geben. Allerdings sind die 1.729 Kranken eine freie Erfindung. Immer wahrscheinlicher werde, dass das Virus von Mensch zu Mensch übertragen wird. In den USA und Thailand werden bereits Flugzeuge aus Wuhan besonders kontrolliert. Das RKI schätzt die Risiken für Deutschland weiterhin als sehr gering ein. *SZ online* (20. Januar) berichtet von

200 Infizierten in China und drei Toten. Die chinesische Führung solle sich beunruhigt zeigen.

Am 21. Januar lesen wir in der *Berliner Zeitung* von einem kleinen Durchbruch: Drosten & Co. haben im Schnellverfahren einen Test für das Virus entwickelt. »Niemand musste dazu im Schutzanzug vor einer Sterilbank sitzen und Virusproben pipettieren – die Arbeit fand im Wesentlichen am Computer statt.« Nachdem die Chinesen die Sequenz des »neuen Wuhan-Virus« veröffentlicht hatten, brauchten die Charité-Forscher nur ein Wochenende, um einen »zuverlässigen« Test zu entwickeln. Inzwischen stelle eine Berliner Biotech-Firma Test-Kits her: »Der Test lässt sich mit den geeigneten Laborgeräten in Kliniken überall auf der Welt einsetzen. Kommt er mit dem Wuhan-Virus in Berührung, fängt die Probe nach rund einer Stunde gewissermaßen an zu leuchten.« Die Charité verschickt den neuen Test, der, wie Drosten erklärt, »zuverlässig« helfen könne, Verdachtsfälle aufzuklären. Zu diesem Zeitpunkt weiß der Virologe noch nicht einmal, wie das Virus übertragen wird. Erst am Abend dieses Tages wird bekannt, dass es sich um eine Mensch-zu-Mensch-Übertragung handelt.

Mit Sicherheit ist der Autor des Artikels vom Leuchten des Test-Kits infiziert. Vielleicht schreibt er auch nur am Charité-Epos fort, das die ARD in bislang zwei Staffeln einer erfolgreichen TV-Serie erzählt hat – allerdings wesentlich kritischer als der Autor der *BZ*. Der heißt Sven Siebert, ist Diplombiologe und arbeitet seit 25 Jahren als Journalist. Verheiratet ist er mit der Sportjournalistin Jessy Wellmer, die für den RBB Corona-Sondersendungen nach der *Tagesschau* moderiert. Im vergangenen Jahr hat Siebert zusammen mit Dr. Thomas Schmitz bei HarperCollins ein Buch veröffentlicht: *Klartext: Impfen! – Ein Aufklärungsbuch zum Schutz unserer Gesundheit*. Dr. Thomas Schmitz ist übrigens Oberarzt und Dozent an der Berliner Universitätsklinik Charité.

Man darf also davon ausgehen, dass Sven Siebert nicht nur Wissenschaftsjournalist ist, sondern auch über einige Kenntnisse in Sachen Virologie verfügt. Wenn ein solcher Mann mit »leuchtenden« Worten davon schwärmt, dass ein Test mal kurz an einem Wochenende am Computer entwickelt wurde, um jetzt seinen Siegeszug in der Welt anzutreten, verschlägt es einem die Sprache. Selbstverständlich müssen solche Tests normalerweise aus guten Gründen komplexe Zulassungsverfahren durchlaufen, bevor sie auf die Menschheit losgelassen werden. Es ist schlicht unmöglich, einen solchen Test binnen weniger Tage zu evaluieren. Das müsste Siebert zweifelsohne wissen. Hier bricht sich Bahn, was in den folgenden Wochen und Monaten zur Methode wird: Im Glanz der Sensation verzichten Journalisten auf jegliche kritische Beobachtung.

1 Die dpa-Meldung lautete: »Eine mysteriöse Lungenkrankheit ist in der zentralchinesischen Metropole Wuhan ausgebrochen. Bislang seien 27 Erkrankte identifiziert worden, berichtete die Gesundheitskommission der Stadt. Gerüchten im Internet, es könnte sich um einen neuen Ausbruch der Lungenseuche SARS handeln, trat die ›Volkszeitung‹ entgegen. Die Gesundheitskommission berichtete, viele der Infektionen könnten auf den Besuch des Huanan-Fischmarktes von Wuhan zurückgeführt werden. Die Erkrankten seien in Quarantäne untergebracht worden. Sieben seien in einem ernsten Zustand.«
www.zeit.de/news/2019-12/31/mysterioese-lungenkrankheit-in-zentral-china-ausgebrochen?utm_referrer=https%3A%2F%2Fwww.google.com%2F

2 *WHO international* schreibt in seiner Timeline zu Covid-19: »Die WHO-Niederlassung in der Volksrepublik China griff eine Medienerklärung der städtischen Gesundheitskommission von Wuhan von deren Website über Fälle von ›viraler Lungenentzündung‹ in Wuhan, Volksrepublik China, auf. Das Länderbüro unterrichtete die Anlaufstelle für Internationale Gesundheitsvorschriften (IHR) im WHO-Regionalbüro Westpazifik über die Medienerklärung der städtischen Gesundheitskommission von Wuhan zu den Fällen und stellte eine Übersetzung davon zur Verfügung.

Die Plattform *Epidemic Intelligence from Open Sources* (EIOS) der WHO griff auch einen Medienbericht über *ProMED* (ein Programm der Internationalen Gesellschaft für Infektionskrankheiten) auf, in dem es um dasselbe Cluster von Fällen von ›Lungenentzündung unbekannter Ursache‹ in Wuhan ging.
Mehrere Gesundheitsbehörden aus der ganzen Welt wandten sich an die WHO, um zusätzliche Informationen zu erhalten.«
www.who.int/news-room/detail/
29-06-2020-covidtimeline

3 finance.sina.cn/2019-12-31/detail-iihnzahk1074832.d.html?from=wap

4 promedmail.org/promed-post/
?id=6864153%20#COVID19

5 tech.sina.com.cn/roll/2019-12-31/doc-iihnzhfz9428799.shtml

6 promedmail.org/promed-post/
?id=6864153%20#COVID19

1

7 »*Das Program for Monitoring Emerging Diseases* (ProMED) ist ein Programm der *Internationalen Gesellschaft für Infektionskrankheiten* (ISID). ProMED wurde 1994 als Internet-Dienst gestartet, um ungewöhnliche Gesundheitsereignisse im Zusammenhang mit neu- und wiederauftretenden Infektionskrankheiten und Toxinen bei Menschen, Tieren und Pflanzen zu identifizieren. ProMED ist das größte öffentlich zugängliche System zur weltweiten Berichterstattung über Ausbrüche von Infektionskrankheiten. Es wird täglich von Führungskräften des internationalen Gesundheitswesens, Regierungsbeamten auf allen Ebenen, Ärzten, Tierärzten und anderen Beschäftigten im Gesundheitswesen, Forschern, Privatunternehmen, Journalisten und der breiten Öffentlichkeit genutzt. Die Berichte werden von einem multidisziplinären globalen Team von Fachexperten (SME) erstellt und kommentiert, die in verschiedenen Bereichen wie Virologie, Parasitologie, Epidemiologie, Entomologie, Tier- und Pflanzenkrankheiten moderieren. ProMED ist 24 Stunden am Tag, 7 Tage die Woche in Betrieb und hat fast 80.000 Abonnenten, die fast alle Länder der Welt vertreten.«
promedmail.org/about-promed

8 **promedmail.org/about-promed**

9 Robert J. Blendon, »The Public's Response to Severe Acute Respiratory Syndrome in Toronto and the United States«. In: *Clinical Infectious Diseases*, Vol. 38, April 2004, S. 925-931.
doi.org/10.1086/382355

10 **www.charite.de/forschung/themen_forschung/dem_virus_voraus_sein**

2

DER TEST

Nach eigenen Angaben hat Christian Drosten durch »soziale Medien« von den Lungenerkrankungen in Wuhan erfahren.[1] Doch ist unwahrscheinlich, dass er sich mit chinesischen Kollegen per Facebook oder Twitter austauscht. Gemeint ist vermutlich das Netzwerk von *ProMED*, mit dem Drosten spätestens seit SARS eng zusammenarbeitet. »Damals war ich aus einem technischen Grund in der Lage, den Diagnostiktest für das neue Virus weltweit zu verteilen. Was damals auch neu aufkam, war das Kommunizieren über öffentliche Gesundheit über das Internet, unter anderem mit *ProMED-mail*, so eine Art Blog. Darüber sind viele Infektionsmediziner weltweit vernetzt.«[2] Wahrscheinlich also aus dieser Quelle weiß Drosten vor allen Nachrichtenagenturen, dass sich da etwas anbahnt:

> »Bereits zwischen Weihnachten und Neujahr ging das los, dass hier die erste informelle Information ankam. Und wir haben uns dann natürlich gleich daran gemacht, das zu machen, was wir besonders gut können: In sehr kurzer Zeit diagnostische Testverfahren entwickeln. Und dann vor allem auch weltweit verfügbar machen.«[3]

Und wonach er suchen sollte, war ihm auch schon zugeflüstert worden.

> »Ja wir haben uns tatsächlich auf so ein paar Indizien verlassen. Wir haben aus sozialen Medien Informationen gehabt, dass das ein SARS-ähnliches Virus sein könnte, und wir haben dann eins und eins zusammengezählt.«

Erst am 7. Januar geben chinesische Virologen bekannt, dass es sich bei dem Erreger um ein neuartiges Coronavirus handelt.[4] Sie hätten aus dem Körper eines Erkrankten das Virus isoliert und dessen Erbgut entschlüsselt. »Und als dann so eine Zeit später die Kollegen aus China die erste Genom-Sequenz öffentlich gestellt haben von diesem neuen Virus, haben wir das natürlich mit all unseren Kandidatentests verglichen, die besten herausgesucht und mit denen weitergearbeitet«, erklärt Christian Drosten dem begeisterten Journalisten Volkart Wildermuth, der übrigens studierter Biochemiker ist.

Am 13. Januar 2020 wird die komplette Genomsequenz eines Isolats des neuen Coronavirus in der NCBI-GenBank[5] hinterlegt (GenBank-Nummer MN 908947). Bereits am selben Tag geht ein vorläufiges Protokoll für die »Real Time Quantitative Reverse-Transkriptase-Polymerase-Kettenreaktion« an die WHO[6] – geschrieben von einem Team unter Leitung von Drosten: der qRT-PCR-Test.[7] Am 16. Januar gibt die Charité bekannt, den ersten Test für »das neuartige Coronavirus in China entwickelt« zu haben.[8]

Darüber frohlockt am 21. Januar wie erwähnt der Journalist Sven Siebert in der *Berliner Zeitung*. Es war zwar kein Wochenende, wie Siebert schreibt, sondern das Team arbeitete bereits daran, bevor jemand wissen konnte, dass es sich um ein SARS-ähnliches Coronavirus handelte. Die Charité-Virologen hatten auch kein Virusmaterial zur Verfügung – wie sie frank und frei schreiben: »Im vorliegenden Fall von 2019-nCoV[9] sind Virusisolate oder Proben von infizierten Patienten für die internationale Gemeinschaft der öffentlichen Gesundheit bisher nicht verfügbar. Wir berichten hier über die Einrichtung und Validierung eines diagnostischen Workflows für das 2019-nCoV-Screening und die spezifische Bestätigung, die in Abwesenheit verfügbarer Virusisolate oder Originalpatientenproben erstellt wurden. Design und Validierung wurden durch die enge genetische Verwandtschaft mit dem SARS-CoV von 2003 ermöglicht und durch den Einsatz der synthetischen

Nukleinsäuretechnologie unterstützt.« Mit anderen Worten: Der Test wurde aufgrund von anfangs ein paar Hinweisen aus den sozialen Medien, altem SARS-Virusmaterial und schließlich unüberprüften Genom-Datensätzen zusammengeschraubt. Die interne Validierung, schreibt Wildermuth, sah so aus:

> »Und da kam der Kühlschrank ins Spiel. Die Forscher aus Berlin holten sich – zusammen mit Kollegen aus Rotterdam und London – alte Proben von Patienten mit bekannten Atemwegserkrankungen und probierten daran den neuen Virentest aus. Wie erwartet reagierte er weder bei Grippeviren, noch bei Adenoviren, Enteroviren oder anderen Erregern. Damit war klar: Der neue Test schlägt nicht fälschlich Alarm. Das ist das erste wichtige Kriterium für einen guten Test. Das zweite lautet natürlich: Erkennt der Test auch wirklich den gesuchten Erreger?«

Und auch die entscheidende Frage löste man im Handumdrehen. Drosten: »Wir haben diesen Test Kollegen in China zur Verfügung gestellt, deren Namen ich jetzt nicht nennen kann. Und die haben das für uns getestet und uns gesagt, dass es gut funktioniert.« Später wird Drosten behaupten, der Test sei sehr wohl validiert worden. »Es ist eine sehr, sehr große Validierungsstudie durchgeführt worden. Ich müsste die jetzt aufmachen auf meinem Computer, um noch mal auf die Zahlen zurückzugehen.«[10]

Bis heute hat er meines Wissens keine Zeit gefunden, den Computer noch mal aufzumachen. Wenn man die Zeitleiste betrachtet, lagen zwischen der Veröffentlichung der Genomsequenzen und der Erstveröffentlichung seines PCR-Test-Bausatzes nur wenige Tage. Außerdem weiß Drosten natürlich, dass Validierung etwas anderes bedeutet, als ein paar Probetests durchzuführen.

So entstand, ohne jede klinische Anschauung und ohne je des Virus ansichtig geworden zu sein, eines der problematischsten

Werkzeuge medizinischer Diagnostik aller Zeiten. Die WHO war offenbar unmittelbar überzeugt.

PCR ist die Abkürzung für »Polymerase Chain Reaction«, auf Deutsch »Polymerase-Kettenreaktion«. In diesem Fall handelt es sich um einen qRT-PCR-Test: »Quantitative Reverse-Transkriptase-Polymerase-Kettenreaktion«.

»Quantitative Reverse« heißt, zunächst muss die RNA in DNA umgeschrieben werden. Ein Virus ist kein Lebewesen, sondern ein Bündel an Informationen, die ein Genom bilden. Der PCR-Test identifiziert nicht das ganze Virus, sondern lediglich bestimmte Nukleinsäure-Sequenzen, die für das Virus typisch sein sollen. Es müssen drei bestimmte Gensequenzen gefunden werden. Der zu untersuchenden Probe werden sogenannte Primers beigemischt – synthetisch hergestellte DNA-Sequenzen, die den gesuchten entsprechen. Ob sich die gesuchten Sequenzen in der Probe befinden, weiß man erst, wenn man sie kopiert bzw. vermehrt. Wie vieler Zyklen es bedurfte, um fündig zu werden, besagt der Ct-Wert (Ct → engl. »Cycle threshold«, deutsch »Zyklus-Schwellenwert«). Im ersten Zyklus wird die DNA-Sequenz zweimal vermehrt, im zweiten viermal, im dritten achtmal. Ein Ct von 30 bedeutet dann bereits über eine Milliarde Vermehrungen. Die gesuchten Genabschnitte werden bis zu ihrer Messbarkeit repliziert. Dann gilt die Probe als positiv. Falls keine Genabschnitte nachweisbar sind, gilt die Probe als negativ.

Das »q« vor dem RT-PCR-Test bedeutet quantitativ, doch in aller Regel wird weltweit immer nur der qualitative Wert abgefragt, ja oder nein, positiv oder negativ. Dabei hätte der quantitative Wert eine erhebliche Bedeutung. Denn er besagt, wie viele Vermehrungszyklen der Test durchlaufen hat, bis etwas gefunden wurde. Das kann in verschiedener Hinsicht außerordentlich bedeutsam sein. Als Standard bei PCR-Tests gelten maximal 35 Zyklen (Ct 35). Jede weitere Vermehrung könnte nicht nur Genfragmente einer älteren Erkrankung aufspüren, sondern auch auf eine äußerst geringe und damit bedeutungslose Viruslast hinweisen. Die meisten PCR-Tests arbeiten aber mit Cts von 35 bis über 40. Das Referenzmodell von Drosten & Co. arbeitet mit 45 Zyklen.[11] Das könnte die enorm hohe Zahl von sogenannten asymptomatischen Fällen erklären, die gleichwohl als infektiös gewertet und als »laborbestätigte« Fälle von COVID-19 gezählt werden.

Das ist der nächste Punkt: Mit qRT-PCR-Tests könnte man die Viruslast einer Probe bestimmen. Man geht davon aus, dass die höchste Zahl an Viren mit Beginn der Symptome auftritt, nämlich 100 Millionen Kopien der viralen DNA pro Mikroliter ($\rightarrow$ 0,001 Milliliter). Dem entspricht aber ein sehr geringer Ct-Wert. Je weniger Zyklen benötigt werden, um die Virenfragmente aufzuspüren, umso höher ist die Viruslast. Umgekehrt heißt das, je höher der Ct-Wert ist, umso weniger Virus ist da. Ein Ct von 32 entspricht 10 bis 15 gefundenen RNAs, ein Ct von 35 entspricht nur noch einer RNA pro Mikroliter. »Über Ct 35 wird es unmöglich, eine Virus-Sequenz zu isolieren und zu kultivieren.«[12] Spätestens dann kann die Probe auch kaum mehr infektiös sein. Doch offenbar weigert man sich, zwischen 100 Millionen RNAs und einer RNA eine Infektionsgrenze zu definieren. Dadurch könnte allerdings die Zahl der Infizierten geradezu dramatisch sinken. Das RKI glaubt festgestellt zu haben, dass unter 50 RNAs pro Mikroliter keine Zellkultur mehr anzüchtbar sei, das heißt, spätestens bei einem Ct von 30 kann Infektiosität und dementsprechend die Ansteckungsgefahr definitiv ausgeschlossen werden.[13] Konsequenzen wollte man daraus nicht ziehen. Schließlich hat man im Ct-Wert ein wunderbares Instrument, die Zahl der Fälle nach Belieben hochzuschrauben. Die PCR-Tests müssen nur auf eine höhere Zahl von Zyklen eingestellt werden. Die werden meistens nicht einmal im Protokoll erwähnt oder abgefragt.[14]

PCR-Tests gehören zum alltäglichen Handwerkszeug von Molekularbiologen, insofern besteht das Problem weniger darin, wie schnell der Test entwickelt wurde. Vielleicht war nicht einmal so wichtig, dass Drosten & Co. nur die Daten der RNA-Sequenz eines einzigen Virenisolats zur Verfügung stand. Beängstigend war, dass der von der Charité entwickelte PCR-Test auf Coronaviren nie genauer überprüft und direkt zugelassen wurde. Ebenso wenig die vielen Hunderte weiterer Tests, die bald weltweit entwickelt wurden. Jeder Hersteller eines solchen Tests konnte sich mit dem Segen der WHO und der jeweiligen nationalen Gesundheitsbehörden selbst zertifizieren, um damit ganz schnell das ganz große Geld zu machen.

Völlig unverantwortlich wurde der Umgang mit dem Test, weil er lediglich ein paar winzige Nukleinsäure-Sequenzen jenes Virus-Genoms anzeigt oder, besser gesagt, chemisch herauskitzelt, aber keineswegs notwendig ein infektiöses Virus nachweist. Mit anderen Worten: Ein positiv Getesteter ist nicht zwangsläufig ein Infizierter. Genau das aber behaupten fast sämtliche am Pandemiemanagement Beteiligten bis heute – und selbstredend sämtliche Medien. Allerdings bricht Christian Drosten am 8. September in der ersten Folge des *Coronavirus-Update* im NDR nach den Pandemieferien aus dieser Phalanx aus. Er schlägt vor, in Zukunft zu unterscheiden, ob Positive auch infektiös und damit ansteckend seien. Nach neun Monaten eine überraschende Einsicht. Zumal er früher entschieden die entgegengesetzte Auffassung vertreten hatte.

Das RKI schreibt unter der Überschrift »Direkter Erregernachweis durch RT-PCR«: »Für eine labordiagnostische Abklärung des Verdachts auf eine Infektion mit dem SARS-CoV-2 wurden PCR-Nachweissysteme entwickelt und validiert.«[15] Dass RT-PCR-Tests einen direkten Erregernachweis liefern, ist schlicht gelogen. Ebenso wenig hat eine Validierung je stattgefunden. Wann denn und wie denn? Zwischen der Veröffentlichung des vollständigen PCR-Test-Bausatzes in der Zeitschrift *Eurosurveillance* und der Zulassung durch die WHO am gleichen Tag lagen gerade mal ein paar Stunden. Gewiss nicht aus Versehen verwechseln die Autoren des RKI Zulassung und Validierung. Über die Genauigkeit des Tests hüllen sich RKI und Charité bis heute gern in Schweigen. Gewisse Aufschlüsse ergab erst ein Ringversuch, dessen Ergebnisse erst Anfang Mai 2020, also Monate später, vorlagen.

Zum diagnostischen Material erklären RKI und WHO: »Bei Verdacht auf das Vorliegen einer Infektion mit dem neuartigen Coronavirus (SARS-CoV-2) sollten je nach klinischer Situation möglichst Proben parallel aus den oberen und den tiefen Atemwegen entnommen werden (Schutzmaßnahmen beachten).« Die Abstriche aus den oberen Atemwegen (Nasenrachen-Abstrich oder -Spülung und Mundrachen-Abstrich) sind für medizinisch geschultes Personal einfach. Mit der Probenentnahme aus den tiefen Atemwegen ist u. a. eine bronchoalveoläre Lavage gemeint. Dieses Verfahren ist deutlich komplizierter und aufwendiger. Grob gesagt werden dabei mit einem flexiblen Bronchoskop Proben aus der Lunge entnommen. Wäre interessant zu wissen, bei wie vielen per PCR-Test als »infiziert« Diagnostizierten man solche Abstriche in den tiefen Atemwegen vorgenommen hat.

Auch darauf weist das RKI hin: Ein PCR-Test sollte nur in Abstimmung mit dem klinischen Befund benutzt werden. So ist es auch in der medizinischen Diagnostik allgemein üblich.[16] Bei der Corona-Pandemie wurde dieser Grundsatz vermutlich weltweit missachtet.

Für die reine Laborarbeit entwickelte und nicht behördlich zugelassene PCR-Tests nennt man Inhouse-Tests. Sie sind für die Diagnose von Krankheiten nicht zugelassen – es sei denn aufgrund politischer Weisung. In einem »Merkblatt zur aktuellen COVID-19-Testung in der Schweiz« des Schweizer Bundesamts für Gesundheit[17] heißt es: »Die PCR (Polymerase-Kettenreaktion) ist eine NAT (Nucleic Acid Amplification Technology)-Methode der modernen Molekularbiologie, um in einer Probe vorhandene Nukleinsäure (RNA oder DNA) in vitro zu vervielfältigen und danach mit geeigneten Detektionssystemen nachzuweisen. Der Nachweis der Nukleinsäure gibt jedoch keinen Rückschluss auf das Vorhandensein eines infektiösen Erregers. Dies kann nur mittels eines Virusnachweises und einer Vermehrung in der Zell-kultur erfolgen.«[18] In der Gebrauchsanleitung beispielsweise des Test-Kits RealStar® von *altona Diagnostics* wird ausdrücklich darauf hingewiesen: »For research use only (RUO)! Not for use in dia-gnostic procedures«[19]. Bei anderen deutschen Herstellern finden sich ähnliche Hinweise. Die Firma *Creative Diagnostics* schreibt in der Gebrauchsanweisung ihres PCR-Tests ausdrücklich, dass er auf viele Keime ›anschlage‹, darunter »Influenza A-Virus (H1N1), Influenza B-Virus (Yamagata), Respiratory Syncytial Virus (Typ B), Respiratory Adenovirus (Typ 3, Typ 7), Parainfluenza Virus (Typ 2), Mycoplasma Pneumoniae, Chlamydia Pneumoniae«.[20]

Die amerikanische FDA[21] erklärt unzweideutig: »Positive Ergeb-nisse [...] schließen eine bakterielle Infektion oder eine Koinfek-tion mit anderen Viren nicht aus. Der nachgewiesene Wirkstoff ist möglicherweise nicht die eindeutige Ursache der Krankheit.«[22] Die CDC[23] sieht das ähnlich: »Der Nachweis von viraler RNA weist möglicherweise nicht auf das Vorhandensein eines infektiösen Virus hin oder darauf, dass 2019-nCoV der Erreger für klinische Symptome ist.« Und: »Dieser Test kann Krankheiten, die durch andere bakterielle oder virale Krankheitserreger verursacht werden, nicht ausschließen.«[24]

Deutlicher kann man es nicht sagen. Insofern dürften alle Maßnahmen, die auf PCR-Tests gründen, juristisch jederzeit anfechtbar sein.

Mitte März hatte der Generaldirektor der WHO empfohlen: »Testen, testen, testen.« Doch niemand weiß genau, wie zuverläs-sig die Tests sind. Im April hat das RKI endlich einen sogenannten Ringversuch in Auftrag gegeben – und zwar bei *INSTAND – Gesell-schaft zur Förderung der Qualitätssicherung in medizinischen Labo-ratorien e.V*. Ein Ringversuch ist eine »Methode der externen Qua-litätssicherung für Messverfahren sowie Mess- und Prüflaboratorien. Grundsätzlich werden identische Proben mit identischen Ver-fahren oder mit unterschiedlichen Verfahren untersucht. Der

Vergleich der Ergebnisse erlaubt es, Aussagen über die Messgenauigkeit generell bzw. über die Messqualität der beteiligten Institute zu machen. Ringversuche werden zudem zur Validierung von Vorschriften für Messverfahren verwendet.«[25] In diesem Fall ging es also sowohl um die Überprüfung der Laborarbeit als auch um die Leistung etwa 25 verschiedener Test-Kits. Die teilnehmenden Labore konnten gegebenenfalls Zertifikate erwerben, ihre Teilnahme war freiwillig.

Bereits am 2. Mai veröffentlichte *INSTAND* ein Zwischenergebnis auf Basis der Auswertung von 112 Laboratorien.[26] Ein Update erfolgte Anfang Juni auf Basis von über 400 teilnehmenden Laboren aus 36 Ländern.[27] Die Ergebnisse sind fast identisch. Den überschwänglichen Danksagungen von *INSTAND* kann man entnehmen, dass dieser Ringversuch in enger Zusammenarbeit mit der virologischen Abteilung der Charité zustande gekommen ist. Geschlossene Kreisläufe.

Doch die Resultate des Ringversuchs verschwanden in den Tiefen der RKI-Seite. In der Flut von Veröffentlichungen und Mitteilungen fand man lange Zeit bloß einen beiläufigen Hinweis auf die *INSTAND*-Arbeit in Form eines Links.[28] Einen Kommentar, geschweige denn eine Übersetzung für eine breitere Öffentlichkeit schien das RKI für überflüssig zu halten.[29] Insofern hatten natürlich auch die Mainstream-Medien lange Zeit keine Ahnung von der Angelegenheit. Dabei sehen die Ergebnisse auf den ersten Blick ganz ordentlich aus. Zumindest für unsere Wissenschaftsjournalisten hätte es gereicht. Ein wenig heikler wird es, wenn man die Ergebnisse genauer interpretiert.

INSTAND prüfte die Test-Kits auf ihre Sensitivität und ihre Spezifität. Die Sensitivität besagt, wie viele Positive die Tests richtig ermitteln. Spezifität hingegen bedeutet, wie viele Negative richtig angezeigt werden. Demnach hatte die Sensitivität eine Trefferquote von 98,9 bis 99,7 Prozent und die Spezifität eine Trefferquote von 97,8 bis 98,6 Prozent. Das heißt, im Durchschnitt erkennen die

Test-Kits fast alle Positiven – bei 1.000 Tests werden etwa 3 bis 11 nicht richtig als positiv erkannt (→ falsch Negative) und bei den Negativen werden 14 bis 22 nicht richtig als negativ erkannt (→ falsch Positive). Diese Werte werden in dem Kommentar von *INSTAND* ausdrücklich als hervorragend bewertet. Aber wie sieht es aus, wenn man die Wahrscheinlichkeit eines richtigen oder falschen Tests interpretieren will?

Dabei spielt die sogenannte Prävalenz eine Rolle – die Voreinschätzung, wie hoch die Durchseuchung in einer bestimmten Population oder Region sei. In Mecklenburg-Vorpommern mag sie gegen null konvergieren, für Gangelt im Kreis Heinsberg hatte Hendrik Streeck in seiner Studie eine Prävalenz von 15,5 Prozent ermittelt. Grob zusammengefasst: Je höher die Prävalenz, umso höher die Wahrscheinlichkeit, dass das Testergebnis zutrifft. Je niedriger die Prävalenz, umso stärker das weiße Rauschen.

Übrigens schien sich Christian Drosten selbst früh darüber im Klaren gewesen zu sein, dass sein Test nichts für die Fläche ist, sondern eher bei Verdachtsfällen ziemlich gut funktioniert. Deshalb lehnte er größere Stichproben ab.

> »Das können wir schon allein deswegen nicht machen, weil Laborprozeduren auch falsch positive Ergebnisse liefern.«[30]

Da muss man sich natürlich fragen, warum das im Sommer nicht mehr gelten sollte, als man die Testzahlen auf bis zu eine Million pro Woche erhöhte und als Ergebnis ziemlich genau die absehbare Rate von falsch Positiven erhielt, die ungerührt als Infizierte registriert wurden und von denen die meisten nicht mal gehüstelt haben werden. Allerdings pflegt Christian Drosten seine wissenschaftlichen Erkenntnisse gelegentlich im Wochenrhythmus auszutauschen.

In einer Studie[31] des *British Medical Journal* gehen die Autoren über das Spiel mit geschätzten Zahlen hinaus. Bei einer systematischen

Überprüfung von über 12.000 ursprünglich negativ Getesteten entdeckten sie eine dramatische Fehlerquote: »Schlussfolgerungen: Der Anteil falsch negativer RT-PCR-Ergebnisse weist eine erhebliche und weitgehend ungeklärte Heterogenität auf. Die gesammelten Beweise weisen mehrere Einschränkungen auf, einschließlich des Risikos von Verzerrungsproblemen, hoher Heterogenität und Bedenken hinsichtlich ihrer Anwendbarkeit. Unsere Ergebnisse bestätigen jedoch die Notwendigkeit wiederholter Tests bei Patienten mit Verdacht auf SARS-CoV-2-Infektion, da bis zu 54 Prozent der COVID-19-Patienten möglicherweise eine anfänglich falsch-negative RT-PCR aufweisen (Evidenzsicherheit: sehr gering).«

Diesmal wird der Sensitivität von PCR-Tests ein verheerendes Zeugnis ausgestellt. Allerdings werden solche Ergebnisse selbst wieder mithilfe von PCR-Tests ermittelt. Man könnte seitenlang Berichte aufzählen, wo Menschen innerhalb weniger Tage mal positiv und mal negativ getestet wurden. Scheint niemanden je irritiert zu haben.

Der französische Dichter Stéphane Mallarmé schrieb: »Ein Würfelwurf wird niemals den Zufall überwinden.« Aber guter Wissenschaftsjournalismus könnte helfen, ein paar gute Fragen zu stellen. Torsten Engelbrecht und Konstantin Demeter haben sich die Freiheit genommen, danach zu fragen, auf was der Test denn eigentlich testet.[32] Um zu wissen, wie genau ein Zollstock ist, bedarf es eines geeichten Standards, des sogenannten Goldstandards. Im Fall des Metermaßes war das lange Zeit ein 1795 in Paris auf der Grundlage komplizierter Berechnungen hergestellter Meter aus Messing. Heute wird die Norm für den Meter durch Lichtgeschwindigkeit definiert. Im Falle des PCR-Tests wären wahrscheinlich genau definierte Krankheitssymptome von COVID-19 die naheliegendste Größe. Allerdings gibt es keine klar definierbare Symptomatik bei jener Krankheit, die angeblich durch das Virus SARS-CoV-2 hervorgerufen wird. Nur die Virusisolierung erbringt einen eindeutigen Virusnachweis.

Wir erinnern uns, Christian Drosten erhielt aus China im Januar Daten der RNA-Sequenzen, aber kein virales Material. Anhand dieser Daten hat er am Computer seinen Test entwickelt. Zentrale Voraussetzung für eine Virusisolierung ist die Partikelreinigung, damit feststeht, dass es sich nur um das Virus und nicht auch um Bestandteile seiner Umgebung handelt.

»Da die PCR-Tests auf Gensequenzen ›geeicht‹ werden, in diesem Fall auf RNA-Sequenzen [...], muss natürlich klar erwiesen sein, dass diese Gen-Schnipsel auch tatsächlich Teil des behaupteten Virus sind. Und um das ohne Zweifel beweisen zu können, ist eben die korrekte Isolierung und vollständige Reinigung des vermuteten Virus unabdingbare Voraussetzung«, schreiben Engelbrecht und Demeter. Und sie haben die führenden Wissenschaftsteams in Sachen SARS-CoV-2 um den Nachweis gebeten, »ob die in ihren In-vitro-Studien abgebildeten elektronenmikroskopischen Aufnahmen vollständig gereinigte (purified) Viren zeigen«.[33]

Die Antworten waren entweder »Nein« oder man wisse es nicht genau. Und nach Monaten und nur mit anwaltlicher Hilfe erhielten Engelbrecht und Demeter sogar von der Charité eine Antwort. Doch auch die konnte die Frage, ob das Team von Corman und Drosten, unter deren Leitung die Protokolle für PCR-Tests entstanden, mit vollständig purifiziertem Material gearbeitet habe, nicht bejahen. In jener maßgeblichen Veröffentlichung des Drosten-Teams heißt es sogar: »Die RNA wurde aus klinischen Proben mit dem MagNA Pure 96-System (Roche, Penzberg, Deutschland) und aus Zellkulturüberständen mit dem viralen RNA-Mini-Kit (QIAGEN, Hilden, Deutschland) extrahiert.«[34] Woraus Engelbrecht und Demeter den Schluss ziehen: »Das heißt, die Autoren dieser Studie nehmen einfach nur an, dass die RNA viral ist.« Weitere Recherchen der Autoren ergaben, dass es offenbar keine einzige Veröffentlichung gibt, die sich auf ein isoliertes und vorschriftsmäßig gereinigtes SARS-CoV-2 berufen kann.

Diese Pandemie ist ja nicht dadurch zur Pandemie geworden, dass unzählige Menschen krank wurden und infolgedessen medizinischen Beistand suchten. Einige wurden krank, und man behauptete, ein neuartiges Virus sei der Grund. Ein neuartiges Coronavirus bedroht wie alle neuartigen oder mutierten Viren alle Menschen, weil es dagegen noch keine Immunabwehr gibt. Ein PCR-Test – so durfte man anfangs glauben – könnte helfen, im Tumult eines undurchsichtigen Infektionsgeschehens Infizierte frühzeitig mit einer gewissen Wahrscheinlichkeit zu identifizieren und zu isolieren. Doch spätestens nach ein paar Tagen musste man feststellen, dass die Mehrheit der vermeintlich Infizierten gar nicht krank war oder krank wurde, während einige leichte Erkältungssymptome zeigten, eine Minderheit litt an Fieber, und kritisch wurde die Infektion meistens bei alten Menschen mit mehrfachen Vorerkrankungen. Aus dieser Gruppe stammen die meisten Todesfälle. Symptome von Krankheit interessieren den PCR-Test nicht. Wo er »leuchtete«, war Krankheit. Die Pandemie wurde weder durch die Schwere der Erkrankung noch durch die Zahl der Erkrankten definiert, sondern man suchte »Infizierte« mithilfe eines Tests, der bestimmte Nukleinsäure-Sequenzen aufspüren sollte. PCR-Tests bestimmten das Ausmaß der Pandemie. Weil der überwiegende Teil der »Infizierten« nicht krank war, versteckte man sie schnell hinter dem ziemlich absurden Begriff der »asymptomatisch« Erkrankten. Das waren sozusagen die Testkranken.

Spätestens da durfte man sich fragen: Wie ist es möglich, dass unter den angeblich Infizierten wenige an SARS-CoV-2 zu sterben schienen, während die Mehrheit kaum hüstelte? Bestand die pandemische Bedrohung nicht darin, dass *alle* dem Virus gleichermaßen schutzlos ausgeliefert waren? So erläutert das auch Christian Drosten in seinem ersten *Coronavirus-Update*:

»Diese Immunität fällt aber mit aller Wahrscheinlichkeit bei diesem neuen Virus weg. Genau wie das auch bei neuen Grippe-Pandemie-Viren weitgehend wegfällt. Weil eben das Virus für die gesamte Bevölkerung, auch für die Erwachsenen, ein neues Virus ist, sind dann alle immunologisch naiv.«[35]

Und genau so definiert die WHO[36] seit 2009 eine Pandemie – hier in den Worten des RKI:

»Eine Pandemie bezeichnet eine weltweite Epidemie. Eine Influenzapandemie wird durch ein neuartiges Influenzavirus verursacht, das in der Lage ist, schwere Erkrankungen hervorzurufen und sich gut von Mensch zu Mensch zu verbreiten. Da dieser neue Erreger zuvor nicht oder sehr lange nicht in der menschlichen Bevölkerung vorgekommen ist, ist das Immunsystem nicht vorbereitet und daher auch nicht geschützt.«[37]

Doch bereits im Frühjahr hätte man wissen können, dass diese Definition nicht zutrifft – das schien aber wieder mal niemanden zu irritieren.

Es gibt mindestens vier Erklärungen dafür, dass vermutlich über 80 Prozent aller Menschen bereits Immunität gegen das Virus entwickelt haben. Erstens, das neuartige Coronavirus war gar nicht neuartig, sondern nur Virenforschern nicht bekannt. Zweitens, die beiden Professoren für Infektionsepidemiologie Sucharit Bhakdi und Karina Reiss haben früh die Vermutung geäußert, es könne so etwas wie eine Kreuzimmunität geben.[38] Drittens müssten Kenner der PCR -Tests deren Problematik als diagnostisches Instrument als Ursache der sonderbar breiten Immunität wenigstens in Betracht ziehen. Viertens schließlich könnten die falsch Positiven der hundertfach überall auf der Welt am Computer fabrizierten PCR-Tests einiges erklären. Doch um die Pandemie nicht abblasen zu müssen, erklärte man sämtliche Toten mit ein paar vermeintlich nachgewiesenen Nukleinsäure-Ketten zu Opfern des neuartigen Coronavirus. Und der PCR-Test suchte millionenfach nach Beute.

Ich fasse einmal grob zusammen: Wir haben es mit einem Test in unüberschaubar vielen Ausführungen zu tun, der
→ nie validiert wurde, sondern per politischen Erlassen auf die Menschheit losgelassen wurde.
→ je nach den Umständen mehr oder weniger ungenaue Ergebnisse produziert.
→ mit einiger Sicherheit auch unter besten Laborbedingungen ca. 1,4 Prozent falsch positive Ergebnisse hervorbringt, auf 100.000 Tests also 1.400 Menschen als krank diagnostiziert – mit den entsprechenden Konsequenzen.
→ von den meisten Herstellern und etlichen staatlichen Behörden ausdrücklich mit dem Hinweis versehen wurde, nicht für diagnostische Zwecke geeignet zu sein.
→ nicht für diagnostische Zwecke geeignet ist, weil er bestenfalls bestimmte Nukleinsäure-Sequenzen nachweist.
→ dementsprechend alle Maßnahmen, die in seinem Namen angeordnet wurden, juristisch anfechtbar macht.
→ kein infektiöses Virus nachweist.
→ vermutlich kalibriert ist auf ein Virusisolat, das nicht sauber isoliert wurde, also möglicherweise verunreinigt war.
→ der in einigen der im Umlauf befindlichen Ausführungen auch die RNA von etlichen anderen gefährlichen Erregern nachweist.
→ der wahrscheinlich oft mit absurd hohen Amplifikationen arbeitet, die weit über einen vermeintlichen Erregernachweis hinausgehen.
→ dessen Ergebnisse entgegen aller diagnostischen Gepflogenheiten wahrscheinlich nur in Ausnahmefällen mit klinischen Befunden abgeglichen wurden.

Auf diesem Test beruht die ganze Pandemie im Zeichen des vermeintlich »neuartigen« Virus SARS-CoV-2, die den gesamten Globus in Angst und Schrecken versetzt hat. Ein Test, der noch unabsehbare gesundheitliche und gar tödliche Folgen für Millionen Menschen haben wird, der zur Aussetzung zentraler Grundrechte in Deutschland und den meisten anderen Ländern geführt hat und ökonomische Schäden in Höhe von vielen Billionen Euro hinterlässt, die Dutzende von Staaten ruiniert haben und an deren Folgen sich noch einige kommende Generationen abarbeiten werden.

Man darf sich nicht täuschen: Wenigstens die oberste Liga unserer Gesundheitsschützer und Experten ebenso wie die Spitze der politischen Exekutive bis zur Kanzlerin müssen sehr früh geahnt haben, dass es in dem ganzen Pandemiemärchen jede Menge Fragwürdiges gab. Wir werden noch sehen, an welchem Punkt sie dem Zweifel keinen Raum mehr ließen und sich schließlich unter aberwitzigem medialem Druck entschlossen an die Spitze des Wahns gesetzt haben. Alle Probleme des PCR-Tests waren fast von Anfang an bekannt. Sie wurden von Behörden, Herstellern und Experten in öffentlich zugänglichen Dokumenten beim Namen genannt. Doch niemand musste sich vor kritischen Fragen von Mainstream-Journalisten fürchten. Man musste nur die kleine Schar von qualifizierten Zweiflern zu gefährlichen Spinnern und Verschwörungstheoretikern erklären.

Irgendwann kamen sogar öffentliche-rechtliche Medien nicht mehr umhin, wenigstens hier und da darauf hinzuweisen, dass PCR-Testergebnisse der Interpretation bedürfen. So räumte beispielsweise das WDR-Wissenschaftsmagazin *Quarks* ein, dass bei 99-prozentiger Sensitivität und 95-prozentiger Spezifität immerhin fünf von 100 Getesteten fälschlicherweise als positiv erkannt werden. Doch das sei auch ein beliebtes Argument für Verschwörungstheoretiker, fügte man warnend hinzu. Deshalb stellte *Quarks* richtig: »Wenn quer durch die Bevölkerung getestet würde, läge die Falsch-positiv-Rate bei der aktuell niedrigen Infektionsrate tatsächlich hoch‹, sagt Walter Krämer von der Fakultät Statistik an der TU Dortmund. Das passiere aber nicht – vielmehr finde eine Vorselektion statt, sodass im Normalfall nur auf Verdacht getestet werde.«[39] Da müssen sich im Juli, August und September die Verdachtsfälle so massiv erhöht haben, dass man pro Woche bis zu eine Million Menschen mit Wattestäbchen verfolgt. Gleichzeitig rät das RKI immer noch von anlassloser Testung ab:

»Ein bevölkerungsweites Screening kann zunächst attraktiv erscheinen, findet seine Begrenzung jedoch an den Testkapazitäten sowie dem daraus ableitbaren Erkenntnisgewinn und den Leistungsparametern der jeweils verwendeten Tests. So geht bei niedriger Prävalenz, wie sie aktuell vorliegt und auch nur geringgradig eingeschränkter Spezifität ein ungezieltes Testen mit einer relevanten Zahl von falsch-positiven Befunden einher.«[40]

Obwohl das RKI selbst vor den Unwägbarkeiten der falsch Positiven besonders bei niedriger Prävalenz warnt, wird ab einem bestimmten Zeitpunkt die Testmaschinerie hochgefahren. Auf der Suche nach der zweiten Welle?

Als man im Sommer damit loslegte, ohne Vorselektion nach »Infizierten« zu fahnden, kamen die Verschwörungstheoretiker und Zweifler wieder zum Zug. Diesmal sprang der *Spiegel* mit einem neuen Vorschlag ein, das Problem ein für alle Mal vom Tisch zu fegen. Der Ressortchef Wissenschaft, Holger Dambeck, nahm die Sache selbst in die Hand. Er eröffnet seine Expertise[41] mit Grundsätzlichem: »Infektionen mit dem Virus SARS-CoV-2 werden mit sogenannten PCR-Tests nachgewiesen, die nach Gensequenzen des Erregers fahnden. Einzelne Mediziner und auch Corona-Skeptiker stellen die Qualität dieser Tests immer wieder infrage. Ein Vorwurf lautet: Der Test schlage auch bei anderen Coronaviren an, deshalb verzerrten massenhaft falsch positive Ergebnisse das Bild.« Der erste Satz ist schon mal grundfalsch. PCR-Tests weisen keine Infektionen und schon gar nicht infektiöse Viren nach, sondern eben nur ganz bestimmte Nukleinsäure-Sequenzen. Und dass der Test auch Interferenzen mit anderen Viren haben kann, wurde bereits am Beispiel der Firma *Creative Diagnostics* gezeigt.

Zwischendurch bemerkt: Allein ein Wort wie »Corona-Skeptiker« sagt alles über den herrschenden Pandemiejournalismus. In seinem Geiste widmet sich Dambeck sodann den teuflischen Thesen des Mediziners Wolfgang Wodarg[42]: »Die Fallzahlen in den vergangenen Wochen seien nur deshalb angestiegen, weil viel mehr Menschen getestet wurden. ›Je mehr Tests, umso mehr auch falsch positive Ergebnisse‹, erklärt Wodarg.« Diese Erklärung hat aber nicht Wodarg erfunden, sondern ist das Ergebnis des Ringversuchs von *INSTAND*, von dem oben die Rede war. Christian Drosten wie auch das RKI hatten ähnliche Vorbehalte geäußert.

Allerdings hat Heinz Zeichardt, Leiter des Ringversuchs, an sonderbar versteckter Stelle[43] noch ein paar Informationen preisgegeben: »Lediglich 3 deutsche Laboratorien meldeten 2 falsch positive Ergebnisse/596 Ergebnisse (entspricht 0,35 Prozent) und 2 inkomplette Ergebnisse/596 Ergebnisse (entspricht 0,35 Prozent).« Mit anderen Worten, wenn man drei deutsche Laboratorien abrechnet, dann hätten die deutschen Labors hundertprozentige Arbeit gemacht. Trotzdem rät das RKI in Kenntnis des Ringversuchs ein paar Seiten zuvor von verdachtslosem Screening ab wegen der möglichen falsch Positiven bei geringer Prävalenz. Nichts passt zusammen.

Doch Holger Dambeck interessiert sich nicht für die Wirrnisse der Pandemieverwalter, er will einzig Wolfgang Wodarg entlarven. Deshalb macht er jetzt seine eigene Rechnung auf. »Laut der wöchentlichen Teststatistik des RKI waren in der 28. Kalenderwoche, also vom 6. bis 12. Juli, nur 2.992 von insgesamt 510.551 Tests positiv. Das entspricht 0,59 Prozent. Damit steht fest, dass die Falsch-Positiven-Rate in Deutschland keinesfalls oberhalb von 0,59 Prozent liegen kann. Denn selbst wenn es in der 28. Kalenderwoche unter den 510.551 Getesteten keinen einzigen Infizierten gegeben haben sollte, sind ja nur 2.992 Tests positiv ausgefallen – das sind 0,59 Prozent.« Damit sind Wodarg und *INSTAND* klar widerlegt. Bestätigt auch Peter Bauer, der als Professor für Genomik an der Universität Tübingen herangezogen wird: »Wenige Labors, die nicht optimal arbeiteten, würden das statistische Ergebnis der etwa 400 teilnehmenden Labors als Ausreißer stark beeinflussen.«

Peter Bauer – hauptberuflich Vorstandsvize von *CENTOGENE – The Rare Disease Company,* die auch zuständig für die Tests am Frankfurter Flughafen ist – ergänzt: »Solche Ringversuche sind nicht geeignet, um die Spezifität des Tests an sich zu messen.« Das war auch nicht das Anliegen des Ringversuchs. Es ging um die Qualität von über zwei Dutzend Test-Kits und um die Qualität der Laborarbeit. Allerdings war die Teilnahme freiwillig und musste sogar bezahlt werden. Man darf davon ausgehen, dass die teilnehmenden Labors die Aufgaben des Ringversuchs außerhalb der Routine abgearbeitet haben – schließlich galt es ein Zertifikat zu erhalten. Ebenso wenig untersucht er, ob im Alltag die Proben korrekt entnommen und vorschriftsmäßig transportiert und gekühlt werden. Der Test der Tests geschah sozusagen unter reinen Laborbedingungen. Insofern zeigt der Ringversuch kein realistisches Bild. Außerdem ist es lächerlich, so zu tun, als gäbe es nicht Hunderte von Berichten über schwer verwirrende Testergebnisse.

Mittlerweile geht das RKI nach einer Anfrage von *Querdenken 751*[44] von einer Falsch-Positiven-Rate für Deutschland von 0,35 Prozent aus – wie auch immer man diesen Wert ermittelt hat. Komischerweise interessiert Dambeck sich für diese Zahl nicht mehr. Dabei wäre es für den versierten Mathematiker doch eine Kleinigkeit nachzurechnen, dass 0,35 Prozent von einer Million Tests immer noch 3.500 Menschen sind. Wäre schon ein Anlass zur Sorge – oder nicht?

Holger Dambeck geht es aber um Größeres: Sollten die Ergebnisse des Ringversuchs stimmen, »wären die Statistiken des Robert Koch-Instituts nicht zu gebrauchen«. Die stimmen aber auch aus ganz anderen Gründen nicht, weil sie positive Testergebnisse mit nachgewiesenen Infektionen gleichsetzen, »Genesene« als symptomatisch Erkrankte zählen und Tote mit positivem Test als an COVID-19 Verstorbene kumulativ addieren. Mal ganz abgesehen von der Dunkelziffer der »Positiven«, die das ganze Zahlenspiel sowieso ad absurdum führen.

Aber von dieser frisierten Statistik lebt gewissermaßen der pandemische Furor von *Spiegel* & Co. Auf ihrer Basis lässt sich wunderbar von neuen »Infektionszahlen« raunen, und man kann ganz darauf verzichten, die kumulativen Türme irgendwie zu relativieren, zu interpretieren oder gar mit Realitäten abzugleichen – etwa indem man die Zahl der »Neuinfizierten« zur immensen Ausweitung der Tests in Beziehung setzt und zudem bemerkt, dass unter den »Neuinfizierten« kaum noch Kranke sind und die stets mit Vorsicht zu behandelnde Zahl der Toten sich ebenfalls diametral entwickelt. Bei realen Prävalenzen gegen null produzieren die Tests wahrscheinlich nur noch weißes Rauschen. Da fallen die falsch Positiven schon gar nicht mehr ins Gewicht. Warum nicht einfach Drosten fragen? »Klar: gegen Ende des Verlaufs ist die PCR mal positiv, mal negativ. Da spielt der Zufall mit.«[45]

Doch kaum hat sich Dambeck auf das weite Feld der Interpretationen verirrt, schon verläuft er sich. Seine Darlegungen verkehren sich unversehens zum Gegenbeweis: Wenn bei über 500.000 Tests nur 0,59 Prozent positiv ausfallen, während etwa in der 14. Kalenderwoche bei über 400.000 Tests 9,01 Prozent aller Getesteten positiv waren, dann sagt das alles über das klinisch völlig haltlose Geschwätz von der zweiten Welle zu diesem Zeitpunkt.

Dambeck erwähnt sogar Drostens seinerzeit jüngste Einsicht, nämlich zukünftig zwischen Positiven (»Infizierten«) und Infektiösen unterscheiden zu wollen. Was das mit seinen geliebten

RKI-Statistiken machen würde, ahnt der *Spiegel*-Journalist offenbar nicht. Immer wieder verblüffend, dass sich mediale Pandemiebeauftragte wie Holger Dambeck nie für diesen kleinen Unterschied interessieren, wie viele der positiv Getesteten wirklich deutlich symptomatisch krank und folglich möglicherweise infektiös sind. Das käme wenigstens einem vorläufigen Goldstandard für den PCR-Test nahe. Allerdings erst, wenn geklärt ist, wie aussagekräftig das molekularbiologisch getunte Bohren nach ein paar Nukleinsäure-Sequenzen überhaupt ist.

Inzwischen hat eine internationale Gruppe von Molekularbiologen Drostens PCR Test *wissenschaftlich* untersucht und ist dabei auf eine Reihe gravierender Mängel gestoßen. Ich zitiere hier nur aus dem »Abstract«:

»Das veröffentlichte RT-qPCR-Protokoll zur Erkennung und Diagnose von 2019-nCoV und das Manuskript weisen zahlreiche technische und wissenschaftliche Fehler auf, darunter ein unzureichendes Primerdesign, ein problematisches und unzureichendes RT-qPCR-Protokoll und das Fehlen einer genauen Testvalidierung. Weder der vorgestellte Test noch das Manuskript selbst erfüllen die Anforderungen für eine akzeptable wissenschaftliche Veröffentlichung. Darüber hinaus werden schwerwiegende Interessenkonflikte der Autoren nicht erwähnt.«[46]

1 »Vor der Veröffentlichung von Virussequenzen aus Fällen von 2019-nCoV stützten wir uns auf Social-Media-Berichte, in denen die Erkennung eines SARS-ähnlichen Virus angekündigt wurde. Wir gingen daher davon aus, dass ein SARS-bedingter CoV an dem Ausbruch beteiligt ist.« In: Victor M. Corman, Tobias Bleicker, Sebastian Brünink, Christian Drosten, Olfert Landt, Marion P. G. Koopmans, Maria Zambon, Malik Peiris, »Diagnostic detection of 2019-nCoV by real-time RT-PCR (protocol-v2-1)«. Hrsg.: Charité Virologie, Berlin. 17. Januar 2020. S. 25

2 www.charite.de/forschung/themen_forschung/dem_virus_voraus_sein

3 Volkart Wildermuth, Diagnostischer Test aus Berlin weltweit gefragt. Deutschlandfunk, 23. Januar 2020. www.deutschlandfunk.de/neues-coronavirus-diagnostischer-test-aus-berlin-weltweit.676.de.html?dram:article_id=468640

4 *NZZ*, 10. Januar 2020, S. 22, »Das Rätsel um eine mysteriöse Epidemie in China ist gelöst«

5 *National Center for Biotechnical Information.* F. Wu, S. Zhao, B. Yu, Y.-M. Chen, W. Wang, Y. Hu, Z.-G. Song, Z.-W. Tao, J.-H. Tian, Y.-Y. Pei, M. L. Yuan, Y.-L. Zhang, F.-H. Dai, Y. Liu, Q.-M. Wang, J.-J. Zheng, L. Xu, E. C. Holmes, Y.-Z. Zhang: »Wuhan seafood market pneumonia virus isolate Wuhan-Hu-1, complete genome.« www.ncbi.nlm.nih.gov/nuccore/MN908947

6 Corman et. al., a. a. O., S. 1–13

7 Ebenda, S. 29

8 www.charite.de/service/pressemitteilung/artikel/detail/erster_test_fuer_das_neuartige_coronavirus_in_china_entwickelt

9 So die vorläufige Bezeichnung für das Virus. Später wurde es dann in SARS-CoV-2 umbenannt.

10 *Coronavirus-Update*, NDR Info, Folge 16, S. 3. www.ndr.de/nachrichten/info/Coronavirus-Update-Die-Podcast-Folgen-als-Skript, podcastcoronavirus102.html

11 Corman et al., a. a. O., S. 25

12 Pascal Sacré, »The COVID-19 RT-PCR Test:
    How to Mislead All Humanity. Using a ›Test‹
    To Lock Down Society«, *Global Research,*
    5. November 2020.
    www.globalresearch.ca/covid-19-rt-pcr-how-
    to-mislead-all-humanity-using-a-test-to-
    lock-down-society/5728483

13 **www.rki.de/DE/Content/InfAZ/N/Neuartiges_**
    Coronavirus/Entlassmanagement.html#:~:
    text=Ein%20PCR%2DErgebnis%20mit%20
    einem,einem%20Verlust%20der%20
    Anz%C3%BCchtbarkeit%20einhergeht

14 Markus Grill und Kristiana Ludwig, »Positiv
    getestet, aber nicht ansteckend«. *Süddeutsche*
    Zeitung, 20. Oktober 2020

15 **www.rki.de/DE/Content/InfAZ/N/**
    Neuartiges_Coronavirus/Vorl_Testung_nCoV.
    html#doc13490982bodyText4

16 Pascal Sacré, a. a. O.

17 Angesiedelt beim Schweizer Innenministerium,
    entsprechen seine Aufgaben denen des
    deutschen Gesundheitsministeriums.

18 **www.swissmedic.ch/dam/swissmedic/de/**
    dokumente/bewilligungen/mikrobiologische_
    laboratorien/mv_covid19_testung_ch.pdf.
    download.pdf
    Merkblatt_COVID-Testung_Swissmedic_BAG_
    final_de.pdf. Am 31. August änderte das BAG
    allerdings ohne jegliche Begründung seine
    Meinung. Stattdessen heißt es jetzt:
    »Mit dieser sehr empfindlichen Methode wird in
    Patientenproben spezifisch die Nukleinsäure
    eines Erregers nachgewiesen, was eine
    Infektion mit dem Erreger belegt.«

19 **RealStar SARS-CoV-2 RT-PCR Kit 1.0_WEB_**
    RUO_EN-SO2.pdf

20 Zit. nach Engelbrecht/Demeter,
    »Die Nonsens Tests«. Rubikon.news
    www.rubikon.news/artikel/
    die-nonsens-tests

21 *Food and Drug Administration,* die amerikani-
    sche Behörde für Lebensmittelüberwachung
    und Arzneimittel

22 **www.fda.gov/media/136151/download**

23 *Centers for Disease Control and Prevention –*
    eine Behörde des US-amerikanischen Gesund-
    heitsministeriums

24 CDC 2019-Novel Coronavirus (2019-nCoV) Real-Time RT-PCR Diagnostic Panel, March 30. März 2020

25 de.wikipedia.org/wiki/Ringversuch

26 www.instand-ev.de/System/rv-files/340%20 DE%20SARS-CoV-2%20Genom%20April%20 2020%2020200502j.pdf

27 www.instand-ev.de/System/rv-files/340%20 DE%20SARS-CoV-2%20Genom%April%20 2020%2020200502j.pdf

28 www.rki.de/SharedDocs/FAQ/NCOV2019/ FAQ_Liste_Diagnostik.html#FAQId14550842

29 Das änderte sich Anfang September, als eine Diskussion über die Bedeutung der falsch Positiven zu entbrennen drohte. Jetzt beschied das RKI, dass grosso modo der Test und seine Durchführung über allen Zweifel erhaben sei. www.rki.de/SharedDocs/FAQ/NCOV2019/ FAQ_Liste_Diagnostik.html;jsessionid= 69F483E81FB8E239AC43B3D762D03E12. internet062#FAQId14550842

30 Coronavirus-Update, NDR Info, Folge 3. S. 5 www.ndr.de/nachrichten/info/Coronavirus-Update-Die-Podcast-Folgen-als-Skript, podcastcoronavirus102.html

31 Arevalo-Rodriguez I, Buitrago-Garcia D, Simancas-Racines D, et al. »False-negative results of initial RT-PCR assays for covid-19: a systematic review.« medRxiv 20066787. 2020 doi:10.1101/2020.0 4.16.20066787%

32 T. Engelbrecht, K. Demeter, »Die Nonsens Tests«. Rubikon.news www.rubikon.news/artikel/ die-nonsens-tests

33 Die befragten Teams und ihre Antworten im Wortlaut kann man bei Engelbrecht/Demeter nachlesen.

34 Victor M. Corman et al., »Detection of 2019 novel coronavirus (2019-nCoV) by real-time RT-PCR«, in: Eurosurveillance, 23. Januar 2020

35 Coronavirus-Update Folge 1, Seite 3

36 www.who.int/csr/disease/swineflu/assess/ disease_swineflu_assess_20090511/en

37 www.rki.de/SharedDocs/FAQ/Pandemie/ FAQ18.html

38 Karina Reiss und Sucharit Bhakdi, Corona Fehlalarm? Zahlen, Daten, Hintergründe. Goldegg. Wien/Berlin 2020. S. 114ff.

39 www.quarks.de/gesundheit/medizin/
    corona-test-wie-funktioniert-der-test

40 www.rki.de/DE/Content/InfAZ/N/Neuartiges_
    Coronavirus/Laborkapazitaeten.html

41 www.spiegel.de/wissenschaft/medizin/
    coronavirus-faktencheck-wie-zuverlaessig-
    ist-der-pcr-test-a-57224ed0-8c87-42b1-
    9016-223b165d980b

42 Wolfgang Wodarg ist Arzt, ehemaliger Leiter
    eines Gesundheitsamts und viele Jahre lang
    Mitglied des Bundestags und später des
    Europäischen Parlaments für die SPD gewesen.
    Er hat sich früh kritisch und fundiert zur Politik
    der Pandemie geäußert. www.wodarg.com
    Seitdem ist er das Lieblingsobjekt von
    Faktencheckern aller Art geworden. Jedes Mal
    wurde daraus ein Beweis für den katastrophalen
    Zustand des »Qualitätsjournalismus«.

43 www.rki.de/DE/Content/InfAZ/N/Neuartiges_
    Coronavirus/Laborkapazitaeten.html,
    PDF, S. 19

44 E-Mail vom 26. September 2020

45 Zit. n. Reiss/Bhakdi, a. a. O. Wien Berlin 2020.
    S. 19 f.

46 Pieter Borger et al., »Review report
    Corman-Drosten et al. Eurosurveillance 2020.«
    27. November 2020.
    www.researchgate.net/publica-
    tion/346483715_External_peer_review_of_
    the_RTPCR_test_to_detect_SARS-CoV-2_
    reveals_10_major_scientific_flaws_at_the_
    molecular_and_methodological_level_
    consequences_for_false_positive_results

3

DER LÄRM DER PANDEMIEN UND DAS SCHWEIGEN DER EPIDEMIEN

Wir erinnern uns: Christian Drosten brachte früh seine Freude zum Ausdruck, dass es sich um ein Coronavirus handle und nicht um ein Influenzavirus – die seien nämlich viel gefährlicher. Auch in dieser Hinsicht musste er sich später natürlich korrigieren. Vielleicht rührte seine Freude aber auch daher, dass er im Ruf des SARS-CoV-1-Virus-Entdeckers steht und deshalb als großer Corona-Spezialist gilt, nicht zu vergessen als Großmeister des PCR-Tests.

Wie gesagt, ist die SARS-Epidemie 2002/03 als die erste Pandemie des 21. Jahrhunderts in die Geschichte eingegangen, obwohl eigentlich alle Merkmale einer Pandemie fehlten. Es gab nur etwa 8.000 Infektionen mit allerdings 774 Todesfällen.

Bei SARS-1 blieb vieles rätselhaft. Vor allem die geradezu erschreckende »Unordentlichkeit« des Virus. Es gab eine Reihe von Fällen, bei der die Infizierten erstaunlicherweise offenbar eine gewisse Grundimmunität aufwiesen, worauf man diese als »asymptomatisch Erkrankte« bezeichnete. Dann wurden einige Superspreader ausfindig gemacht, die zahlreiche andere infiziert haben sollen.[1]

Das Virus verbreitete sich sehr zögerlich in der Welt, es legte nicht annähernd denselben Eifer an den Tag wie im Ursprungsland

China. Und selbst dort lag die Zahl der Betroffenen lediglich bei 7.000. Das Einzige, was unsere Infektionsschützer bei »der gefährlichsten Pandemie der letzten Zeit« vermutlich gelernt haben, ist das Glauben an sich selbst und ihre Maßnahmen.

Ich zitiere nur das »Epidemiologische Bulletin« des Robert Koch-Instituts (RKI) vom 20. Februar 2004 (Nr. 8):

> »Die heutige weltweite enge Vernetzung ermöglichte einerseits die schnelle Ausbreitung des SARS im Jahr 2003, andererseits aber auch die rasche Aufklärung epidemiologischer Zusammenhänge. Der Umgang mit SARS ist ein auf dem Gebiet des Infektionsschutzes bisher einmaliges Beispiel effektiver internationaler Zusammenarbeit. Als Ergebnis der weltweit gemeinsamen Aktivitäten konnte die Krankheit zunächst vollständig zurückgedrängt werden.«

Die »weltweit gemeinsamen Aktivitäten« entsprachen wahrscheinlich nicht einmal einem Tausendstel der weltweiten Anti-Corona-Aktivitäten 2019/20. Es ist bis heute eher ungeklärt, warum SARS-CoV-1 fast so schnell verschwunden wie gekommen ist. Mit einiger Sicherheit nicht aus Angst vor den Infektionsschützern und ihren Maßnahmen.

Um zu verstehen, wie absurd, aber auch beängstigend das mediale Großaufgebot seit dem 20. Januar 2020 angesichts von knapp 400 Infizierten und zwei Toten in uns sonst weit entrückten Weltgegenden war, muss man sich die Verhältnismäßigkeiten vor Augen führen.

Die britische Fachzeitschrift *The Lancet* schätzt die Anzahl der Menschen, die pro Jahr weltweit an Influenza sterben, auf circa 290.000 bis 645.000.[2] In den letzten Jahren gab es in Deutschland vier Influenzawellen mit jeweils 20.000 bis 25.000 Toten. Von Epidemiealarm war in der Öffentlichkeit allerdings nie die Rede, irgendeinem Pandemieverdacht scheint kein Mensch nachgegangen zu sein. Infektionsschützer mit Astronautenanzügen und Atemschutz-maske wurden nirgends gesichtet. Kurzum, medial wurde die sehr hohe Zahl an Influenzatoten als »Peanuts« behandelt, die damalige Berichterstattung ist nicht annähernd zu vergleichen mit dem gegenwärtigen medialen Corona-Dauerfeuer speziell der Öffentlich-Rechtlichen im permanent schrillen Panikmodus.

Ganz offensichtlich sind Pandemien oder auch »nur« Epidemien eine Sache der Wahrnehmung. Entweder es gibt sie nicht, oder es gibt nur sie. Den Anteil der Medien daran haben wir angedeutet. Und wie steht es mit den sogenannten Experten?

Influenzaviren genießen hohe Aufmerksamkeit seitens der Infektionsschützer. Sie arbeiten vor allem an ihrer Sichtbarkeit. So hat die *Arbeitsgemeinschaft Influenza* (AGI) in Deutschland eine aufwendige Influenzaverwaltung installiert. Die AGI wurde 1992 von fünf pharmazeutischen Unternehmen gegründet.

»Im Jahr 2001 übernahm – im Kontext der Umsetzung des damals in Kraft tretenden neuen Infektionsschutzgesetzes – das Robert Koch-Institut die wissenschaftliche Federführung der AGI unter Beibehaltung der bisherigen Partner.«[3]

Diese fünf Partner, sprich: Sponsoren, waren damals: *Aventis Pasteur MSD GmbH*[4], *Chiron Behring GmbH & Co.*[5], *Niddapharm GmbH*[6], *Smith-Kline Beecham Pharma GmbH* – ein Unternehmen der *GlaxoSmith-Kline*-Gruppe[7] – und *Solvay Arzneimittel GmbH*.[8] Außerdem hat das Deutsche Grüne Kreuz (DGK) ein Mitspracherecht.[9] Ohne jeden Zweifel war die Pharmaindustrie bei der AGI gut repräsentiert. Der Grund für die freundliche Unterstützung dürfte mit ziemlicher Sicherheit im gigantischen Impfstoffgeschäft zu finden sein.

Im Februar 2010 meldet das RKI, dass seit dieser Wintersaison »die Durchführung der Influenzasurveillance in der *Arbeitsgemeinschaft Influenza* in der alleinigen Verantwortung des Robert Koch-Institutes« stehe. Vermutlich eine Reaktion auf Hinweise, dass die

Pharmaindustrie die Finger im Spiel hatte bei den angekündigten Impfmaßnahmen bezüglich der sogenannten Schweinegrippe. So schrieb beispielsweise der *Tagesspiegel*:

»Die Selbstauskünfte der Stiko-Mitglieder[10] belegten, ›dass die Mehrzahl der derzeit 16 Mitglieder mehr oder minder intensive Kontakte, darunter auch bezahlte Tätigkeiten, zu den wichtigsten Herstellern von Impfstoffen haben‹, sagte Spelsberg. So sitzen die Professoren Wolfgang Jilg, Christel Hülße, Ursel Lindlbauer-Eisenach und Friedrich Hofmann im Fachbeirat ›Forum Impfen‹, das von den Konzernen Sanofi-Pasteur-MSD und Wyeth unterstützt wird, Stiko-Mitglied Frank Falkner von Sonnenburg hat den Beiratsvorsitz. In der ›Arbeitsgemeinschaft Masern und Varizellen‹, finanziert von Glaxo Smith Kline und Sanofi, finden sich die Stiko-Mitglieder Rüdiger von Kries und Klaus Wahle. Jan Leidel engagiert sich in der von Baxter und Novartis gesponserten ›Arbeitsgemeinschaft Meningokokken‹. Und Honorare für Studien kassierten Stiko-Mitglieder von nahezu allen großen Pharmaherstellern. Ähnliche Probleme sieht Transparency bei der europäischen Zulassungsbehörde EMEA, die den Impfstoff abzusegnen hat. Sie werde zu fast zwei Dritteln von der Pharmaindustrie finanziert – und dies sei auch deshalb ›höchst problematisch‹, weil die externe Überprüfung der Zulassungsunterlagen erst nach erfolgter Zulassung möglich sei.«[11]

Dieser Verdacht bestätigte sich später in weit größerem Umfang.[12] Wo mögen sie hingegangen sein – all die großen Impfstofffabrikanten?

Die AGI hat im Laufe der Zeit ein ziemliches komplexes Sentinelsystem aufgebaut, das der epidemiologischen Überwachung dient. Angeschlossen an dieses System ist eine repräsentative Reihe von Praxen niedergelassener Ärzte, Krankenhäusern und

Gesundheitsämtern, die alle von ihnen erhobenen Influenza-Daten an die AGI übermitteln. Die gesammelten Daten werden schließlich hochgerechnet auf die Gesamtheit aller medizinischen Institutionen und Praxen. So erhält man von (Grippe-)Woche zu Woche ein jeweils aktuelles Bild zur Anzahl der Influenza-bedingten Arztbesuche, über die Schwere der Erkrankungen und das Ausmaß der Hospitalisierungen, also der Krankenhauseinweisungen.

Anders als bei COVID-19 heute, wo jeder Verstorbene, der positiv getestet war, als Corona-Toter in die Statistik eingeht, wird als Todesursache auf den entsprechenden Dokumenten selten Influenza eingetragen, sondern meist ein Organversagen, Pneumonie oder anderes. Deshalb verfährt die AGI nach einer bestimmten Methode, die es erlaubt, die Zahl der Toten, bei denen Influenza im Spiel war, annähernd zu schätzen.[13] Das Verfahren ermittelt die »Übersterblichkeit« und misst – vereinfacht gesagt – die Überzahl der Toten in einem bestimmten Zeitraum im Vergleich zur Norm und im Zusammenhang mit anderen erhobenen Daten. Erläuterungen zur Methodik finden sich in den jährlichen Saisonberichten des RKI.[14]

Schauen wir uns die Zahlen des Saisonberichts 2017/18[15] näher an. Zunächst die Anzahl der Arztbesuche: »Die Gesamtzahl der geschätzten Influenza-bedingten Arztbesuche in der Saison 2017/18 liegt bei rund neun Millionen und damit etwa zwei Millionen höher als in den beiden zuvor stärksten Saisons 2012/13 und 2014/15.« Zur Zahl der Krankschreibungen oder Arbeitsunfähigkeiten heißt es: »In der Saison 2017/18 wurden insgesamt etwa 5,3 Millionen Arbeitsunfähigkeiten beziehungsweise Pflegebedürftigkeiten für alle Altersgruppen geschätzt.« Die Grippewelle dauerte von der letzten Kalenderwoche 2017 bis zur 14. Kalenderwoche 2018. In diesem Zeitraum »wurden aus den Daten der AGI 45.000 Influenza-bedingte Hospitalisierungen geschätzt«[16]. Die Anzahl der Influenza-bedingten Todesfälle wird auf 25.100 geschätzt.[17]

Insgesamt war die Influenza-Saison 2017/18 in Deutschland die heftigste der letzten Jahrzehnte. Niemand hat die Zahl der »Infizierten« gemessen oder sie gar mit PCR-Tests gesucht. Es gab insgesamt 330.000 Menschen, die deutlich symptomatisch erkrankt waren, davon sind etwa 25.000 gestorben. Das heißt, es gab eine Fallsterberate von knapp 8 Prozent.

Doch man muss gar nicht so weit zurückgehen. Betrachten wir die Zahlen der im März 2020 beendeten Influenza-Saison: Das RKI hat seit der 40. Kalenderwoche 2019 188.102 laborbestätigte Fälle gezählt.[18] Der Hauptteil fällt in die Zeit zwischen der zweiten und der elften Kalenderwoche (ca. 70 Tage). Davon waren 16 Prozent (→ ca. 30.000) hospitalisiert. Vergleichen wir das mit den Corona-Zahlen: Vom 1. März bis 16. Juni (→ 108 Tage) wurden 188.213 Infizierte gemeldet. Die Zahl der Hospitalisierungen mit COVID-19 in diesem Zeitraum beträgt 28.691. Im Januar und Februar gab es also bereits eine sehr hohe Anzahl an Grippeerkrankungen und in relativ kurzer Zeit weitaus mehr Hospitalisierungen. Doch die Influenza-Saison in diesem Jahr wird vom RKI als moderat eingeschätzt.[19]

Es kann schon beeindrucken, mit welcher Präzision das RKI Influenzaviren erfasst und unter allen erdenklichen Aspekten kartografiert. Doch ein Aspekt dabei ist verblüffend: der interpretative Spielraum. Sämtliche epidemiologischen Parameter der Influenzawelle 2017/18 liegen deutlich höher, als sie es bei Coronaviren je waren. Und so ist es selbst noch bei der Influenza Anfang 2020. Um es nur an dem Beispiel Berlin klarzumachen: Bis zum 21. Oktober 2020 wurden dort 248 Tote[20] im Zusammenhang mit SARS-CoV-2 gezählt, die Influenzaviren rafften 2017/18 mit ca. 1.200 Todesfällen fast fünfmal so viele Menschen dahin[21]. Das entspricht einer Mortalität von 32,7 pro 100.000 Einwohner, bei COVID-19 beträgt die Mortalität für Berlin 6,5 pro 100.000 Einwohner. Man wird gewiss umgehend einwerfen, dass das den radikalen Maßnahmen gegen SARS-CoV-2 geschuldet sei. Darauf kommen wir an anderer Stelle zurück.

Wenn das Archiv der *Tagesschau* nicht trügt, dann hat sie 2018 exakt zweimal in ihrer Hauptausgabe um 20 Uhr die verheerende Grippe beiläufig erwähnt – und zwar im März, nachdem die Schlacht längst verloren war. Zum Vergleich und zur Erinnerung: Ab 20. Januar 2020 nehmen *Tagesschau* und *Tagesthemen* Kurs auf Corona. Obwohl zu diesem Zeitpunkt »nur« 382 Infizierte und zwei Tote in Fernost bekannt sind, machen die *Tagesthemen* Corona zum sensationellen Aufmacher der Sendung. Von diesem Tag an berichten beide Formate bis heute täglich und ausführlich von dem »neuartigen Virus«. Bereits in diesem frühen Stadium wird Corona mit Abstand zum Thema Nummer eins.

Wo waren in der Influenza-Saison 2017/18 eigentlich die Virologen? Keine Spur von Prof. Christian Drosten, kein Laut vom RKI. Nicht der kleinste Appell an die Bevölkerung zum Händewaschen oder Abstandhalten, von Quarantäne, Lockdown und Ähnlichem ganz zu schweigen. Die Branche der Infektionsschützer arbeitet mit einer sonderbaren Volte: Mit erheblicher Sorgfalt bemüht man sich bei den Influenzaviren um ihre Sichtbarkeit, ohne die Öffentlichkeit damit zu behelligen. Bei dem Corona-Großalarm unserer Tage geschah genau das Gegenteil.

Wie schrieb der *Spiegel* 2010 so trefflich: Eine prächtig zusammenarbeitende Allianz aus Infektionsschützern, Impfstoffherstellern und Medien habe die Welt bereits seit Jahren auf verheerende Seuchenkatastrophen eingestimmt und lauere geradezu auf einen Ausbruch. Besonders den Influenzaviren gelte ihre Aufmerksamkeit. Doch wie war es denn 2017/18? Keiner der Weltvirenschützer hat angesichts einer schlimmen Epidemie die Gefahrenflaggen gehisst, kein Glöckchen hat gebimmelt. Es war sogar eine Pandemie – denn an dem Virus erkrankten weltweit 5 Millionen Menschen, die teilweise an einer heftigen Grippe litten. Die sich anbahnende Epidemie war frühzeitig säuberlich dokumentiert, aber dann wollten die Scanner nichts finden, was unseren Gesundheitswächtern der Rede wert gewesen wäre. Vermutlich wissen Epidemiologen seit

Langem, dass gegen Epidemien kein berechenbar wirksames Kraut gewachsen ist – selbst wenn man ganzen Gesellschaften auf unabsehbare Zeit das Berühren verbietet, hilft das kaum, wie man allmählich verstanden haben sollte. Mittlerweile habe ich sogar den Eindruck, diese Berufsgruppe versteht ihren Gegenstand meistens erst im Nachhinein. Das würde das Achselzucken der Experten in der Grippesaison 2017/18 erklären.[22] Und den wirren Aktionismus unserer Tage.

Damit hingegen SARS-CoV-2 zum Dämon des Jahrtausends werden konnte, bedurfte es einer kleinen, gleichwohl explosiven Mutation: »neuartig«. Was Experten nicht wirklich überraschen dürfte, denn Coronaviren genießen nicht annähernd die Aufmerksamkeit der Influenza-Konkurrenz. Und das, obwohl Coronaviren als typische Erreger von Erkältungskrankheiten jedes Jahr für Millionen von Infektionen verantwortlich sind und diese banalen Erkältungskrankheiten bei bis zu 8 Prozent älterer, multimorbider Menschen mit Komplikationen wie Pneumonien tödlich enden.[23] Doch Coronavirus-Infektionsraten wurden bisher nie in der Bevölkerung gemessen. Vor diesem Hintergrund konnte SARS-CoV-2 von Anfang an alle Rekorde brechen: Es gab schlicht keine Vergleichszahlen für Coronaviren, deshalb musste jede gemessene Zahl des »neuartigen« Virus bedrohlich klingen. Nur aus seiner angeblichen Neuartigkeit in Kombination mit der »coronaren« Ignoranz konnte man das größtmögliche Katastrophenkapital schlagen. Während man bei den Influenzawellen der letzten Jahre so viel wusste, um bloß kein Aufheben davon zu machen, hatte das »neuartige« Coronavirus durch seine »Unsichtbarkeit« das Potenzial, die ganze Welt in Panik zu versetzen. Die Unbeschriebenheit von SARS-CoV-2 erlaubte, es mit einem Schrecken zu überschreiben, der wenig mit den Realitäten zu tun hatte.

Nehmen wir das Robert Koch-Institut. Ziemlich lange hat sich die Behörde bedeckt gehalten und bei den Katastrophenszenarien, die etwa die *Tagesschau* vor allem am Anfang verbreitete, zur Ruhe gemahnt. Bis auch diese »Firma« von den Ereignissen überrollt wurde und sich umgehend an die Spitze der Aufregung setzte. Wenn man sich auf der Website des Instituts den »Corona-Steckbrief«[24] anschaut, möchte man fast lachen. Noch Mitte Oktober 2020 standen in der ständig aktualisierten Übersicht Daten, die eher von intensiver Ahnungslosigkeit zeugten, würden sie nicht alle in dieselbe Richtung weisen, nämlich: Albtraum. Die berühmt-berüchtigte Basisreproduktionszahl »R«, die angibt, wie viele Menschen ein Infizierter infiziert, sollte 2,4 bis 3,3 betragen. »Tatsächlich« lag der Wert lange bei unter 1, und im Oktober 2020 bei etwas über 1. Aber tatsächlich ist in dem Zusammenhang eigentlich gar nichts. Jede R-Zahl beruht auf wenig fundierten Schätzungen, weil das RKI beherzt dafür gesorgt hat, nicht auf Basis solider Daten gegen das Virus vorzugehen.

Noch interessanter ist die Zählweise, die zwar nicht das RKI erfunden, die sich aber weltweit durchgesetzt hat. Wie erwähnt betrug in der Grippesaison 2017/18 die Fallsterberate 7,6 Prozent – also der Anteil der Erkrankten, die gestorben sind. In seinem Corona-Steckbrief nennt das RKI eine Fallsterberate von 3,8 Prozent. Das heißt, sie wäre nur halb so hoch wie die im Influenzajahr 2017/18. Noch einmal: In einem Fall gibt es eine deutliche Sichtbarkeit, die folgenlos bleibt, im anderen Fall gibt es Unsichtbarkeit, die wissentlich und willentlich mit Katastrophischem beladen wird.

Das RKI ist eine Bundesbehörde, die die Bundesregierung in Sachen Corona-Pandemie federführend berät. Sie hat letztlich auch alle Maßnahmen im Zusammenhang mit dem Lockdown mit zu verantworten. Etliche Virologen weltweit, die allerdings in der medialen Öffentlichkeit kaum eine Rolle spielen, haben die Maßnahmen von Anfang an als stark überzogen bezeichnet. Man kann seit geraumer Zeit beobachten, wie das RKI versucht, diese Kritik zu entkräften. So wird bis heute die Gefahr systematisch übertrieben und umgekehrt das Rettende der getroffenen Maßnahmen betont.

Ein aufschlussreiches Beispiel findet sich im »Epidemiologischen Bulletin«[25] vom 16. April 2020. Die Autoren blicken zurück auf die letzte Grippesaison 2019/20 und berichten von geschätzten 4,2 Millionen Influenza-bedingten Arztbesuchen. Zugleich stellen sie auch einen abrupten Abbruch der saisonalen Grippewelle fest: »Insgesamt ist zu beobachten, dass die ARE-Raten[26] seit der 10. KW (2.3. bis 8.3.2020) stark gesunken sind. Insbesondere bei den Erwachsenen ist ein so deutlicher Abfall der ARE-Raten über mehrere Wochen extrem ungewöhnlich und konnte in keiner der drei Vorsaisons verzeichnet werden.« Und ziehen daraus den Schluss: »Diese Indikatoren geben einen klaren Hinweis darauf, dass die Distanzierungsmaßnahmen für die Verlangsamung der Ausbreitung von Atemwegserkrankungen wirksam sind.« Erstaunlich bloß, dass die Verfasser noch ein paar Zeilen zuvor die Maßnahmen gegen die Pandemic ausdrücklich erst mit der 11. Kalenderwoche (9.3. bis 15.3.) beginnen lassen, und dabei handelte es sich lediglich um vereinzelte Einschränkungen einiger Bundesländer, während der Lockdown in der 13. Kalenderwoche am 23. März beginnt, wie das »Epidemiologische Bulletin« korrekt angibt. Man fragt sich natürlich, wie einige wenige Maßnahmen, die ab dem 9. März in Kraft treten, so wirksam sein sollen, dass sie bereits in der Vorwoche verblüffende Wirkungen erzielen konnten. Zu den ARE-Erkrankungen gehört natürlich auch COVID-19. Damit dürfte feststehen, dass bereits zwei Wochen vor Beginn des Lockdowns die Zahl der tatsächlichen, also symptomatisch Corona-Kranken rapide sank. Da konnte man noch so sehr die Zahl der Tests erhöhen. Noch absurder wird es, wenn man bedenkt, dass in der Regel mindestens zehn Tage von der Infektion mit SARS-CoV-2 bis zum Testergebnis vergehen.

Vielleicht das Schlimmste an solchen systematischen Verzerrungen oder grotesken Fehlinterpretationen besteht darin, dass auch mäßig begabte Zeitgenossen sie leicht durchschauen könnten. Ein Hinweis darauf, wie das brutale, aber virtuose Spiel mit der Unsichtbarkeit die präzisen Evidenzen der Sichtbarkeit beherrscht.

1 www.who.int/docstore/wer/pdf/2003/
wer7819.pdf

2 A. Danielle Iuliano, Katherine M. Roguski,
Howard H. Chang, David J. Muscatello,
Rakhee Palekar: »Estimates of global seasonal
influenza-associated respiratory mortality:
a modelling study.« In: *The Lancet*, Volume 391,
Issue 10127, 31. März 2018.
**www.thelancet.com/journals/lancet/article/
PIIS0140-6736(17)33293-2/fulltext**

3 **www.rki.de/DE/Content/Infekt/Sentinel/
Influenza/Influenza_node.html**

4 Die Firma wurde Anfang 2005 umbenannt.
»The Aventis Pasteur MSD joint venture, equally
owned by Aventis Pasteur and Merck & Co. Inc.,
which markets vaccines in en Europe,
also changes its denomination to sanofi
pasteur MSD.«
**www.news.sanofi.us/press-releases?item=
118483**

5 2004 änderte auch diese Firma den Namen:
»Aus Chiron Behring wurde Chiron Vaccines –
Chiron Behring, traditionsreicher Impfstoff-
hersteller aus Marburg, tritt nach weiteren
Zukäufen nun als Chiron Vaccines auf. Das
Unternehmen wird in Deutschland (Marburg),
England (Oxford, Liverpool), Italien (Siena,
Rosia), USA (Madison) und Indien (Ankleshwar)
vertreten sein. Chiron Vaccines ist weltweit
der fünftgrößte Hersteller von Impfstoffen, bei
Grippe-Impfstoffen weltweit Nummer zwei.
Die Integration von PowderJect öffnet den
wichtigen US-Markt für Grippe-Impfstoffe.
Am Standort Marburg entsteht derzeit eine
hochmoderne Produktionsanlage für einen
neuen Influenza-Impfstoff auf Zellkulturbasis.«
**www.aerzteblatt.de/archiv/39997/Aus-
Chiron-Behring-wurde-Chiron-Vaccines**

6 Eine Tochter von Stada Arzneimittel. Stada
wurde 2017 von der amerikanischen Investment-
gesellschaft *Bain Capital* aufgekauft.

7 Das siebtgrößte Pharmaunternehmen der Welt.
Spezialität u. a. Impfstoffe. 2014 übernahm
GlaxoSmithKline für 7,1 Milliarden Dollar plus
Umsatzbeteiligung die Impfstoffe von *Novartis*.
de.wikipedia.org/wiki/GlaxoSmithKline

8 **www.deutsche-apotheker-zeitung.de/
daz-az/2001/daz-37-2001/uid-1421**

9   Das DGK steht seit Langem in Verdacht, als »Zuarbeiterorganisation für das Pharma-Marketing« sein Geld zu verdienen. **gutepillen-schlechtepillen.de/kurz-und-knapp-mehr-als-krise-gruenes-kreuz**

10 Stiko = Ständige Impfkommission beim Robert Koch-Institut

11 **www.tagesspiegel.de/politik/interessenskonflikt-schweinegrippe-wer-impft-gegen-korruption/1599824.html**

12 **www.springermedizin.de/european-journal-of-epidemiology-3-2011/8884468**

13 Genauere Erläuterungen zur Übersterblichkeitsberechnung auf: **www.rki.de/DE/Content/Infekt/EpidBull/Archiv/2015/Ausgaben/03_15.pdf?__blob=publicationFile**

14 Bericht zur Epidemiologie der Influenza in Deutschland, **www.rki.de/DE/Content/InfAZ/I/Influenza/IPV/IPV_Node.html**

15 **influenza.rki.de/Saisonberichte/2017.pdf**

16 Im Jahr zuvor kam es sogar zu über 60.000 Hospitalisierungen, obwohl weniger Menschen an Influenza erkrankt waren.

17 **influenza.rki.de/Saisonberichte/2018.pdf**

18 **influenza.rki.de/Wochenberichte/2019_2020/2020-36.pdf**

19 »Die vorläufige Schätzung der AGI ergab für die Saison 2019/20 insgesamt 4,2 Millionen (95 % Konfidenzintervall: 3,3 – 5,2 Millionen) Influenza-bedingte Arztbesuche bis zur 13. KW 2020, ein ähnlicher Wert wurde auch am Saisonende für die Saison 2018/19 geschätzt. Damit kann in dieser vorläufigen Bewertung die Grippewelle der Saison 2019/20 bezogen auf die Zahl der Arztbesuche als moderat eingestuft werden.« **www.rki.de/DE/Content/Infekt/EpidBull/Archiv/2020/Ausgaben/16_20.pdf?__blob=publicationFile**. S. 5 f.

20 **www.rki.de/DE/Content/InfAZ/N/Neuartiges_Coronavirus/Fallzahlen.html**, abgerufen am 22.10.2020

21 **influenza.rki.de/Saisonberichte/2018.pdf**

22 Ich erlaube mir, das RKI als Kronzeugen anzu-
    führen: »Der Verlauf einer Grippesaison lässt sich
    nicht vorhersagen. Es ist offen, in welcher
    Häufigkeit die einzelnen Influenzavirus-Subty-
    pen oder Linien in der Grippesaison auftreten
    werden. Auch die Zahl der Influenzaerkrankun-
    gen wie auch die Zahl der influenza-bedingten
    Todesfälle kann von Saison zu Saison stark
    schwanken. Die Einschätzung der Schwere einer
    Grippewelle ist erst nach der Saison möglich.«
    **www.rki.de/SharedDocs/FAQ/Influenza/
    FAQ_Liste.html**

23 John P. A. Ioannidis, »A fiasco in the making?
    As the coronavirus pandemic takes hold,
    we are making decisions without reliable data«,
    STAT, 17. März 2020.
    **www.statnews.com/2020/03/17/a-
    fiasco-in-the-making-as-the-coronavirus-
    pandemic-takes-hold-we-are-making-
    decisions-without-reliable-data**

24 **www.rki.de/DE/Content/InfAZ/N/Neuartiges_
    Coronavirus/Steckbrief.html#doc-
    13776792bodyText14**

25 **www.rki.de/DE/Content/Infekt/
    EpidBull/Archiv/2020/Ausgaben/
    16_20.pdf?__blob=publicationFile**, S. 7f.

26 ARE = Akute Respiratorische Erkrankungen

4

VETERAN ALLER PANDEMIEN: CHRISTIAN DROSTEN

Christian Heinrich Maria Drosten wurde 1972 in Lingen geboren. Zunächst studierte er ab 1992 Chemietechnik und Biologie in Dortmund und Münster, dann wechselte er 1994 an die Universität Frankfurt, um Medizin zu studieren. Im Mai 2000 bestand er das dritte Staatsexamen. Im Juni 2000 ging er als Arzt im Praktikum an die Abteilung für Virologie des Bernhard-Nocht-Instituts für Tropenmedizin (BNITM) in Hamburg. Drosten übernahm dort die Leitung einer Laborgruppe für Molekulare Diagnostik und entwickelte Methoden zum hochsensitiven quantitativen Nachweis der RNA aller relevanten tropischen Viren. Er erweiterte die molekulare Diagnostik auch auf Malariaerreger und Leptospirose. Seine Promotionsarbeit am Institut für Transfusionsmedizin und Immunhämatologie des DRK Hessen wurde mit summa cum laude bewertet.

Um diese Doktorarbeit entspann sich viele Jahre später eine Posse, denn sie war und blieb lange verschollen. Überdies fanden sich in Drostens Lebensläufen unterschiedliche Angaben über das Datum seiner Promotion. Schließlich tauchte im Sommer 2020 doch noch ein unvollständiges Exemplar der Arbeit auf. Demzufolge soll die Disputation (mündliche Prüfung) am 22. März 2003 stattgefunden haben. »Tatsache ist, dass im Anschluss an diese mündliche

Prüfung die Dissertationsschrift 17 Jahre lang von 2003 bis zum Sommer 2020 nicht veröffentlicht worden war, obwohl die Promotionsordnung eine solche Veröffentlichung explizit forderte. Auch ist in diesem Zeitraum kein einziges Druckexemplar der Dissertation in den Bestand der Universitätsbibliothek Frankfurt aufgenommen und katalogisiert worden. Dies geschah erst vor einigen Wochen in diesem Sommer. Daher konnte in den letzten 17 Jahren auch niemand diese Dissertation einsehen oder ausleihen. Auch die Deutsche Nationalbibliothek hat erst vor Kurzem zwei kopierte Exemplare der Dissertation erhalten«, erklärt der Chemiker Markus Kühbacher, der sich mit Wissenschaftsbetrug beschäftigt und seit geraumer Zeit nach der Dissertation fahndete.[1] Die Signaturen der inzwischen in Frankfurt und Leipzig einsehbaren Exemplare datieren aus dem Jahr 2020. Am Ende der Arbeit findet sich der Hinweis, dass die Dissertation teilweise auf drei Beiträgen beruht, die zuvor in Fachzeitschriften veröffentlicht wurden. Bei allen drei Aufsätzen war Drosten allerdings nur Co-Autor. »Somit käme sie nach den üblichen Standards weder als kumulative noch als normale Dissertation infrage. Denn die Eigenständigkeit lässt sich durch Vermischung beider Dissertationsformen nach unserer Einschätzung nicht zwangsläufig erkennen«, so die Schlussfolgerung von *Corona Transition*.[2]

SARS 2003

»Etablierung von Hochdurchsatz-PCR-Testsystemen für HIV-1 und HBV zur Blutspendertestung« lautete das Thema der Dissertation. Es ging also um den PCR-Test, der den jungen Drosten auch umgehend berühmt machen sollte. Noch bevor er seine Promotion abgeschlossen hatte, brach nämlich die SARS-Pandemie aus. Ein neuartiges Coronavirus alarmierte die Welt der Infektionswächter. Es begann fast wie 16 Jahre später mit SARS-CoV-2. Der junge Drosten lag bereits auf der Lauer. Via *ProMED-mail* erhielt er wahrscheinlich Ende

Februar 2002 einen Hinweis[3], dass in der südchinesischen Provinz Guadong womöglich ein neuartiges Virus ausgebrochen sei. Und Drosten reagiert umgehend: »Man sagt immer, das ist die erste Pandemie des neuen Jahrtausends gewesen [...] Ich habe das Virus damals mit vergleichsweise primitiven Techniken gefunden, einer Mischung aus einer ganz alten einfachen Technik und einem ersten Schritt in Richtung dessen, was heute Next Generation Sequencing ist ... [Das Virus] taucht auf und ist schon eine Pandemie.« Und fortan gilt ungefähr: Wo Drosten, da Pandemie.

Bei der vagen Aussicht auf eine Pandemie nahm natürlich der Chor der professionellen medialen Apokalyptiker umgehend Aufstellung. Der *Spiegel* titelte »SARS – Wissenschaftler im Wettlauf gegen die erste globale Seuche des 21. Jahrhunderts«. »Wahrscheinlich wird die neue Seuche nie mehr verschwinden. ›Sars wird mindestens auf viele, viele Jahre in China bleiben‹, prophezeit der Frankfurter Seuchenexperte Hans Wilhelm Doerr, 58, und in anderen Ländern wird die Lungenseuche immer wieder punktuell auftreten.‹« Und noch ein prophetischer Experte kam zu Wort: »›Das hat ein Kaliber wie Aids‹, warnt der Frankfurter Virologe Wolfgang Stille, 67, der 1982 die ersten Fälle der Immunschwäche in der Homosexuellenszene der Main-Metropole behandelt hatte. ›Wir sind nur noch ein oder zwei Personen entfernt von einer weltweiten Epidemie‹, kommentiert auch der amerikanische Gesundheitsexperte Georges Benjamin. [...] Jederzeit muss damit gerechnet werden, dass sich ein neuer Gruselkeim auf den Weg macht, um die Menschheit anzugreifen – vielleicht sogar in Europa und direkt an der Grenze zu Deutschland.«[4]

Es sei noch einmal an das reale Ausmaß der Seuche erinnert: Insgesamt wurden weltweit 8.096 Fälle gezählt. 774 Menschen starben an SARS.[5] Die allermeisten davon in China. In Deutschland infizierten sich neun Menschen, keiner starb. Es war die erste Virologen-Pandemie des Jahrhunderts, ein halbes Dutzend sollten in den nächsten 17 Jahren folgen.

Für Christian Drosten wurde SARS allerdings zur Sternstunde. Der Virus-Entdecker. War er das? Die WHO hatte am 17. März 2003 »11 Laboratorien in 9 Ländern auf[gefordert], sich einem multizentrischen Verbundforschungsprojekt zur SARS-Diagnose anzuschließen. Dieses Netzwerk nutzt moderne Kommunikationstechnologien (E-Mail; sichere Website), um die Ergebnisse der Untersuchung klinischer Proben aus SARS-Fällen in Echtzeit auszutauschen.«[6] Am 16. April verkündet die Organisation, dass das neue Coronavirus endlich identifiziert sei, und dankt allen Laboren für ihre Zusammenarbeit, dankt namentlich allein Dr. Albert Osterhaus, Leiter der Virologie am *Erasmus Medical Center* in Rotterdam. Ihm sei der endgültige Beweis gelungen, dass das neue Coronavirus Urheber von SARS sei. In der Literatur[7] werden drei Teams als Entdecker von SARS-CoV-1 genannt, nämlich das Team[8] der *Centers for Disease Control and Prevention* (CDC) in Atlanta, das Team der Universität Hongkong um JSM Peiris und KY Yuen[9] und schließlich das Bernard-Nocht-Institut mit Christian Drosten und Stephan Günther. Unter diesen Umständen scheint es ein wenig anmaßend, wenn Drosten sich als Alleinentdecker des neuen Coronavirus feiert. Er war nicht einmal der Erste. Sein Artikel erschien zuerst in einer Online-Version am 10. April. Der Artikel von Peiris und Yuen erschien zwei Tage zuvor online.

»Die entscheidenden Experimente am Anfang, die uns dann die ersten Hinweise gegeben haben, die habe ich wirklich alleine gemacht. Und dann kam sehr schnell mein Kollege Stephan Günther dazu, und der hat mir dann sehr schnell geholfen, das festzuhauen, dass das, was wir da sehen, sehr wahrscheinlich echt ist«,[10] erklärte er damals in einem Interview mit Oliver Rabieh im SWR. Allerdings wurde auch sein Kollege Stephan Günther vom Bernard-Nocht-Institut dafür ausgezeichnet. Und die preisgekrönte Publikation[11] zählt immerhin 26 Namen als Verfasser auf.

In dem Aufsatz heißt es übrigens: »Das neue Coronavirus könnte eine Rolle spielen als Ursache von SARS.« Vier Tage später macht die WHO aus der Vermutung kurzerhand eine Tatsache. »Die Identifizierung des Virus war ein Kopf-an-Kopf-Rennen mehrerer unabhängiger Laboratorien, die mit individuellen Testverfahren an verschiedenen Patientenproben arbeiteten«, heißt es in einer Mitteilung des Bernhard-Nocht-Instituts für Tropenmedizin (BNITM). Das galt auch für das Diagnoseinstrument. Am 12. April 2003 gab Marco Marra, Direktor des *Michael Smith Genome Sciences Centre* der *British Columbia Cancer Agency* bekannt, ihm und seinem Team sei die Entschlüsselung der RNA-Sequenz des Virus gelungen.[12] Das Problem ist nur: Wie konnte Drosten zwei Tage vor der Veröffentlichung der Sequenzierung einen PCR-Test entwickeln und den Bausatz in einer Online-Version seines Artikels im *New England Journal of Medicine* beschreiben?

Jedenfalls galt er fortan nicht nur als Entdecker des Virus, sondern auch noch als Erfinder eines Detektionstools für dieses Virus. Und es war ihm möglich, den Test »weltweit zu verteilen«[13], also im Internet zu veröffentlichen. Ausschlaggebend für den Erfolg seines PCR-Tests war jedoch etwas anderes. So liest man in einer Pressemitteilung des BNITM vom 4. Dezember 2003: »Bemerkenswert ist zum zweiten die Geschwindigkeit, mit der es ihnen [Drosten & Co.] gelang, im Wettstreit mit dem mächtigen CDC gleichzeitig das neue Virus zu identifizieren und schneller als das CDC einen diagnostischen Test für SARS zu etablieren. Diesen Test stellten sie sofort der wissenschaftlichen Gemeinschaft zur Verfügung, sodass nur zwei Tage nach der Identifizierung des Virus weltweit der Test zur Verfügung stand. Das Testverfahren wurde von der Hamburger Biotechnologie-Firma Artus auf den Markt gebracht und wird mittlerweile von Institutionen in 35 Ländern eingesetzt.«[14] Das heißt, durch die unmittelbare Vermarktung des PCR-Tests via *artus GmbH* dürfte das BNITM erhebliche Einnahmen gehabt haben. Da dürfte es kaum mehr eine Rolle gespielt haben, dass Drosten die Baupläne öffentlich und gratis zur Verfügung gestellt hatte – das Produkt von *artus* wurde immerhin sofort von

Institutionen in 35 Ländern verwendet –, nachdem sie es zuvor käuflich erworben hatten.

Zwei Jahre später wird die *artus GmbH* von dem deutsch-niederländischen Biotechnologie-Unternehmen *Qiagen* für 39,2 Millionen Dollar gekauft. »Davon sollen 11,6 Millionen Dollar auf ein Treuhandkonto deponiert werden. Das Geld werde fällig, wenn vereinbarte Forschungsziele erreicht werden. Im Zuge der Transaktion erwartet Qiagen einmalige außerordentliche Kosten in Höhe von 2 bis 3 Millionen Dollar, die größtenteils im zweiten Quartal 2005 anfallen sollen. Durch den Erwerb der Gesellschaft für molekularbiologische Diagnostik rechnet Qiagen 2006 mit einem Beitrag zum Umsatz von 15 Millionen Dollar und zum Gewinn von etwa 1,5 bis 2 Millionen Dollar.«[15]

Artus wurde 1998 von sechs Mitarbeitern des BNITM gewissermaßen als dessen ökonomischer Arm gegründet. »Im Januar schloss es eine ›Kooperationsvereinbarung über die gemeinsame Entwicklung und Vermarktung von Diagnostik-Kits‹ mit dem Unternehmen. Dies ›ermöglicht dem BNI die Kommerzialisierung seines Knowhows‹, sagte damals Thomas Grewing, Forschungs- und Entwicklungsleiter der *artus GmbH*. [...] Richtiger wäre die Formulierung: Das mit öffentlichen Geldern ermittelte Know-how des Instituts ermöglichte der *artus GmbH* dessen Kommerzialisierung.«[16]

Doch bereits bei SARS war offenbar ein Mann bei der Realisierung des Drosten-Modells für einen PCR-Test entscheidend beteiligt. Man liest seinen Namen und den seiner Firma in der Danksagung der zitierten Publikation über das SARS-Virus: »Wie später die Charité hatte das *Bernhard-Nocht-Institut* schon seit Jahren Olfert Landt und seine Firma *Tib-Molbiol* in die Forschung eingebunden. Er konnte zeitgleich Testkits herstellen und sie vermarkten.«[17] Das erste SARS-Kit aus der Zusammenarbeit von Landt und Drosten patentierte dann die *artus GmbH*.[18] Und diese Kooperation der beiden sollte zum Geschäftsmodell aller künftigen Pandemiebewältigungen werden.

So wurde Christian Drosten zum Idealtyp des Wissenschaftlers, der jede Menge Drittmittel beschafft. Die Mitgift der Drittmittel – also geldwerte Verbindungen oder Kooperationen mit Industrie oder Pharmaherstellern – wurde seit den Universitätsreformen der 1990er Jahre gewissermaßen zur Voraussetzung einer akademischen Karriere. An den medizinischen Fakultäten und Einrichtungen der Universitäten in Deutschland pflegte beispielsweise 2016 ein Professor jährlich Drittmittel in Höhe von 563.000 Euro einzuspielen.[19]

SARS bot Drosten die Gelegenheit, sich mit Ruhm zu bestäuben und, vor allem, sich im Wissenschaftsbetrieb einen Namen zu machen. Gleichsam im Vorübergehen wurde er dann auch noch promoviert. Die mündliche Prüfung fand am 22. März 2003 statt – ein Samstag, mitten während der intensiven Suche nach dem SARS-Erreger. Es waren verdammt anstrengende Tage, bekennt er im Interview für den SWR 2003. Doch er war beflügelt von der Hoffnung auf reichen Lohn, nämlich, »dass irgendwo auch ein großer Preis winkt. Es war von vorneherein klar, dass derjenige, der – sagen wir mal – mit der Siegergruppe durchs Ziel geht, die Gelegenheit hat, das auch sehr gut zu publizieren, in einem sehr guten Wissenschaftsjournal.«[20] In demselben Interview erklärt er auch, dass die Forschungsarbeiten sehr durch die öffentliche Aufmerksamkeit beflügelt worden seien. Neben dem Irak-Krieg sei SARS *das* Thema gewesen. Könnte also durchaus sein, dass der kommende Starvirologe, bevor er ins gleißende Licht der Öffentlichkeit trat, schnell noch den Doktortitel erwerben musste.

2005 wurde er Leiter der Virologie des BNITM, 2007 ohne Habilitation zum Professor und Leiter der Virologie des Universitätsklinikums Bonn ernannt. Noch 2003 erhielt er (zusammen mit Stephan Günther) für die »Identifizierung des SARS-Coronavirus und Etablierung eines schnellen diagnostischen Testsystems« den Preis der Werner Otto Stiftung zur Förderung der medizinischen Forschung. 2004 folgten der *GlaxoSmithKline*[21]-Förderpreis für Klinische Infektiologie, dann der *Abbott Diagnostics*[22] Award der *European Society for Clinical Virology*, der *bioMérieux*[23] Diagnostics Award der *Deutschen Gesellschaft für Hygiene und Mikrobiologie* und der Postdoktorandenpreis für Virologie der Robert-Koch-Stiftung. 2005 wurde ihm (zusammen mit Stephan Günther) für die Entwicklung eines diagnostischen Tests für das Coronavirus SARS-CoV das Bundesverdienstkreuz am Bande (Ritterkreuz) verliehen. 2020 erhielt er vom Bundespräsidenten das Bundesverdienstkreuz 1. Klasse (Offizierskreuz) für seine »weltweit anerkannten Erkenntnisse zum Corona-Infektionsgeschehen«.

Am 15. November 2004 hält Prof. Dr. Bernhard Fleckenstein, Vorsitzender des Wissenschaftlichen Beirates der Robert-Koch-Stiftung, anlässlich der Verleihung der Postdoktorandenpreise eine Laudatio auf Christian Drosten und zwei weitere Ausgezeichnete. Über Drosten sagt er:

> »Es [das Coronavirus] löste im Frühjahr 2003 eine Epidemie aus, die weltweit als bedrohlich galt. Ohne die Entdeckung dieses neuen Coronavirus als SARS-Erreger wäre es nicht möglich gewesen, rasch eine zuverlässige Diagnostik zu entwickeln und die weltweite Epidemie innerhalb von wenigen Monaten einzugrenzen. Es wurde international in hohem Maße anerkannt, dass Christian Drosten seine Erkenntnisse und seine methodische Expertise der *scientific community* über das Internet sofort zur Verfügung stellte, noch bevor die entscheidende Publikation unter seiner Erstautorschaft im *New England Journal of Medicine* (348, 1965) im Mai 2003 erschien. Die Zeitschrift *Nature* schrieb hierzu eigens eine Laudatio; sie hob nicht nur das Geschick von Christian Drosten als Entdecker des SARS-Virus hervor, sondern vor allem seine Bereitschaft, alle Informationen sofort über Internet weiterzugeben und damit zur schnellen Bekämpfung des Virus entscheidend beizutragen.«[24]

Das ist in etwa der Grundriss der Legende, auf der die Fama von Christian Drosten beruht. Dass die »Epidemie« (!) weltweit als bedrohlich galt, hatte sie vor allem der WHO zu verdanken. Dass sie durch Drostens Entdeckung des Erregers und wegen seiner PCR-Diagnostik an ihrer Ausbreitung gehindert worden sei, ist eine fromme Mär, an deren Verbreitung er zweifelsohne mitgearbeitet hat.

> »Wir haben ja bereits vor fast zehn Jahren den Erreger von SARS durch molekularbiologische Methoden entdeckt – damals war die SARS-Epidemie noch gerade im Anrollen. Weil wir das Virus dann kannten, konnten wir auch ganz früh ein Nachweisverfahren entwickeln und über die Weltgesundheitsorganisation nach Asien schicken. Vor Ort wurden dann infizierte Patienten diagnostiziert und isoliert. Dies hat maßgeblich dazu beigetragen, die Epidemie noch gerade rechtzeitig in der Frühphase zu stoppen.«[25]

In der Timeline der WHO liest sich das etwas anders. Erst am 16. April bestätigt sie die Identifikation des Virus, das für SARS ursächlich sein soll.[26] Offenbar tummeln sich Ende April schon Dutzende von PCR-Tests auf dem Markt der SARS-Diagnostik. Doch die WHO warnt wiederholt vor dem Gebrauch solcher nicht validierter Tests, die Ergebnisse seien nicht zuverlässig. Mit einer Zulassung sei frühestens in 14 Tagen zu rechnen, heißt es am 25. April.[27] Am 29. April konstatiert die WHO den Stand labordiagnostischer Möglichkeiten:

> »Forscher in mehreren Ländern arbeiten an der Entwicklung schneller und genauer Labordiagnostiktests für das SARS-Coronavirus (SARS-CoV). Bis jedoch standardisierte Reagenzien für Viren- und Antikörpernachweis verfügbar sind und die Methoden ausreichend feldgetestet wurden, bleibt die SARS-Diagnose auf der Grundlage der klinischen und epidemiologischen Befunde: akute fiebrige Erkrankung mit Atemwegssymptomen,

die nicht auf eine andere Ursache zurückzuführen sind, und
eine Vorgeschichte der Exposition gegenüber einem verdächtigen oder wahrscheinlichen Fall von SARS oder ihren Atem-
sekreten und anderen Körperflüssigkeiten.«[28]

Am 6. Mai geht man davon aus, dass der Höhepunkt der Ausbreitung von SARS überschritten ist.[29] Mit anderen Worten: Es ist nicht
ganz klar, ob der Drosten-Test überhaupt zum Einsatz gekommen ist,
doch wenn, dann erst in der abklingenden Phase. Bei SARS haben
mit Sicherheit eher traditionelle epidemiologische Maßnahmen
zum Erfolg geführt.

Drosten hatte die Konkurrenz mit den erwähnten Mitteln ausge-
stochen, aber seine »Uneigennützigkeit« blieb nicht ohne nützliche
Folgen. Vermutlich ohne ein korrektes Promotionsverfahren und
ohne Habilitationsschrift wurde er im Alter von 35 Jahren Direktor der Virologie des Bonner Universitätsklinikums. Und man darf
sich fragen, ob es nur bei der Mehrung des symbolischen Kapitals
geblieben ist.[30]

VOGELGRIPPE 2004 ff.

Doch zwischen Ritterkreuz und Offizierskreuz musste Drosten
erst noch ein paar Pandemien entdecken und besiegen. Da bot sich
zunächst einmal die sogenannte Vogelgrippe an. Dahinter steckt
das Influenza-A-Virus H5N1. Das kannte man im Prinzip seit 1997,
es kam immer mal wieder zu Ausbrüchen bei Vögeln und Geflü-
gel aller Art, doch 2004 wurden vereinzelt Fälle bekannt, dass das
Virus auch von Tieren auf den Menschen übertragen werden kann.
Schließlich glaubte man, vermehrt Fälle von Mensch-zu-Mensch-
Übertragungen entdeckt zu haben.

Im November 2004 lädt die WHO Impfstoffhersteller, nationale Zulassungsbehörden und Regierungsvertreter zu einem

»informellen« Treffen in Genf ein: »Seit Januar 2004 haben Ausbrüche von hochpathogener Geflügelinfluenza, verursacht durch
den Erreger H5N1, die Befürchtungen anwachsen lassen, dass die
Welt sich in Richtung einer neuen Influenza-Pandemie bewegt.«[31]
Im Januar veröffentlicht die WHO ein Ergebnis jenes Treffens und
verkündet bereits auf den ersten Zeilen des Papiers, dass »die Welt
im Laufe des Jahres 2004 einer weiteren Pandemie näher gekommen
[sei] als jemals zuvor seit 1968«[32]. Und dann erklären die Autoren:
»Niemals zuvor hat ein Vogelgrippevirus eine derart hohe Sterblichkeit bei Menschen verursacht, wobei Kinder und junge Erwach-
sene in der Blüte ihres Lebens am stärksten betroffen waren.« Das
mag sein, doch es handelt sich um 50 Tote in Südostasien zwischen 2003 und 2004.

Selbstverständlich ist das Medieninteresse riesengroß. Im *Spiegel*
gibt Klaus Stöhr, Leiter des WHO-Influenza-Programms, zu Protokoll:

>»Die Pandemien in den Jahren 1957 und 1968 waren relativ
>mild mit je zwischen 1 und 4 Millionen Toten. [...] Berücksich-
>tigt man den Anstieg der Weltbevölkerung seit damals, käme
>man zu der Schätzung, dass eine milde Pandemie zwischen
>2 und 7 Millionen Toten und weitere 28 Millionen Kranken-
>hauspatienten zur Folge hätte. Gesundheitssysteme werden
>sehr schnell überfordert sein.«[33]

Zwei Jahre später wird Stöhr Vizepräsident und globaler Leiter der
Influenza Strategy Liaison bei *Novartis Vaccines*, wo er »grippebezo-
gene Interaktionen mit nationalen und internationalen Behörden
vorantreibt«[34].

Schließlich betritt noch ein weiterer leidenschaftlicher Apokalyptiker die Szene: Neil Ferguson, Professor für mathematische
Biologie am Imperial College in London. Er wird jede kommende
Pandemie mit seinen »Berechnungen« begleiten. Im *Guardian* erklärt
er im August 2005:

»Was bliebe uns zu tun, wenn es zu uns herüberschwappte? Wir könnten es nicht stoppen. Es gäbe eine konstante Zahl von Neuerkrankungen und wir wären sehr schnell überfordert. [...] In nur einem Jahr wäre die halbe Weltbevölkerung – mehr als 3 Milliarden Menschen – infiziert.«[35]

Eine solche Pandemie könne leicht die Zahlen der Spanischen Grippe übertreffen, wo es zwischen 20 und 40 Millionen Tote gegeben hatte. »Heute gibt es sechsmal so viele Menschen auf dem Planeten, sodass man diese Zahl wahrscheinlich auf rund 200 Millionen Menschen erhöhen könnte.«[36]

Doch Ferguson hat bereits Remedur parat. *Tamiflu,* ein antivirales Medikament von *Roche,* könne die Pandemie eindämmen.

In den USA verlangt kurz darauf Anthony Fauci, seit 1984 Direktor des *National Institute of Allergy and Infectious Diseases* (NIAID) und seit Reagans Zeiten bis heute Berater der Regierung in Sachen Biosecurity, dass die USA mindestens 100 Millionen Impfdosen kaufen sollten.[37] Er spricht ganz unmissverständlich von einem »Killervirus«.

Fünf Tage nach Fauci erklärt David Nabarro, WHO-Generaldirektor für Gesundheitsmaßnahmen in Krisenfällen, auf einer UN-Pressekonferenz: »Ich bin augenblicklich nicht in der Lage, eine Vorhersage hinsichtlich der Zahlen zu treffen, aber ich möchte betonen, dass wir es, sagen wir, mit Toten in einem Bereich von 5 bis 150 Millionen zu tun haben könnten.«[38]

Doch wo bleibt Professor Drosten? Diesmal erstaunlich am Rande, vielleicht weil die Vogelgrippe schon bekannt war. Im Deutschlandfunk erklärt er bloß, dass er einen Ausbruch der Vogelgrippe in Deutschland für »nicht unwahrscheinlich« hält.[39] Doch sein Geschäftspartner Olfert Landt ist wieder gut im Geschäft:

»Olfert Landt stürzt sich auf alles, was Gene hat. Soja, Sars, Vogelgrippe oder Alkhurma, ein exotisches Virus, das es nur in Saudi-Arabien gibt [...] Jetzt bringt der Genjäger zusammen mit der Firma Roche einen Schnelltest für das Vogelgrippe-virus H5N1 auf den Markt. [...] Wieder einmal Landt. Schon bei der Lungenkrankheit Sars war er an der Entwicklung eines Schnelltests beteiligt. Nun hat Olfert Landt mit seiner Berliner Biotechfirma Tib-Molbiol einmal mehr die Konkurrenz abgehängt.«[40]

An der Vogelgrippe starben weltweit zwischen 2003 und 2009 nicht etwa 5 bis 150 Millionen Menschen, sondern 282. Auch diese Pandemie, die ebenfalls keine war, belegt exemplarisch, wie globaler Seuchenalarm permanent unter dramatischem Dampf gehalten wird. Dabei ist stets die gleiche Dreifaltigkeit aus Virologen, Medien und Pharmaindustrie maßgeblich beteiligt. Fehleinschätzungen sind erlaubt, doch nicht ihre systematischen Wiederholungen.

SCHWEINEGRIPPE 2009/2010

Am 24. April 2009 gibt die WHO den Ausbruch einer neuen Influenzagrippe in Mexiko und den USA bekannt. Diesmal hätte Drosten den Auftakt fast verschlafen:

»Ich war am Freitag, dem 24. April, gegen 11 Uhr an meinem Schreibtisch, als das Telefon klingelte. Es war Stephan Becker, Leiter der Virologie an der Universität Marburg in Deutschland. Er hatte von Kollegen in Amerika von der Schweinegrippe gehört. Irgendwie hatten wir beide den ersten Bericht auf *Pro-Med-mail* übersehen – es gibt so viele kleine Berichte auf dieser Seite, dass es paradoxerweise leicht ist, wichtige Themen zu übersehen. Es wurde bereits schnell zwischen den Menschen übertragen, so dass wir wussten, dass es sich um etwas Großes handelte. Ich dachte: ›Oh nein, nicht jetzt.‹«[41]

Und – oh ja – stürzte er sich in die Arbeit an einem neuen PCR-Test, konsultierte sein virologisches Netzwerk, reanimierte seine Erfahrungen mit SARS, und bald darauf war das Ding fertig. »Am Samstag stellte Marcus Panning an der Universität Freiburg fest, welche Primer benötigt werden (während ich auf einer Hochzeit war!). Olfert Landt von der Berliner Firma *TIB Molbiol* stellte die Primer am Sonntag physisch her. Dieser Teil war kritisch – es ist nicht so einfach, Primer physisch in kurzer Zeit herzustellen, besonders an einem Wochenende. Ich hatte das Glück, einen so guten Kontakt in Olfert zu haben, wiederum dank unserer gemeinsamen Arbeit in den SARS-Tagen.« Und am 29. April meldete der *Kölner Stadt-Anzeiger*[42] voller Hochachtung, dass der Test bereits seit zwei Tagen in Betrieb sei. Und schon ist Christian Drosten einer der neuen Heerführer wider die kommende Pandemie. Pandemie?

Nachdem bei einem schottischen Paar das H1N1-Virus festgestellt wurde, rief die WHO am 29. April die Warnstufe 4 (von 6) aus, der britische Premier Gordon Brown erhöhte den Vorrat an Virostatika von 33,5 auf 50 Millionen Dosen.[43] Und dann geschah etwas Überraschendes – zumindest für Außenstehende: Die WHO änderte ihre Definition der »Pandemie« an sich. Bis zum 4. Mai 2009 galt: »Eine Influenza-Pandemie liegt vor, wenn ein neues Grippevirus auftaucht, gegen welches die menschliche Population keine Immunität besitzt, und das zu mehreren gleichzeitigen Epidemien weltweit mit einer enormen Anzahl an Sterbefällen und Erkrankungen führt.«[44] Tags drauf bedurfte es deutlich weniger für eine Pandemie: »Eine Influenza-Pandemie kann vorliegen, wenn ein neues Grippevirus auftaucht, gegen welches die menschliche Population keine Immunität besitzt.« Und für die Ausrufung der höchsten Stufe 6 bedurfte es nicht mehr der Gleichzeitigkeit von mehreren Epidemien und auch keiner hohen Zahl von Sterbefällen.

Hinterher stellte sich heraus, dass beispielsweise die Bundesregierung geheime Verträge mit dem Pharmahersteller *GlaxoSmithKline* geschlossen hatte, die festlegten, wie viele Impfdosen die Regierung bei Stufe 6 kaufen müsse. Und so kam die Bundesrepublik in den Besitz von 34 Millionen Impfdosen für 280 Millionen Euro. 14 Prozent wurden verwendet, der Rest als teurer Sondermüll entsorgt.[45] Ähnliche Verträge existierten auch mit anderen Staaten. Von solchen finsteren Machenschaften weiß natürlich Christian Drosten überhaupt nichts. Über zehn Jahre später regt er sich allerdings im *Coronavirus-Update* heftig auf über diese Behauptungen, die »jetzt wiederbelebt [werden] und wo unglaubliche, total unfaire Vorwürfe erhoben werden und wo wir in den Bereich von Verschwörungstheorien kommen, wo man schon gar nicht mehr argumentieren kann. Aber diese Impfdiskussion damals war sehr komplex, auch dort hat es viele Missverständnisse gegeben.«[46] Und dann auch noch dieser widerliche Film auf arte – vor Wut fällt ihm erst der Titel nicht ein – »Profiteure der Angst« souffliert die Interviewerin, ja, genau, »Profiteure der Angst«, »wo viele dieser Dinge zusammengefasst werden, auch in einem ganz unguten Stil, wo sehr einseitig Leute gehört werden, die sich dazu äußern, die von der Materie keine Ahnung haben und wo schwere Vorwürfe erhoben und unkorrigiert stehen gelassen werden. Die Gegenseite wird eigentlich gar nicht gehört.« Drosten kommt in dem Film übrigens ausgiebig zu Wort.

Die eigentlich Verdächtigen halten sich lieber zurück. Im Dezember 2009 erklärt Professor Michael Kochen, Präsident der Deutschen Gesellschaft für Allgemeinmedizin: »Auch die Beratergremien nicht nur in der Bundesrepublik Deutschland, auch an anderer Stelle sind durchsetzt mit Leuten, die mit den Impfstoffherstellern durchaus monetäre Verträge haben, und diese Interessenskonflikte – das kann man zum Beispiel an der ständigen Impfkommission absehen: Da sind 16 Mitglieder – nur 4 haben keine solche Interessenskonflikte.«[47]

Zur gleichen Zeit veröffentlicht der Parlamentarische Rat des Europarats eine »Handlungsempfehlung« mit dem Titel

»Gefälschte Pandemien – eine Bedrohung für die Gesundheit« –
gemeint waren die Vogelgrippe 2005/2006 und die noch andau-
ernde Schweinegrippe 2009/2010.

> »Um ihre patentierten Medikamente und Impfstoffe gegen
> Grippe auf den Markt zu bringen, haben Pharmaunterneh-
> men Einfluss auf Wissenschaftler und offizielle Behörden
> genommen [...], um Regierungen weltweit in Alarmzustand zu
> versetzen. Sie haben sie dazu veranlasst, knappe Gesundheits-
> ressourcen für ineffektive Impfstrategien zu verschwenden,
> und haben ohne Not Millionen von Menschen dem Risiko
> unbekannter Nebenwirkungen unzureichend getesteter Impf-
> stoffe ausgesetzt.«[48]

Ein halbes Jahr später erscheint ein Bericht der Parlamentarischen
Versammlung des Europarats mit der Überschrift »Der Umgang
mit der H1N1-Pandemie: Mehr Transparenz ist nötig«. Darin
wurde kritisiert:

> »... ein möglicher Einfluss der Pharmaindustrie auf einige
> der wichtigsten Entscheidungen im Zusammenhang mit der
> Pandemie. Die Art und Weise, in der die H1N1-Pandemie
> nicht nur von der WHO, sondern auch durch die zustän-
> digen Gesundheitsbehörden auf der Ebene der Europäischen
> Union und auf nationaler Ebene gehandhabt wurde, ist alar-
> mierend. Einige Folgen der getroffenen Entscheidungen und
> der erteilten Ratschläge sind besonders verstörend, da sie zu
> Verzerrungen der Prioritäten der Gesundheitssysteme in ganz
> Europa, zu einer Verschwendung großer Summen öffentli-
> cher Gelder sowie zu unbegründeten Ängsten und Schrecken
> wegen befürchteter Gesundheitsrisiken unter der gesamten
> europäischen Bevölkerung geführt haben.«[49]

So war es. Am 11. Juni 2009 ruft WHO-Generaldirektorin Margaret Chan die Schweinegrippe-Pandemie aus: »Dieser spezielle H1N1-Stamm ist bisher beim Menschen nicht aufgetreten. Das Virus ist völlig neu. [...] Eine weitere Ausbreitung wird als unvermeidlich erachtet. Die Welt befindet sich nun am Beginn der Influenzapandemie von 2009.«[50] An jenem Tag waren etwas über 30.000 Fälle weltweit laborbestätigt sowie 80 Tote. Diese Zahlen liegen weit unter einer üblichen Grippewelle. Doch dank Drostens PCR-Test wurden noch Millionen »Kranke« gefunden, von denen die meisten gar keine Symptome zeigten.

Im Juli 2009 gibt sich der deutsche Virologe noch ganz gelassen. In der *ZEIT* erklärt er: »Wir haben momentan das gleiche Problem wie auch mit der saisonalen Grippe. Die allgemeine Wahrnehmung ist, dass man an einer Grippe gar nicht stirbt.« Das stimme aber nicht, jedes Jahr sterben in Deutschland zwischen 8.000 und 11.000 Menschen durchschnittlich an den »normalen« saisonalen Grippe-Erregern, in besonders schweren Jahren auch mal bis zu 30.000. »Wenn das Amerikavirus so bleibt, wie es ist, werden wir im Winter vermutlich nicht mehr Todesfälle zu erwarten haben als in Zeiten einer schweren saisonalen Grippewelle.«[51] Einen Monat später räumt er ein:

> »Der Erreger könnte sich aber durch Mutationen weiter verändern. Über die Wahrscheinlichkeit, dass das passiert, kann man nur Mutmaßungen anstellen. Interessant ist die Überlegung, dass das Virus auch jetzt schon sehr ›erfolgreich‹ ist – zum Beispiel kann man sagen, dass der Erreger innerhalb von wenigen Wochen nun schon so viele Menschen infizieren konnte, wie sich im Fall früherer Influenzapandemien innerhalb von Monaten infiziert haben.«[52]

Andererseits könnte man natürlich auch vermuten, dass die hohe Zahl der Infizierten sich auf die PCR-Testerei zurückführen ließe. Denn wieder einmal blieben zahllose Infizierte ohne Symptome.

Und was wäre, wenn man weltweit millionenfach auf normale Grippeviren testen ließe? Immerhin sterben jährlich 4,25 Millionen Menschen an akuten Atemwegsinfektionen.[53] Vielleicht hat ihn der zahlenzaubernde Biomathematiker Neil Ferguson beflügelt. Aufgrund seiner Berechnungen warnte die britische Regierung, dass 30 Prozent der Bevölkerung infiziert werden könnten mit bis zu 65.000 Todesfällen.[54] Wahrscheinlich die moderateste Falschberechnung von Neil Ferguson. Am Ende starben 457 Menschen in Großbritannien an der Schweinegrippe.[55] Die Kosten allein in England waren enorm: 1,2 Milliarden Pfund.

Anfang November sieht Christian Drosten die zweite Welle auf Deutschland zurollen – und zwar von Süden in den nächsten fünf bis sechs Wochen. Und er rät dringend dazu, sich impfen zu lassen. »Bei der Erkrankung handelt es sich um eine schwerwiegende allgemeine Virusinfektion, die erheblich stärkere Nebenwirkungen zeitigt, als sich irgendjemand vom schlimmsten Impfstoff vorstellen kann.«[56] Die Zahl der Erkrankten geht deutlich zurück, aber Drosten behauptet jetzt, dass das Virus doch richtig böse sei: »Wenn wir uns dieses Virus im Tierversuch anschauen und das vergleichen mit zurückliegenden Viren, muss man sagen, dieses Virus ist überhaupt nicht harmlos! Dieses Schweinegrippe-Virus ist im Tierversuch eher gefährlicher als beispielsweise das Virus, das bislang zirkuliert hat, das H3N2-Virus.«[57]

Da Ende 2009 die angekündigte Welle nicht kam, sollte sie endlich im Mai 2010 anrollen. »Der Leiter des Instituts für Virologie der Universitätsklinik Bonn, Prof. Christian Drosten, sagte, es gebe eine drastische Zunahme der Erkrankungen in Süddeutschland. Er gehe davon aus, dass die Welle von Süden aus in einem Zeitraum von fünf bis sechs Wochen über Deutschland hinwegziehen werde«, schreibt die *Süddeutsche Zeitung*[58]. Hatte er nicht eine wortgleiche Prophezeiung bereits sechs Monate zuvor abgegeben? Auch der Wortlaut der Empfehlung klingt vertraut. »Bei der Erkrankung handelt es sich um eine schwerwiegende allgemeine Virusinfektion, die erheblich stärkere Nebenwirkungen zeitigt, als sich irgendjemand vom schlimmsten Impfstoff vorstellen kann.« Christian Drosten hatte im Laufe der Zeit mal wieder seine ganze diagnostische Breitseite abgefeuert – von ganz harmlos bis ganz schlimm. Begründungen wechselt er wie Hemden, sie sind meist auch so dünn wie Hemden.

Doch wir sollten nicht den Dritten im Bunde der bewährten Trias aus Virologen, Pharmaindustrie und Presse vergessen. Die Medien haben ja schon ihre Liebe zur Pandemie bewiesen, wie bestürzend besorgt sie sich sorgen. Doch bei der Schweinegrippe überbieten sie sich noch einmal. Die Mischung aus gezielter Fehlinformation und Panikmache sucht ihresgleichen. Damals allerdings gab es noch ein paar kritische Stimmen in den eigenen Reihen. Das ARD-Magazin *Monitor* sendete einen bösen Bericht über die eigene Branche.[59] Im *Spiegel* las man nicht nur eine beeindruckende Selbstkritik, sondern sogar eine »verschwörungstheoretische« Analyse der ganzen Pandemieinszenierung.[60]

In einer Hinsicht irrte Drosten allerdings dramatisch – und eigentlich unverzeihlich. Die Nebenwirkungen einer Virusinfektion seien sehr viel schlimmer als die Nebenwirkungen des »schlimmsten« Impfstoffes, hatte er mehrfach erklärt – offenbar ohne jede Kenntnis der Fakten.

Im September 2018 berichtet der *Spiegel*[61] auf der Grundlage einer Studie des *British Medical Journal*[62], dass sich bereits zu Beginn der Impfkampagne Meldungen über Nebenwirkungen gehäuft hätten. Bei dem in Europa hauptsächlich verwandten Impfstoff *Pandemrix* der Firma *GlaxoSmithKline* beispielsweise wurden bis Ende November 2009 bereits 1.138 schwere Nebenwirkungen dokumentiert. Bis Ende des Jahres waren es schon 5.000 Fälle von allergischem Schock, Gesichtslähmungen, Zuckungen, Gefäßentzündungen und Gehirnentzündungen, von denen der Pharmahersteller Kenntnis hatte. Unauffälligere Nebenwirkungen werden in der Regel nicht bekannt. Nach der Impfung mit *Pandemrix* erkrankten etwa 1.300 Menschen in Europa an Narkolepsie, einer unheilbaren Schlafkrankheit. Die schwedische Regierung beschloss deshalb, Betroffene mit bis zu einer Million Euro zu entschädigen.[63] Zahlreiche Prozesse gegen *GlaxoSmithKline* versandeten im erschöpfenden Delta unseres Justizsystems, andere werden dort noch enden. »Ich habe schon damals gesagt, dass die Schweinegrippe benutzt wird, um in Deutschland ein Großexperiment zu starten mit einem Impfstoff, der nicht ausreichend getestet und daher für eine Massenimpfung ungeeignet ist«, erklärte der Herausgeber des *Arznei-Telegramms*, Wolfgang Becker-Brüser, im *Spiegel*. »Meines Erachtens wurde das Risiko von den zuständigen Behörden negiert. Man wollte impfen, man wollte den Impfstoff loswerden, den man gekauft hatte.« Laut *British Medical Journal* lagen zumindest den irischen Behörden die internen Nebenwirkungsberichte von *GlaxoSmithKline* vor.

Aber nichts konnte die Impfkampagne aufhalten. Nicht einmal ihre Wirkungslosigkeit: In Schweden wurden 80 Prozent der Bevölkerung geimpft, in Deutschland nur 8 Prozent. Doch in beiden Ländern starben 3,1 Menschen pro Million.[64] Nichts wurde wirklich aufgeklärt. Heute beschwört der mediale Mainstream den Glauben an die globale Impfung als Endsieg über die Corona-Pandemie. Erste Nebenwirkungen zeigen sich bereits auf dem Weg dahin: Die letzten Spurenelemente von Besonnenheit sind verschwunden.

WHO-Generaldirektorin Margaret Chan erklärte am 10. August 2010 die Pandemie für beendet.[65] Weltweit fielen der Grippe 18.500 Menschen zum Opfer – in Deutschland 250.[66] »The Invention of Swine-flu« heißt ein Artikel von Ulrich Keil, Peter Schönhofer und Angela Spelsberg, der 2011 im *European Journal of Epidemiology*[67] erschien. Christian Drosten erkennt keinen Grund zum Nachdenken.[68]

MERS 2013

Und dann war da ja noch das Coronavirus MERS – Middle East Respiratory Syndrome. Im Juni 2012 starb ein Mann aus der saudi-arabischen Stadt Dschidda in London an einer atypischen Lungenentzündung. Virologen machten in der Folge Genabschnitte eines bisher nicht bekannten Coronavirus ausfindig. Vermutlich handelte es sich um ein von Dromedaren auf den Menschen übertragenes Virus. Bis Ende November wurden acht weitere Fälle bekannt – fünf Patienten starben. Im Juli 2013 berief die WHO das »Notfall-Komitee« ein: »Der Ausbruch des Middle East Respiratory Syndrome Coronavirus (MERS-CoV) ist eine wichtige Herausforderung für alle Länder der Welt. Am 5. Juli 2013 forderte WHO-Generaldirektorin Margaret Chan angesichts der Notwendigkeit einer globalen Reaktion auf den anhaltenden Ausbruch die Einrichtung eines Notfallausschusses für MERS-CoV im Rahmen der Internationalen Gesundheitsvorschriften (IHR).«[69] Bis Februar 2020 meldete die WHO insgesamt 2.519 Fälle, 866 der Erkrankten starben.[70]

Natürlich ist auch Christian Drosten dabei: Aus einem im September 2012 in Rotterdam angeblich identifizierten und sequenzierten Erregervirus zauberten Drosten und sein Team mal wieder im Handumdrehen einen PCR-Test. »Die zweite Version wird seit Dezember 2012 von der Weltgesundheitsorganisation als Standardtest empfohlen. In Deutschland ist Drostens Labor seit Oktober 2013 gleichzeitig Konsiliarlabor für Coronaviren.«[71] Und Drosten hat selbstverständlich auch gleich die pandemische Übersicht:

»Das Virus kommt bei Kamelen vor, überall da, wo Dromedarkamele gezüchtet werden, von Afrika bis nach Indien. Der Mensch infiziert sich damit immer mal wieder, und es verursacht verheerende Krankenhausausbrüche – etwa 30 Prozent der infizierten Patienten sterben daran. [...] Die wichtigste Frage, die man natürlich stellen muss, ist:

Wie viele Versuche braucht das Virus noch, um sich irgendwann so an den Menschen anzupassen, dass es nicht mehr nach drei bis vier Übertragungsvorgängen zum Stillstand kommt. Wir wissen eigentlich gar nicht, wie viele Mutationen so ein Virus braucht, um plötzlich zu einem menschlichen Virus zu werden, das überspringt und dann beim Menschen bleibt. Bei einem Atemwegsvirus wie MERS heißt das zwangsläufig: Pandemie, mit vielen, vielen Opfern.«[72]

Natürlich gibt es aus seinem Munde auch noch eine entgegengesetzte Version der Gefahreneinschätzung:

»Ich halte die Chancen einer Pandemie für gering. [...] Hier infizieren sich Menschen immer wieder direkt bei Tieren. Die Infektionsketten sind sehr kurz. Das ist insofern beruhigend, weil es immer noch eine typische Zoonose ist, also eben kein Erreger, der von Mensch zu Mensch springt.«[73]

Der präpandemisch gestimmte Drosten versäumt selbstverständlich nicht, von rasch zu entwickelnden Impfstoffen zu schwärmen. Angeblich soll an der Münchener Universität einer in Arbeit sein, aber leider muss »so ein Impfstoff erst klinisch erprobt und dann offiziell zugelassen werden. [...] Wenn das Vorgehen irgendwo beschleunigt werden muss, dann an dieser Stelle.«

Prompt betreten auch Neil Ferguson und sein Rechenteam vom Imperial College wieder die Szene und imponieren mit der Nachricht, dass mindestens 62 Prozent der symptomatischen Fälle bis 2013 nicht entdeckt worden seien.[74] Wind unter den pandemischen Flügeln.

Im Zusammenhang mit dem PCR-Test für MERS warnte Drosten allerdings vor einer unnötigen Ausweitung der Testungen. Der sprunghafte Anstieg von durchgeführten Tests erkläre im Übrigen auch den sprunghaften Anstieg von Positiven im März 2014.

»Aber die Methode ist so empfindlich, dass sie ein einzelnes Erbmolekül dieses Virus nachweisen kann. Wenn ein solcher Erreger zum Beispiel bei einer Krankenschwester mal eben einen Tag lang über die Nasenschleimhaut huscht, ohne dass sie erkrankt oder sonst irgendetwas davon bemerkt, dann ist sie plötzlich ein Mers-Fall. Wo zuvor Todkranke gemeldet wurden, sind nun plötzlich milde Fälle und Menschen, die eigentlich kerngesund sind, in der Meldestatistik enthalten. Auch so ließe sich die Explosion der Fallzahlen in Saudi-Arabien erklären. Dazu kommt, dass die Medien vor Ort die Sache unglaublich hochgekocht haben.«[75]

Dieses Zitat – Drosten hatte mehrfach an verschiedenen Stellen Ähnliches gesagt – spielte dann irgendwann bei Corona 2020 eine Rolle. Skeptiker begründeten damit ihre Zweifel an der Genauigkeit des PCR-Tests. Umgehend eilten *Tagesschau*-Faktenfinder herbei, um den Vorwurf zu entkräften. Leider versäumte der Kollege Wulf Rohwedder, die Vorwürfe zu präzisieren, die er sodann entkräftete. Er räumte ein: »Das klingt in der Tat danach, als ob der PCR-Test auch in Fällen anschlägt, in dem der Proband nicht wirklich infiziert ist.«[76] Die Frage ist bloß, was heißt »wirklich« infiziert? Die stellt der Faktenfinder leider nicht und würde sie wahrscheinlich auch nicht verstehen. Denn die bis heute auf allen Kanälen unermüdlich wiederholte Behauptung lautet schließlich: Jeder positiv Getestete trägt infektiöses Virus mit sich. Kritiker sagen hingegen (siehe das Kapitel »Der Test«), der Test weise überhaupt kein infektiöses Virus nach beziehungsweise die große Zahl der sogenannten asymptomatisch bis milde Erkrankten sei nie infektiös gewesen. Genau das sagt auch Drosten – sechs Jahre zuvor und im Zusammenhang mit MERS.

Rohwedder erklärt dem staunenden Leser dann, das sei eine Angelegenheit der Ct-Zyklen – die Mühlen der Amplifikation. Wenn die zu hoch seien, dann könne es passieren, »dass der PCR-Test auf einzelne Virenbruchstücke anschlägt, obwohl in der Probe keine aktiven Viren mehr vorhanden sind«. Eben! Doch hat man bis heute die PCR-Test-Diagnostik in dieser Hinsicht korrigiert? Immer noch werden Krankenschwestern, denen mal eben ein Erreger über Nasenschleimhaut huscht, als COVID-19-Fälle verbucht. Immerhin, meines Wissens räumen echte Faktenfinder nach langen Abwehrkämpfen zum ersten Mal ein, dass der PCR-Test auch bei nicht infektiösem Virus anschlägt. Doch wahrscheinlich handelt es sich hierbei eher um ein Versehen auf den verschlungenen Wegen des Faktenfindens.

All diese Pandemien oder Pseudopandemien zeigen einige Übereinstimmungen. Keine davon erfüllt die Bedingungen einer Pandemie. Und das Maß der Bedrohung wird nicht durch die Anzahl der symptomatisch Erkrankten oder Verstorbenen ermessen, sondern ergibt sich aus den PCR-Testergebnissen.

1 corona-transition.org/promotionsschrift-
von-prof-christian-drosten-war-bis-zum-
sommer-2020-an-keiner

2 corona-transition.org/dissertation-von-
prof-christian-drosten-erst-seit-sommer-
2020-im-bestand-der

3 www.charite.de/forschung/themen_
forschung/dem_virus_voraus_sein

4 www.spiegel.de/spiegel/print/
d-27007559.html

5 WHO 5.7.2003: SARS outbreak contained
worldwide. www.who.int/mediacentre/
news/releases/2003/pr56/en

6 www.who.int/csr/sars/project/en

7 Kathryn W. Holmes, »Sars associated
Coronavirus«, in: N Engl J Med 2003;
348:1948-1951. 15. Mai 2003.
www.nejm.org/doi/full/10.1056/
NEJMp030078?query=recirc_curated
Related_article

8 Thomas G. Ksiazek et al., »A Novel Coronavirus
Associated with Severe Acute Respiratory
Syndrome«, in: N Engl J Med 2003; 348:1953-
1966. 15. Mai 2003
www.nejm.org/doi/full/10.1056/NEJMoa
030781?query=recirc_curatedRelated_article

9 JSM Peiris et al, »Coronavirus as a
possible cause of severe acute respiratory
syndrome«, in: The Lancet, Volume 361, ISSUE
9366, P1319-1325, April 19, 2003
www.thelancet.com/journals/lancet/article/
PIIS0140673603130772/fulltext

10 www.swr.de/swr2/wissen/archivradio/2003-
der-junge-christian-drosten-
identifiziert-sars-virus-100.html

11 Christian Drosten, M.D., Stephan Günther, M.D.,
Wolfgang Preiser, M.D., Sylvie van der Werf,
Ph.D., Hans-Reinhard Brodt, M.D.,
Stephan Becker, Ph.D., Holger Rabenau, Ph.D.,
Marcus Panning, M.D., Larissa Kolesnikova,
Ph.D., Ron A.M. Fouchier, Ph.D., Annemarie
Berger, Ph.D., Ana-Maria Burguière, Ph.D.,
Jindrich Cinatl, Ph.D., Markus Eickmann, Ph.D.,
Nicolas Escriou, Ph.D., Klaus Grywna, M.Sc.,
Stefanie Kramme, M.D., Jean-Claude Manugu
erra, Ph.D., Stefanie Müller, M.Sc., Volker
Rickerts, M.D., Martin Stürmer, Ph.D., Simon
Vieth, Hans-Dieter Klenk, M.D., Albert D.M.E.
Osterhaus, Ph.D., Herbert Schmitz, M.D.,
and Hans Wilhelm Doerr, M.D, »Identification of
a Novel Coronavirus in Patients with Severe
Acute Respiratory Syndrome«. In: New England
Journal of Medicine (348, 1965), 15. Mai 2003.
www.nejm.org/doi/full/10.1056/
NEJMoa030747

12 Marco Marra u. a.: »The Genome Sequence of the SARS-Associated Coronavirus.«, in: *Science*. Band 300, Nr. 5624, 30. Mai 2003, ISSN 0036-8075, S. 1399–1404, doi:10.1126/science.1085953 (englisch)

13 www.charite.de/forschung/themen_forschung/dem_virus_voraus_sein

14 www.bnitm.de/aktuelles/mitteilungen/113-virologen-des-tropeninstituts-erhalten-preis-der-werner-otto-stiftung

15 www.handelsblatt.com/unternehmen/industrie/39-2-millionen-dollar-schweres-geschaeft-qiagen-kauft-biotechfirma-artus/2508216.html?ticket=ST-4222645-WL332EGmZC7CUKsST1E3-ap3

16 www.corodok.de/drosten-landt-connection-1

17 www.corodok.de/drosten-landt-connection-1

18 patents.google.com/patent/DE20315159U1/de

19 www.destatis.de/DE/Presse/Pressemitteilungen/2018/10/PD18_399_213.html

20 www.swr.de/swr2/wissen/archivradio/2003-der-junge-christian-drosten-identifiziert-sars-virus-100.html

21 *GlaxoSmithKline* ist das nach Umsätzen siebtgrößte Pharmaunternehmen der Welt mit dem Schwerpunkt Impfstoffe.

22 *Abbott Diagnostics* ist ebenfalls ein weltweit operierender Pharmakonzern mit dem Schwerpunkt Labordiagnostik.

23 *bioMérieux* bietet weltweit Diagnoseinstrumente an.

24 2004_laudatio_fleckenstein_auf_postdocs_2.pdf

25 www.wissenschaftsjahr.de/2011/fileadmin/Hauptseite/docs/Filmstart-Contagion_Interview_Hintergrund_Infos-gesamt_18-10-2011.pdf

26 www.who.int/csr/don/2003_04_16/en

27 www.who.int/csr/don/2003_04_25/en

28 www.who.int/csr/sars/diagnostictests/en

29 www.who.int/csr/don/2003_05_06/en

30 www.corodok.de/drosten-landt-
connection-1/; www.corodok.de/drosten-
landt-connection-2;
www.corodok.de/drosten-landt-
connection-3

31 apps.who.int/iris/bitstream/handle/
10665/69821/WHO_CDS_CSR_GIP_2004_3_
eng.pdf?sequence=1

32 apps.who.int/iris/bitstream/handle/
10665/68985/WHO_CDS_2005.29.pdf;
jsessionid=0A6D44481012BEB3184D
97B24ED1E4D2?sequence=1

33 www.spiegel.de/consent-a-?targetUrl=
https%3A%2F%2Fwww.spiegel.de%2
Finternational%2Finterview-with-who-
bird-flu-expert-a-ticking-time-bomb-in-
your-backyard-a-345165.html

34 theforum.sph.harvard.edu/expert-
participants/klaus-stohr

35 www.theguardian.com/uk/2005/aug/03/
birdflu.health

36 www.theguardian.com/world/2005/sep/30/
birdflu.jamessturcke?fbclid=
IwAR2LXGVhGfrQp_23GcZQQja1yIXG6
niugYhsA9P9TpF6WxKiTmnhmtSsOfY

37 www.pbs.org/wnet/wideangle/
interactives-extras/interviews/h5n1-killer-
flu-dr-anthony-fauci/2519

38 news.bbc.co.uk/2/hi/asia-pacific/
4292426.stm

39 www.deutschlandfunkkultur.de/
ausbruch-der-vogelgrippe-in-deutschland-
nicht.1008.de.html?dram:article_id=160156

40 *Der Tagesspiegel,* 17. November 2005;
www.tagesspiegel.de/meinung/der-staat-
kennt-mich-nur-als-steuerzahler/660284.html

41 www.ncbi.nlm.nih.gov/pmc/articles/
PMC7095450

42 www.ksta.de/schnelles-verfahren-schnell-
test-aus-bonn-12676198

43 assets.publishing.service.gov.uk/
government/uploads/system/uploads/
attachment_data/file/61252/the2009
influenzapandemic-review.pdf

44 www.who.int/bulletin/volumes/89/7/
11-086173.pdf?ua=1

45 www.rubikon.news/artikel/das-fehlurteil-2.
Die Chronik von Hans-Jürgen Steinhagen ist ein
Meisterwerk der Übersicht über pandemische
Zusammenhänge seit 2000.

46 www.ndr.de/nachrichten/info/
    42-Coronavirus-Update-Bei-der-
    Schweinegrippe-kam-alles-anders,
    podcastcoronavirus212.html

47 www.deutschlandfunkkultur.de/das-ganze-
    ist-eine-farce.1008.de.html?dram:article_
    id=162978

48 semantic-pace.net/tools/pdf.aspx?
    doc=aHR0cDovL2Fzc2VtYmx5LmNvZS5pbn
    QvbncveG1sL1hSZWYvWDJILURXLWV4dHl
    uYXNwP2ZpbGVpZD0xMjcyMCZsYW5nPU
    VO&xsl=aHR0cDovL2Fzc2VtYmx5LmNvZS5
    pbnQvbncveG1sL3hzbC1mby9QZGYv
    WFJlZi1XRC1BVC1YTUwyUERGLnhzbA==
    &xsltparams=ZmlsZWlkPTEyNzlw

49 assembly.coe.int/nw/xml/XRef/Xref-
    XML2HTML-en.asp?fileid=12463&lang=en

50 www.who.int/mediacentre/news/
    statements/2009/h1n1_pandemic_
    phase6_20090611/en

51 www.zeit.de/online/2009/28/
    schweinegrippe-infektionszahlen/
    komplettansicht

52 ga.de/news/christian-drosten-ein-virus-
    hat-kein-interesse-daran-seinen-wirt-zu-
    toeten_aid-40669165

53 www.welt.de/print/die_welt/wissen/
    article10863213/Atemwegsinfekte-
    toeten-ueber-vier-Millionen-Menschen-
    pro-Jahr.html

54 www.theguardian.com/world/2009/
    jul/16/swine-flu-pandemic-warning-
    helpline

55 www.telegraph.co.uk/news/health/
    swine-flu/7865796/Swine-flu-killed-
    457-people-and-cost-1.24-billion-
    official-figures-show.html

56 www.kma-online.de/aktuelles/panorama/
    detail/zweite-welle-hat-begonnen-tote-
    erwartet-a-18682

57 www.deutschlandfunk.de/schweinegrippe-
    die-ruhe-vor-dem-sturm.709.
    de.html?dram:article_id=88702

58 www.sueddeutsche.de/wissen/
    schweinegrippe-die-welle-hat-begonnen-
    1.140006

59 www.youtube.com/watch?v=
    EpSdCh1KT1A

60 www.spiegel.de/wissenschaft/
    schweinegrippe-die-pandemie-die-keine-
    war-a-00000000-0002-0001-
    0000-000170874376

61 www.spiegel.de/gesundheit/diagnose/
    schweinegrippe-impfstoff-pandemrix-
    risiken-wurden-ignoriert-a-1229144.html

62 www.bmj.com/content/362/bmj.k3948

63 www.spiegel.de/gesundheit/diagnose/
    schweinegrippe-impfung-schweden-
    entschaedigt-narkolepsie-patienten-
    a-1092175.html

64 www.diepresse.com/734690/der-preis-
    der-panik-folgenreiche-impfung-gegen-
    schweinegrippe

65 www.euro.who.int/en/health-topics/
    communicable-diseases/influenza/news/
    news/2010/08/who-director-general-
    declares-h1n1-pandemic-over

66 www.who.int/csr/don/2010_08_06/en

67 www.researchgate.net/publication/
    51038542_The_invention_of_the_
    swine-flu_pandemic

68 www.ndr.de/nachrichten/info/
    42-Coronavirus-Update-Bei-der-
    Schweinegrippe-kam-alles-anders,
    podcastcoronavirus212.html

69 www.euro.who.int/en/what-we-do/
    health-topics/communicable-diseases/
    influenza/news/news/2013/07/
    who-to-convene-emergency-committee-
    on-mers-cov

70 www.who.int/csr/don/24-february-
    2020-mers-saudi-arabia/en

71 www.tagesspiegel.de/wissen/das-neue-
    coronavirus-mers-angriff-auf-die-lungen-
    blaeschen/8883416.html

72 www.charite.de/forschung/themen_
    forschung/dem_virus_voraus_sein

73 www.wiwo.de/technologie/forschung/
    virologe-drosten-im-gespraech-2014-
    der-koerper-wirdstaendig-von-viren-
    angegriffen/9903228.html

74 www.handelsblatt.com/technik/medizin/
    mers-nur-die-spitze-des-eisbergs/
    9234572-2.html?ticket=ST-2750680-
    qhlaAf0HOL1GnB0wgeFD-ap2

75 www.wiwo.de/technologie/forschung/
    virologe-drosten-im-gespraech-2014-der-
    koerper-wirdstaendig-von-viren-
    angegriffen/9903228.html

76 www.tagesschau.de/faktenfinder/
    drosten-pcr-test-101.html

5

BIG PICTURES

INFEKTIONSWACHTÜRME

»Big Pictures« sind weltumspannende Bestandsaufnahmen oder Szenarien für globale Systeme. Big Pictures folgen der Ahnung, dass alles mit allem zusammenhängt, aber ein Individuum niemals das Ganze überschaut. Big Pictures simulieren eine Vorstellung vom Ganzen. Meist sind sie mit einer Art Risikoanalyse verbunden. Wohin steuert die Welt oder wie kann man sie in welche Richtung steuern? Die Daten für solche großen Bilder stammen aus verschiedenen Quellen.

Es ist verblüffend, wie viele Organisationen es gibt, die wie *ProMED* hochprofessionell nur ein Ziel verfolgen: das aktuelle Infektionsgeschehen weltweit minutiös zu erfassen, und zwar nahezu in Echtzeit. Meistens als »Public-private-Partnership« (öffentlich-private Partnerschaft) finanziert und nicht immer von durchsichtigen Interessen gelenkt.

Nehmen wir *HealthMap*. Bereits seit 2006 in Betrieb und untergebracht am Boston Children's Hospital. Ins Leben gerufen von John Brownstein, einem kanadischen Epidemiologen und Professor der Medizin an der Harvard University, technisch realisiert in Zusammenarbeit mit dem IT-Experten Clark Freifeld.

HealthMap sammelt Daten aus allen möglichen lokalen Quellen, um möglichst früh Infektionen auf der ganzen Welt zu erkennen, und überträgt diese Meldungen mit kurzen Zusatzinfos auf eine öffentlich zugängliche Weltkarte. Das System findet seine Daten unter anderem durch die vollautomatische Überwachung von mehr als 20.000 Websites. 2009 soll *HealthMap* sehr früh die

Entwicklung der sogenannten Schweinegrippe-Pandemie geortet haben.[1] 2014 hatte das Alarmtool offenbar Hinweise auf Fälle von hämorrhagischem Fieber in Westafrika bekommen, aus dem dann Ebola wurde.

Der elektronische Infektionswächter arbeitet zusammen mit:
→ Weltgesundheitsorganisation (WHO)
→ *ProMED-mail*
→ *GEOSentinel* (ein Netzwerk zur »Klinischen Sentinel-Überwachung einzelner Reisender der *International Society of Travel Medicine*«)
→ *Centers for Disease Control and Prevention* (CDC)[2]
→ Weltorganisation für Tiergesundheit (OIE)
→ Welternährungsorganisation (FAO)
→ *Eurosurveillance* (eine digitale Plattform zu Überwachung, Prävention und Kontrolle von Infektionskrankheiten)[3]
→ *Google News*
→ *Baidu News* und *SOSO info* (kommerzielle chinesische Nachrichtenagenturen)
→ *Moreover* (ein von dem Provider *VeriSign* betriebenes Nachrichtenportal)

Wenn sich irgendwo die Möglichkeit einer Pandemie ankündigt, dann sind *HealthMap* und sein Netzwerk von Infektionsschützern zur Stelle. Und manchmal wird ja was daraus ...

Beeindruckt liest man die Liste der Sponsoren: *Google*[4], *Unilever*, *Defense Threat Reduction Agency*[5], *Skoll Global Threats Fund*[6], *United States Agency for International Development*[7], IARPA[8], *Bill & Melinda Gates Foundation*, *Canadian Instituts of Health Research*[9], *National Library of Medicine* (NLM)[10] und schließlich die *Centers for Disease Control and Prevention* (CDC), die uns schon bei den Quellen von *HealthMap* begegnet sind. Zudem erstaunlich viele Geheimdienste und Militärorganisationen, die sich für Infektionskrankheiten überall auf der Welt zu interessieren scheinen. Mit an Bord sind auch einschlägig bekannte Philanthropen von überirdischem Reichtum und enormer, wenn auch wenig transparenter Macht. Nicht zu vergessen: die allgemeinen und speziellen Datensammler.

Die Überwachung von *HealthMap* scheint hervorragend zu funktionieren. Auch im Fall von SARS-CoV-2 hat das System als Erstes Alarm geschlagen und über die »mysteriösen Lungenkrankheiten« in Wuhan informiert:

> »Fast eine Woche bevor die Weltgesundheitsorganisation erstmals vor einer mysteriösen neuen Atemwegserkrankung in Wuhan, China, warnte, erfasste ein Team von in Boston ansässigen Spürhunden des globalen Krankheitsüberwachungssystems *HealthMap* digitale Hinweise auf einen Ausbruch von einem Online-Pressebericht. Am selben Tag, dem 30. Dezember, wurde *ProMED*, eine weitere Gruppe digitaler Krankheitserkennung, auf Chinas Mikroblogging-Website *Weibo Online Chats* über eine Lungenentzündung unbekannten Ursprungs aufmerksam. Wie Forscher später berichteten, umfassten die neuen populären Schlüsselwörter auf der Social-Media-Plattform *WeChat* ›SARS‹, ›Kurzatmigkeit‹ und ›Durchfall‹.«[11]

Zu erwähnen wäre auch noch Marjorie Pollack, Epidemiologin in New York und Infektionsscout bei *ProMED*. Sie erhielt am 30. Dezember, ein paar Stunden bevor die *HealthMap* etwas detektiert hatte, von Kollegen aus Taiwan, die ebenfalls digital die Welt nach Infektionen absuchen, eine Mail mit einem Link zu der chinesischen Social-Media-Plattform *Weibo*. In diesem Chat wurde eine Mitteilung der Gesundheitsbehörde von Wuhan aufgeregt diskutiert, in der es um eine »rätselhafte Lungenentzündung« ging. Eine halbe Stunde nachdem auf *HealthMap* »Wuhan« aufblinkte, setzte Marjorie Pollack eine ausführlichere Meldung an *ProMED* ab.[12] *ProMED* veröffentlichte die Informationen umgehend und schrieb in der ersten Mitteilung vom 30. Dezember[13], dass die CDC-Mitarbeiter in Wuhan bereits auf dem Weg ins Krankenhaus seien, um Proben der Patienten zu bekommen. Man hat also sogar eigene Leute vor Ort. Erst in der zweiten Mitteilung am folgenden Tag ist dann ausführlich von SARS die Rede. Diesen Verdacht hatte Marjorie Pollack wohl schon in ihrer Meldung geäußert.

Dies ist nur ein einziges – allerdings hochaktuelles – Beispiel. Wie ein aufgespürtes Infektionsgeschehen interpretiert wird und welche Folgen es hat, liegt in anderen Händen. In welchen? Jeder kann sich bei *ProMED* oder auf *HealthMap* informieren. Zwischen 2018 und Juni 2020 wurden aus dem Kongo 3.470 Fälle von Ebola gemeldet. 2.278 Menschen – meist Kinder – starben. Bei MERS wurden zwischen 2012 und 2020 2.519 Fälle registriert, 866 starben. Bei MERS liefen die Pandemie-Erregungsmaschinen umgehend und lange auf Hochtouren, die neuen Ebola-Ausbrüche im Kongo versanken dagegen im Schweigen der Epidemien.

Der globale Lauschangriff auf Infektionen – mit freundlicher Unterstützung und unter Mitarbeit von lauter Gleichgesponnenen. Erstaunlich, wie viele Organisationen und Menschen mit sehr unterschiedlichen Interessen sich für den globalen Katastrophenschutz einsetzen und wie wunderbar sie alle miteinander vernetzt sind. Vergessen wir nicht: Es gibt natürlich noch etliche andere global, kontinental und national operierende Infektionsüberwachungssysteme. Die WHO unterhält ein riesiges Netzwerk: das *Global Outbreak Alert and Response Network*. Das *European Centre for Disease Prevention and Control* mit Sitz in Stockholm ist eine Behörde der EU. Auch hier werden ständig Daten über das aktuelle Infektionsgeschehen gesammelt – allerdings auf Europa beschränkt. Die NATO verfügt ebenfalls über einen eigenen Infektionsmonitor: die *Deployment Health Surveillance Capability* (DHSC).

So viel Fürsorge könnte einen schon beeindrucken. Und niemand würde bezweifeln, dass die vielen Gesundheitsbehörden wichtige Arbeit leisten. Andererseits erstaunt es dann schon, wenn man die

Realitäten medizinischer Fürsorge auf Erden mit dem komplexen
Aufwand etlicher Organisationen vergleicht, die die Notfälle aufspüren. Warum verzeichnet *HealthMap* eigentlich akkurat die angeblichen Tatorte des angeblich von Russland vergifteten russischen
Oppositionellen Alexej Nawalny? Irgendwie beschleicht einen der
Verdacht, es könnte auch um Polizeiarbeit gehen oder um militärische Interessen. Biosecurity – dieser Begriff hat in den letzten
20 Jahren eine steile Karriere gemacht

KATASTROPHENSCHUTZ

HealthMap ist nur ein Element in einem riesigen Netzwerk von
Katastrophenwärtern. Es gäbe da noch ein paar mehr. Nehmen
wir *The Global Preparedness Monitoring Board* (GPMB). Die Selbstbeschreibung klingt wie die einer Lobbygruppe für Infektions-
wachtürme: »Das Mandat des GPMB besteht darin, auf wichtige
politische Entscheidungsträger und auf die Welt des system-
weiten Fortschritts (world of system-wide progress) Einfluss zu
nehmen für eine bessere Vorbereitung und Reaktionsfähigkeit bei
Krankheitsausbrüchen und anderen medizinischen Notfällen.«[14]
Das GPMB wurde 2018 von der WHO und der Weltbank gegründet. Vorsitzende sind Dr. Gro Harlem Brundtland, ehemalige
Ministerpräsidentin von Norwegen und Ex-Präsidentin der WHO,
sowie Elhadj As Sy, ehemaliger Präsident der *International Fede-
ration of Red Cross and Red Crescent.* Des Weiteren gehören dem
Vorstand eine international besetzte Galerie illustrer Namen aus
Politik und Epidemiologie an, etwa Chris Elias, einer der Direk-
toren der *Bill & Melinda Gates Foundation,* oder Anthony Fauci, seit
Jahrzehnten oberster Seuchenberater amerikanischer Präsidenten
von Reagan bis Trump.

    Das GPMB veröffentlicht jährlich einen Bericht über den Stand
der Dinge. Der 2019 erschienene hatte den Titel »A World at Risk«

und war eine Warnung, dass die Welt nicht vorbereitet sei auf drohendes Unheil. Darin wurde »vor der sehr realen Bedrohung einer sich schnell ausbreitenden tödlichen Pandemie aufgrund eines Erregers der Atemwege«[15] gewarnt. Der neueste Bericht von diesem Jahr erntet die Früchte von »A World at Risk« und heißt »A World in Disorder«.

> »Unser diesjähriger Bericht hebt verantwortungsvolle Führung und Bürgersinn sowie die Angemessenheit der Systeme und Ressourcen als Schlüsselfaktoren für den Erfolg hervor. Er legt besonderen Nachdruck auf den Faktor, der diese vier Elemente zu einem wirksamen Ganzen verbindet: die Prinzipien und Werte der Regierungsführung, die sicherstellen, dass die richtigen Entscheidungen, Beschlüsse und Maßnahmen zum richtigen Zeitpunkt getroffen werden. Sie weisen darauf hin, dass niemand sicher ist, solange nicht alle sicher sind, und fordert ein erneutes Engagement für den Multilateralismus und für die WHO und das multilaterale System.«[16]

Es geht also weniger darum, sich medizinisch auf eine Pandemie vorzubereiten, sondern eine neue Struktur globalen politischen Handels einzurichten – kurz, es geht um Governance im Inneren und um Global Governance, um globale Führung im Ausnahmezustand. Was die UN in 75 Jahren nicht einmal in Ansätzen geschafft hat, soll im Zeichen einer globalen Bedrohung durch eine Pandemie gut vorbereitet aus den Kulissen treten: eine handlungsfähige Weltregierung, ausgestattet mit allen exekutiven Rechten. Wer ein paar Seiten dieser Überlegungen zum Wirken einer künftigen pandemischen Weltregierung gelesen hat, wird sich wahrscheinlich weniger vor einer Pandemie fürchten als vielmehr vor dieser Politik des Infektionsschutzes.

Natürlich drücken sich die Autoren des GPMB-Berichts diplomatisch aus, verbrämen freundlich, wie krank so eine globale

Gesundheitsdiktatur zwangsläufig sein wird, aber angesichts des Grauens kommender menschheitsfressender Pandemien bleibt der Ausnahmezustand die einzige Wahl für die, die überleben wollen. Ist es ein Zufall, dass auch der in Oxford lehrende schwedische Philosoph Nick Bostrom, der gerne als neuer Meisterdenker gehandelt wird, seine Leser auf kommende finale Katastrophen einstimmt – und auf die Maßnahmen, mit denen sie verhindert werden könnten? *Die verwundbare Welt. Eine Hypothese*[17] erschien 2018 als Thesenpapier des *Future of Humanity Institute*[18] in Oxford. Bostrom ist Direktor dieses Instituts sowie auch des *Programme on the Impact of Future Technology*. *Wikipedia* beschreibt das Arbeitsgebiet des *Future of Humanity Institute* folgendermaßen:

»Das größte Thema, mit dem sich FHI beschäftigt hat, ist das globale Katastrophenrisiko, insbesondere das existenzielle Risiko. In einem Papier aus dem Jahr 2002 definierte Bostrom ein ›existenzielles Risiko‹ als eines, ›bei dem ein negativer Ausgang entweder das auf der Erde entstehende intelligente Leben auslöschen oder sein Potenzial dauerhaft und drastisch einschränken würde.‹ [...] Das 2008 von Bostrom und Milan Ćirković veröffentlichte Buch ›Global Catastrophic Risks‹ sammelt Essays über eine Vielzahl solcher Risiken, sowohl natürlicher als auch anthropogener Art. Zu den möglichen Naturkatastrophenrisiken gehören Supervulkanismus, Einschlagsereignisse und energetische astronomische Ereignisse wie Gammastrahlenausbrüche, kosmische Strahlung, Sonneneruptionen und Supernovae. Diese Gefahren werden als relativ klein und relativ gut verstanden charakterisiert, obwohl Pandemien aufgrund ihrer Häufigkeit und der Verzahnung mit technologischen Trends Ausnahmen darstellen können. Synthetische Pandemien durch waffenfähige biologische Kampfstoffe werden vom FHI stärker beachtet. Zu den technologischen Ergebnissen, an denen das Institut besonders interessiert ist, gehören der anthropogene Klimawandel, nukleare Kriegsführung und nuklearer Terrorismus, molekulare Nanotechnologie und künstliche allgemeine Intelligenz.«[19]

Damit nicht genug, das FHI zerbricht sich auch den Kopf über Auswege, insbesondere über Chancen und Risiken des »Human Enhancement«: »Die fraglichen Änderungen können biologisch, digital oder soziologisch sein, und ein Schwerpunkt liegt auf den radikalsten hypothetischen Änderungen und nicht auf den wahrscheinlichsten kurzfristigen Innovationen. Die bioethische Forschung des FHI konzentriert sich auf die möglichen Folgen von Gentherapie, Lebensverlängerung, Gehirnimplantaten und Gehirn-Computer-Schnittstellen sowie das Hochladen von Gedanken.«

Die verwundbare Welt von Nick Bostrom spielt die Hypothese durch, dass irgendwann oder bald der technologische Fortschritt eine Reihe von Möglichkeiten hervorbringt, die Zivilisation zu zerstören oder fast vollständig auszulöschen. Dabei fallen ihm Atombomben ein, die man mit ein paar Kenntnissen und relativ leicht erhältlichen Bauteilen in der eigenen Garage bauen kann. Vielleicht nicht mit einer, aber mit ein paar Dutzend dieser Bomben könnte ein Spinner oder ein wütender Rächer sich und die Menschheit an ihr Ende bomben. Es könnte auch sein, dass eine der Atommächte glaubt, sie verfüge jetzt über das Wissen, einen Erstschlag durchzuführen, ohne den Zweitschlag auszulösen. In diesen beiden Fällen ginge es also um neue Vernichtungstechniken in den Händen von Menschen. In einem anderen Szenario stellt sich Bostrom vor, der Prozess der Erderwärmung würde sich enorm beschleunigen und könnte nur noch aufgehalten werden, wenn restlos alles unterbliebe, was dazu beiträgt. Für Bostrom gibt es nur zwei mögliche Antworten auf solche Bedrohungen: einerseits eine ungeheure Verstärkung präventiver Polizeiarbeit, deren Praxis einer totalen Überwachung aller Menschen gleichkäme, und zweitens eine Global Governance, »um die gravierendsten internationalen Koordinationsprobleme

zuverlässig auch dann zu lösen, wenn lebenswichtige nationale Interessen der Staaten jeweils gegen eine Zusammenarbeit sprechen«[20].
Damit sie wirklich schlagkräftig würden, müssten die beiden Formen
der Reaktion natürlich Hand in Hand gehen. Bostrom übersieht
dabei keineswegs, dass seine Rettungsphantasien unausweichlich in
einer Art globalen Totalitarismus enden müssen. Und es sieht auch
nicht danach aus, als ob es sich um ein hypothetisches Gedanken-
spiel handelt, dass uns mit der Frage konfrontiert, was wir bevor-
zugen. Er meint es vollkommen ernst. Alternativlos.

Man kann sich natürlich fragen, ob Bostrom mit solchen Überlegungen hofft, der Langeweile eines britischen Intelligenzlagers zu
entkommen, oder ob es sich um eine Blaupause für den globalen
Katastrophenschutz handelt. Ich möchte hier gar nicht die Schwä-
chen dieser Überlegungen diskutieren. Mich interessiert allein die
Haltung dieses Denkens, das offenbar nur noch Halt in einer radikal
zugespitzten Alternativlosigkeit findet. Vielleicht etwas weniger
radikal oder zumindest weicher formuliert, findet sich diese Haltung
in den Plänen oder Szenarien unserer Pandemieschützer. Anders
als in Bostroms konstruierten Albträumen stünde nicht alles auf
dem Spiel, sondern schlimmstenfalls viele von allen.

Der Ausweg aus dem Dilemma wäre ziemlich einfach: Wir leben
längst mit einer Vielzahl von Bedrohungen. Manche nehmen wir
nicht einmal wahr. Manche kosten viele Menschenleben. Viele
könnten wir abwenden, aber es fällt uns nicht viel ein. Ohne Anlass
und aus guten Gründen denke ich nicht darüber nach, ob mich
jemand vergiften will. Beispiele dieser Art ließen sich zahllose auf-
führen. Am Ende bliebe nur der hysterische Stupor. Wir überleben schwere Influenzazeiten, ohne sie überhaupt wahrgenommen
zu haben. Die dröhnenden Beschwörungen einer pandemischen
Bedrohung produzieren hingegen kollektive ängstliche Erregung.
Der Horizont unserer Möglichkeiten verengt sich auf eine einzige
Perspektive: das Virus oder ich. Die Mittel spielen keine Rolle mehr.
Risikoabwägung entfällt im Tumult des unmittelbar Drohenden.

Das einzig sichere Mittel gegen die Bedrohung, vergiftet zu werden, besteht darin, nichts mehr zu sich zu nehmen. Wie in Bostroms Hypothese die schiere Möglichkeit eines Superselbstmordattentäters uns unausweichlich zwingt, Zuflucht bei der totalen Kontrolle über alle und alles zu suchen. Die Frage ist nur, ob wir uns in den Raum dieser Hypothese begeben. Im Moment noch würde man uns wahrscheinlich irgendeine Anomalie bescheinigen. Aber was, wenn diese Bedrohung immer realer zu werden scheint und bereits Phantombilder des bösen Irren kursieren?

Die Szenarien der Pandemiewächter landen früher oder später immer im Bostromschen Dilemma, wo man alles verlieren kann, um ein bisschen Überleben zu gewinnen. Wenn man die Bedrohung nur so groß wie unausweichlich macht, dann ist schnell der Punkt überschritten, an dem man angesichts einer realen Gefahr Chancen und Risiken abwägt. Traumatisiert ergibt man sich den Anweisungen der Experten und der Ordnungskräfte. Ich habe schon ein paar Beispiele für maßlose und phantastische Horrorszenarien über die möglichen Opfer der Corona-Pandemie genannt. Man kann genau nachweisen, wie der Schrecken vorsätzlich inszeniert wird. Das gehört einfach zum Werkzeug des Katastrophenschutzes: den Menschen Angst machen, um sie besser retten zu können. Das Papier des deutschen Innenministeriums ist da wahrscheinlich noch ein harmloses Beispiel. Aber es ist exemplarisch für das, was die Autoren des GPMB in ihrem grauenvollen Jahresbericht »A World in Disorder« leidenschaftlich ausmalen: »Niemand ist sicher, wenn nicht alle sicher sind.« Wenn einer nicht mitmacht, dann gehen alle unter. Wer die Bürger retten will, muss Krieg gegen sie führen. Tertium non datur. Oder in den Worten von Professor Wieler: »Das darf nie hinterfragt werden.«[21] Keine Diskussionen. Und das sicherste Mittel besteht darin, dass die Bürger einander überwachen.

Dafür bedarf es einer Infrastruktur. »A World at Risk« hat es klar vorhergesagt: »Wir warnten vor der sehr realen Bedrohung einer sich schnell ausbreitenden Pandemie aufgrund eines tödlichen Erregers der Atemwege.« Und man warnte davor, dass die Welt auf diese Bedrohung in keiner Weise vorbereitet sei. Und schon kam sie: die »sich schnell ausbreitende Pandemie aufgrund eines tödlichen Erregers der Atemwege« – und bestätigte die schlimmsten Befürchtungen: Lastwagen mit Särgen in Norditalien, Massengräber in New York – der globale Notstand. So mussten es wenigstens die sehen, die von ihren Regierungen und den Medien permanent terrorisiert und belogen wurden, sei es über den exponentiellen Anstieg der Zahlen von Infizierten, die Bösartigkeit des Virus oder seine Verbreitungskraft. Doch glücklicherweise hat die Stilllegung der Welt im letzten Moment das Schlimmste verhindert. Was für ein Erfolg! Man konnte den haarsträubendsten Unfug erzählen, die Gesellschaft begab sich in Schutzhaft. Und die Opfer, die sie zu bringen bereit war, bestätigten den Ernst der Lage. Und als die Ziele des Lockdowns bereits erreicht waren, wurden uns Masken aufgezwungen. Jeder wurde so zum Manifest des Ausnahmezustands, und alle hielten alle in Schach.

Am 1. März 2020 tritt Hans-Ulrich Holtherm seinen Dienst als Leiter der neu gegründeten Abteilung 6 »Gesundheitsschutz, Gesundheitssicherheit und Nachhaltigkeit« im Bundesgesundheitsministerium (BMG) an.[22] Holtherm hat den militärischen Rang eines Generalarztes der Bundeswehr. Im Mai wurde er bereits zum Generalstabsarzt befördert. Laut Jens Spahn war die Einrichtung einer solchen Abteilung bereits seit Monaten beschlossen. Trifft sich gut, dass Holtherm gleich auf eine Krise trifft, auf die er vorbereitet ist. »Das Coronavirus ist das beste Beispiel dafür, wie schnell sich im globalisierten Umfeld gesundheitliche Gefahren entwickeln können und dass wir reaktionsbereit sein müssen«, ließ das BMG bei seinem Dienstbeginn verlauten. Der Generalarzt avancierte umgehend zum Leiter des Krisenstabs[23], über den man sonst übrigens sehr wenig weiß.

Als pandemischer Berater hatte Holtherm während der sogenannten Schweinegrippe bereits für das Ministerium gearbeitet. Danach hatte er als Chef einer NATO-Spezialabteilung gedient: *NATO Deployment Health Surveillance Capability Branch.* In einem Aufsatz, der 2011/12 in verschiedenen internationalen wehrmedizinischen Zeitschriften erschien, informierte er über den Stand der Dinge bei der Entwicklung dieser Abteilung. Zunächst ginge es darum, dass bei militärischen Einsätzen – besonders in Ländern mit schlechten hygienischen Standards – viele Soldaten Opfer von Infektionskrankheiten würden.

»Ein zweiter Faktor – speziell im Falle einer asymmetrischen Kriegsführung und Aufstandsbekämpfung – ist, dass bei bioterroristischen Bedrohungsszenarien immer damit gerechnet werden muss, dass diese unter Umständen massive Auswirkungen auf die Einsatzbereitschaft der eingesetzten Truppen haben können.«[24]

Daher habe man seit 2003 untersucht, welche Möglichkeiten für NRT-Systeme (→ Near Real Time) zur Infektionsdetektion bereits in den NATO-Partnerländern bestünden. Und siehe da, Frankreich hatte bereits ein funktionierendes System. Nach leicht erschreckend klingenden praktischen Übungen im Kosovo[25] wurde seit 2010 die *Deployment Health Surveillance Capability* mit ständiger multinationaler Besetzung aufgebaut. Und schon gibt es noch eine Institution, die sich hauptberuflich mit Infektionsdetektionen beschäftigt. Und in der Person des Generalstabsarztes Hans-Ulrich Holtherm vereinen sich medizinische, militärische sowie politische Interessen und Aufgaben. »Gesundheitssicherheit« ist jetzt auch in Deutschland angekommen. Selbstverständlich ein Import aus den Vereinigten Staaten, wo das Thema längst von verschiedenen Institutionen intensiv beackert wurde.

Paul Schreyer hat in seinem Buch *Chronik einer angekündigten Krise* [26] überzeugend die steile Karriere der Biosecurity in den

USA beschrieben. Nach dem Ende des Kalten Krieges hatte zunächst die Clinton-Regierung auf der Suche nach neuen Bedrohungen den Terrorismus zu einer Hauptgefahr ausgerufen. Bedrohungen gehören zum festen Kalkül fast sämtlicher US-Regierungen nach dem Zweiten Weltkrieg. Damit ließen sich nicht nur die immensen Ausgaben des militärisch-industriellen Komplexes rechtfertigen, sondern auch und vor allem die meisten der fast lückenlos aufeinanderfolgenden militärischen Überfälle der USA im Rest der Welt. Die Sorge vor dem Terrorismus wurde durch das Attentat in Oklahoma 1995 gewissermaßen zündend illustriert – auch wenn ein Amerikaner der Urheber gewesen sein soll. Die Anschläge vom 11. September 2001 schufen dann eine beinahe unüberbietbare Evidenz. Und als kurz darauf mysteriöse Anschläge mit dem tödlichen Nervengift Anthrax versucht wurden, war eigentlich jedem klar, dass Staaten wie der Irak oder der Iran, die sich unbelehrbar dem Willen der USA widersetzten, über kurz oder lang ein paar Tütchen mit Anthrax oder einem anderen ähnlich potenten Gift über New York, Washington oder Los Angeles versprühen würden. Viele Millionen Amerikaner würden dabei ihr Leben lassen. Schreyer fasst zusammen:

>»Die Themen Terrorismus und Biowaffen wurden in den 1990er-Jahren mit erheblichem Aufwand und großer Konsequenz zu einem politisch nutzbaren Werkzeug geformt und füllten fortan die argumentative Lücke, die durch das Verschwinden des Kommunismus entstanden war. [...] Was gleich blieb, war das grundlegende Prinzip: die Bevölkerung in Angst zu versetzen, um politischen Handlungsspielraum zu gewinnen.«[27]

Eine maßgebliche Rolle in dem ganzen Prozess spielte dabei das 1998 gegründete *Center for Civilian Biodefense Studies,* das sich 2003 in *Center for Biosecurity* umbenannte. 2017 schließlich wurde daraus das *Center for Health Security* (CHS) unter dem Dach der *Johns Hopkins*

Bloomberg School of Public Health. Die *Bloomberg School of Public Health* ist Teil der Johns Hopkins University in Baltimore. Während der Corona-Pandemie wurden diese private Universität und das mehr oder weniger private *Center for Health Security* zum globalen Referenzzentrum des Geschehens. Wieso eigentlich?

Die *Bloomberg School* arbeitet auf dem Gebiet der Hygiene und der öffentlichen Gesundheit und ist benannt nach Michael Bloomberg, der mit einem Vermögen von ca. 55 Milliarden Dollar zurzeit als neuntreichster Mensch der Welt gilt. Bloomberg ist Mehrheitseigner des gleichnamigen Medienunternehmens. Von 2002 bis 2013 war er Bürgermeister von New York. 2020 scheiterte er als demokratischer Präsidentschaftskandidat, obwohl er fast eine Milliarde Dollar in seinen Vorwahlkampf investiert hatte. Zum Namensgeber einer Fakultät, die auf Biosecurity spezialisiert ist, wurde er durch seine großherzigen Spenden im Umfang von fast 3 Milliarden Dollar im Lauf der Jahre. Man darf davon ausgehen, dass er in hohem Maß die Ausrichtung dieser Einrichtung geprägt hat. Ebenso wie Bill Gates die Politik der WHO bestimmen dürfte, weil er mittlerweile für fast 20 Prozent ihrer Einnahmen verantwortlich zeichnet.[28] Seit der Jahrtausendwende soll die Stiftung etwa 2,5 Milliarden Dollar an die internationale Behörde überwiesen haben. 80 Prozent aller Einnahmen der WHO, die ansonsten nur über ein eher bescheidenes Budget verfügt, sind mittlerweile freiwillige Spenden. Die ursprüngliche, anhand eines Schlüssels festgelegte Finanzierung durch die Mitgliedsländer wurde seit den 1990er Jahren systematisch sabotiert. Die *Gates Foundation* hat übrigens auch die Johns Hopkins University großzügig bedacht. Im Laufe der Jahre kamen da so an die 200 Millionen Dollar zusammen – Zwecke: Public Health und Familienplanung.[29] Philanthropen regieren die Weltgesundheit. Nicht zu vergessen: das Robert Koch-Institut[30] erhielt Zuschüsse von 253.000 Dollar, und der Charité wurden von Bill & Melinda 2019 und 2020 insgesamt über 300.000 Dollar überwiesen[31].

Zurück zum *Center for Health Security* (CHS).[32] 1998 gegründet, lädt das Center bereits im Februar 1999 zu einer Konferenz mit 900 Teilnehmern aus zehn Ländern nach Washington. Zwei Tage lang sollte über »Antwort auf den Bioterrorimus: Die Stiftung zur Koordinierung einer strategischen Antwort« diskutiert werden. Die Teilnehmer – eine illustre Mischung von Vertretern aus Politik, Verwaltung, Militär, Wirtschaft, Pharmaindustrie und Medizin – schmissen in ihren Vorträgen geradezu mit neuen und schaurigen Bedrohungsszenarien um sich. Die Veranstaltung gipfelte in einer Übung, bei der es um einen terroristischen Angriff mit Pockenviren auf eine fiktive amerikanische Stadt ging.

> »Der siebenseitige Plan sah in allen Details den Ablauf der Krise über einen Zeitraum von zwei Monaten voraus. Die Katastrophe war plastisch und anschaulich beschrieben, der Text las sich wie ein Filmdrehbuch. Besonders realistisch wurde die Übung dadurch, dass die Rollen der medizinischen und politischen Akteure auf der Konferenz von Teilnehmern gespielt wurden, die auch im echten Leben Verantwortung in den jeweiligen Institutionen trugen.«[33]

Ähnlichkeiten mit den Durchsagen im Jahr 2020 fallen ins Auge – auch bei den Schlüssen, die man aus der Veranstaltung zieht:

> »Die Frage, wie die an die Öffentlichkeit gehende Botschaft kontrolliert werden kann, beschäftigt alle Diskussionsteilnehmer. [...] Wie weit kann die Polizei gehen, um Patienten in Quarantäne zu halten? Die Grenzen der Notfallbefugnisse sollten bei jeder Planung im Vorfeld klar abgesteckt werden. [...] Hätte die Stadt unter sofortige Quarantäne gestellt werden sollen? Hätte das Kriegsrecht verhängt werden müssen?«[34]

Und das dramatische Übungsdrehbuch endet mit den Worten:

»Ohne Impfstoff ist die einzige Kontrollmethode die Isolierung, was die Ausbreitung der Krankheit behindert, aber nicht aufhalten kann. Bis zum Jahresende haben sich die Pocken in 14 Ländern wieder ausgebreitet.«[35]

Es folgt noch eine Reihe ähnlicher Planspiele. So »Dark Winter« im Juni 2001, einige Wochen vor Nine-Eleven. Diesmal auf dem schwer gesicherten Militärgelände der Andrews Air Force Base in der Nähe von Washington. Bereits das Drehbuch wusste: »Die Amerikaner können grundlegende Bürgerrechte wie das Versammlungsrecht oder die Reisefreiheit nicht länger für selbstverständlich nehmen.«[36] Fünf renommierte Journalisten konnten schon einmal die Verbreitung der Botschaft üben.

Als Folge von »Dark Winter« und der nebulösen[37] Anthrax-Anschläge in den USA lud US-Gesundheitsminister Tommy Thompson im November 2001 zu einer Konferenz der Gesundheitsminister der G7-Staaten plus Mexiko. Dabei wurde die *Global Health Security Initiative* gegründet. Die sich fortan jährlich zu einem informellen Treffen versammelte. Es wurden Pläne für konkrete Maßnahmen abgestimmt, die in den beteiligten Ländern umgesetzt werden sollten. Dabei hatte man die Furcht vor Bioterrorismus erweitert um die Angst vor Pandemien. Im September 2003 veranstaltete man die Übung »Global Mercury« – in allen acht beteiligten Ländern sollten die Behörden simultan einen Pockenausbruch bewältigen.

Bei »Atlantic Storm« stieg auch das *Center für Health Security* ein in die Welt der internationalen Strategiespiele. Am 14. Januar 2005 ging es bei dieser Simulation um die Frage, wie die Staats- und Regierungschefs mit einer sich rasch ausbreitenden Pandemie fertig würden. Die Bühne war hochkarätig besetzt. In die Rolle des US-Präsidenten schlüpfte die ehemalige Außenministerin Madeleine Albright, die WHO wurde vertreten durch ihre ehemalige Chefin Gro Harlem Brundtland, die wir bereits als Vorstandsvorsitzende des GPMB kennengelernt haben. Außer den elf Protagonisten waren mehr als hundert Beobachter aus Politik, Militär, Industrie und Medien eingeladen. Aus Deutschland unter anderem zwei Journalisten und ein Vertreter des RKI.

Auch die *Rockefeller Foundation* veranstaltete 2010 »Szenarien über die Zukunft der Technologie und internationaler Entwicklung«. Eines dieser Szenarien trägt die Überschrift »Lock Step«, und in diesem Drehbuch hat die lange vorausgesagte Pandemie endlich »zugeschlagen«:

»Anders als H1N1 im Jahr 2009 war dieser neue Influenzastamm [...] extrem virulent und tödlich. Sogar die am besten für eine Pandemie gewappneten Nationen waren schnell überfordert, als das Virus um die Welt zog und beinahe 20 Prozent der Weltbevölkerung infizierte und 8 Millionen Menschen in nur sieben Monaten tötete. Die Pandemie hatte auch einen tödlichen Effekt auf die Wirtschaft: Die internationale Mobilität sowohl von Menschen als auch Waren kam quietschend zum Stillstand, wodurch Industriezweige wie der Tourismus geschwächt und globale Lieferketten unterbrochen wurden. Die schnelle Verhängung und Durchsetzung einer verpflichtenden Quarantäne für alle Bürger ebenso wie die augenblickliche und beinahe hermetische Schließung aller Grenzen durch die chinesische Regierung haben Millionen Leben gerettet und stoppten die Ausbreitung des Virus weit früher als in anderen Ländern. Während der Pandemie stärkten die nationalen Führer weltweit ihre Autorität und erließen wasserdichte Regeln und Beschränkungen, die vom verpflichtenden Tragen von Gesichtsmasken bis zu Überprüfungen der Körpertemperatur beim Betreten öffentlicher Bereiche wie Bahnhöfe und Supermärkte reichten. Selbst nachdem die Pandemie abklang, blieb diese autoritäre Kontrolle und Überwachung der Bürger und ihrer Aktivitäten bestehen und intensivierte sich sogar. Bürger gaben im Tausch für größere Sicherheit und

Stabilität bereitwillig einen Teil ihrer Souveränität – und ihrer Privatsphäre – an zunehmend paternalistische Regierungen ab. Bürger waren gegenüber Top-Down-Weisungen und Überwachung toleranter, ja, geradezu versessen darauf, und nationale Führer hatten mehr Handlungsfreiheit, Verordnungen in der ihnen passend erscheinenden Form zu erlassen. In den Industrieländern nahm die verstärkte Überwachung diverse Formen an: biometrische IDs für alle Bürger beispielsweise.«[38]

Ein beängstigend realistisches Szenario, wie wir heute wissen. Übrigens hatte die *Rockefeller Foundation* bereits 1916 die *The School of Hygiene and Public Health at Johns Hopkins* gestiftet.

Im Januar 2017 trat Bill Gates auf der Münchener Sicherheitskonferenz auf, wohlgemerkt eine privatwirtschaftliche Veranstaltung, die seine Stiftung sponsert. Bei der Konferenz geben sich einmal im Jahr die internationalen Spitzen aus Politik, Militär und Rüstungsindustrie die Ehre eines vertraulichen Miteinanders. 2017 hielt Gates bei dieser Gelegenheit einen beängstigenden Vortrag, in dem es unter anderem hieß:

»Die nächste Epidemic könnte auf dem Computerbildschirm eines Terroristen entstehen, der mit Hilfe von Gentechnik eine synthetische Version des Pockenvirus oder einen extrem ansteckenden und tödlichen Grippeerreger erzeugen will. […] Ob durch eine Laune der Natur oder durch die Hand eines Terroristen, Epidemiologen sagen, dass ein sich schnell verbreitender, durch die Luft übertragener Erreger mehr als 30 Millionen Menschen in weniger als einem Jahr töten könnte. […] Wir müssen uns auf Epidemien so vorbereiten wie das Militär auf einen Krieg. Dazu gehören Manöver und andere Notfallübungen, damit wir besser verstehen, wie sich Krankheiten ausbreiten, wie Menschen in einer Panik reagieren und wie wir mit Dingen wie überlasteten Autobahnen und Kommunikationssystemen umgehen.«[39]

Es ist ein wenig beängstigend, mit welcher Konsequenz und mit welchen Mitteln Bill Gates die Welt vor fiktiven monströsen Gefahren retten will. Beim »Malaria Gipfel« in London ein Jahr später fasst er das Problem in einem Satz zusammen: »Die Welt muss sich auf Pandemien genauso ernsthaft vorbereiten, wie sie sich auf einen Krieg vorbereitet.«[40] In einem Interview mit dem Deutschlandfunk erklärt er, warum ihn ausgerechnet die Sorge vor einer Pandemie umtreibt: »Ich würde sagen, die höchste Wahrscheinlichkeit, in den kommenden Jahrzehnten Dutzende von zusätzlichen Millionen Toten zu erleben, würde von einer Epidemie herkommen. Wissen Sie, unter den drei Albträumen, die mich besorgt stimmen, Atomkrieg, Pandemie und Klimawandel, ist es die Pandemie, auf die wir uns am wenigsten vorbereitet haben. Also ist das ein echtes Problem.«[41] Der Mann hat sonderbare Gewissheiten.

Jedenfalls begann kurz darauf das CHS mit Vorbereitungen für eine weitere Übung namens »Clade X«. Diesmal ging es um ein Virus, das Bill Gates in seiner Rede angedeutet hatte, nämlich um ein im Labor von Terroristen geklontes Virus namens »Clade X«. Verstreut auf der ganzen Welt, infizierten sich ein paar Menschen mit »Clade X«. Das genügte, um die Welt mit einer Pandemie zu überziehen, die von Deutschland ausgeht.

Teilnehmer waren hochrangige amerikanische Politiker. Simuliert wurden Sitzungen des Nationalen Sicherheitsrats der USA. Die Übung fand an einem Tag statt, doch die Pandemie währte vier Monate und kostete weltweit 150 Millionen Menschen das Leben, davon allein 15 Millionen in den USA. Es hätten viel mehr werden können, hätte man nicht im Blitzverfahren einen Impfstoff entwickelt und ohne alle herkömmlichen Prüfverfahren sofort zugelassen. Darum ging es in erster Linie, nämlich »die Forderung an die Regierung, umgehend die nötigen Mittel bereitzustellen, um neue Impfstoffe ›innerhalb von Monaten und nicht Jahren‹ entwickeln zu können. Insbesondere erwähnte man dabei neuartige RNA-Impfstoffe (wie sie auch von Bill Gates gefördert wurden) – die den Menschen gentechnisch verändern und die in der Corona-Krise eine große Rolle spielen«[42], schreibt Paul Schreyer. Gesponsert hatte die Übung die Stiftung *Open Philanthropy* des Facebook-Mitbegründers Dustin Moskovitz, die wir schon kennengelernt haben als Sponsor des Oxforder *Future of Humanity Institute*, an dem Nick Bostrom düstere Menschheitsvisionen entwirft. *Open Philanthropy* finanzierte auch die nächste bedeutsame Übung zur Vorbereitung auf die große Pandemie.

»Event 201«. Zu dieser Übung im Oktober 2019 wird breit eingeladen. Die Nachrichtenagentur *Business Wire* veröffentlicht folgende Meldung:

> »Das *Johns Hopkins Center for Health Security* veranstaltet zusammen mit dem *Weltwirtschaftsforum* und der *Bill & Melinda Gates Foundation* ein Event 201. Dabei handelt es sich um eine multimediale weltweite Pandemiebereitschaftsübung, die am Freitag, den 18. Oktober 2019 in New York stattfindet. Interessenten können sich anmelden und an der simultanen virtuellen Übung teilnehmen, die von 8:50 Uhr bis 12:30 EDT unter centerforhealthsecurity.org/event201/ auf Englisch abgehalten wird. Die Bereitschaftsübung unterstreicht den Bedarf einer globalen öffentlich-privaten Zusammenarbeit zur Eindämmung wirtschaftlicher und gesellschaftlicher Konsequenzen von schweren Pandemien.«[43]

Da »Event 201« in *The Pierre* – einem der nobelsten und teuersten New Yorker Hotels – stattfand, bezog sich die Einladung natürlich auf eine virtuelle Teilnahme – als Zuschauer eines Livestreams. *Business Wire* erläutert den Grund für diese Veranstaltung folgendermaßen:

> »In den vergangenen Jahren ist weltweit eine zunehmende Zahl an Epidemien aufgetreten, rund 200 pro Jahr, die eine Belastung begrenzter Ressourcen darstellen. Eine große

globale Pandemie wäre mit ernsten Folgen für die Weltgesundheit, Wirtschaft und Gesellschaft verbunden. Wirtschaftsstudien zufolge könnten Pandemien einen durchschnittlichen jährlichen wirtschaftlichen Verlust von 0,7 Prozent des weltweiten BSP bzw. 570 Milliarden US-Dollar verursachen. Event 201 veranschaulicht unter Mitwirkung von 15 Führungskräften aus dem Geschäftsleben, Regierungskreisen und dem öffentlichen Gesundheitswesen realistische politische Probleme, die während einer Pandemie unter erhöhtem Druck zu bewältigen sind. In einer videobasierten Übung werden die Akteure mit einem Szenario konfrontiert, das ungelöste und umstrittene politische und wirtschaftliche Fragen aufdeckt, die mit einem ausreichenden politischen Willen, finanziellen Ressourcen und Sorgfalt behoben werden könnten.«[44]

Diesmal geht es also weniger um medizinische oder vermeintlich humanitäre Fragen der Menschenrettung, sondern um die Zusammenarbeit von Wirtschaft und Regierungen. »Event 201« ist ein Paradebeispiel für die viel beschworene Public-private-Partnership, denn unter den 15 Teilnehmern finden sich sowohl Vertreter der öffentlichen Hand als auch der Privatwirtschaft:

→ Avril Haines war von 2010 bis 2013 juristische Beraterin von Barack Obama, wurde danach für kurze Zeit Vizepräsidentin der CIA und kehrte 2015 als stellvertretende Nationale Sicherheitsberaterin zurück ins Weiße Haus. Heute arbeitet sie als Lobbyistin einer Firma, die IT-Unternehmen an Regierung und Geheimdienste vermittelt.

→ Stephen Redd, Konteradmiral, arbeitet als Direktor des *Office of Public Health Preparedness and Response*, einer eigenen Abteilung der *Centers for Disease Control and Prevention* (CDC). Der Mann hatte schon die Schweinegrippe besiegt, indem er 81 Millionen Amerikaner impfen ließ. Er ist ein guter Bekannter von ...

→ George Fu Gao, Generaldirektor vom *Chinesischen Zentrum für Krankheitskontrolle und Prävention* (CCDC). Der chinesische Virologe hat in Oxford studiert und in Harvard gelehrt. Gao erwarb als Entschlüssler der genetischen Ursprünge der Vogelgrippe weltweit virologische Meriten. Im Januar 2020 soll er mit seinem Team als Erster das SARS-CoV-2 isoliert und seine Gensequenzen analysiert haben.

→ Latoya Abbott, »Risk Management & Global Senior Director Occupational Health Services« für *Marriott International*. *Marriott* wird uns später wieder begegnen als Initiator und Sponsor von Projekten zum Thema der digitalen Identität.

→ Christopher Elias, Präsident der »Global Development Division« der *Bill & Melinda Gates Foundation*. Mit ihm schickte Gates seinen besten Mann aufs Spielbrett.

→ Tim Evans, ehemaliger WHO-Direktor, ehemaliger Weltbank-Manager, ehemaliger Mitarbeiter der *Rockefeller Foundation* und Mitbegründer von *Gavi*, dem Impfbüro von Gates.

→ Jane Halton, Vorstandsmitglied der ANZ Bank, ehemalige australische Ministerin für Gesundheit und Finanzministerin. Vorsitzende der *Coalition for Epidemic Preparedness Innovations*, eine Gründung der *Gates Foundation*, die in Corona-Zeiten eine zentrale Rolle bei der Zusammenarbeit von Pharmaindustrie, WHO und den Regierungen in Sachen Impfstoffentwicklung spielt.

→ Matthew Harrington, Chef von *Edelman*, der größten PR-Agentur auf Erden.

→ Martin Knuchel, »Head of Crisis, Emergency and Business Continuity Management«, *Lufthansa Group Airlines*.

→ Eduardo Martinez, Präsident der *UPS Foundation* und Mitglied des »Lenkungsausschusses zum Management des Risikos und der Auswirkungen zukünftiger Epidemien« des *World Economic Forum*.

→ Lavan Thiru, Chef der Währungsbehörde von Singapur.

→ Hasti Taghi, Vizepräsidentin von *NBC Universal Media*, dem drittgrößten Medienkonzern weltweit.

→ Adrian Thomas, Vizepräsident im Bereich »Global Public Health« von *Johnson & Johnson*, dem größten Pharmaunternehmen der Welt.

→ Sofia Borges, Vizepräsidentin der *UN Foundation*[45].

→ Brad Connett, Präsident der *U.S. Medical Group* von *Henry Schein, Inc.*

Erinnern wir noch einmal an die Veranstalter: Das *Center for Health Security*, die *Gates Foundation* und das *World Economic Forum* (WEF), das sich nach eigenen Angaben als ein Netzwerk der tausend größten Konzerne, die für eine bessere Zukunft streiten, beschreibt, von Paul Schreyer aber treffender als »Politbüro des Kapitalismus«[46] bezeichnet wird. Der deutsche Wirtschaftsjournalist Norbert Häring hat mehrfach auf die Ambitionen des WEF aufmerksam gemacht, die Rolle der UNO zu übernehmen und sich als eine Art Global Governance zu installieren.[47] Wir kommen darauf zurück.

Die Aktivitäten des WEF beschränken sich keineswegs auf die jährlichen Treffen in Davos. Das *World Economic Forum* ist ein ständig aktives globales Netzwerk, das unter anderem politische Nachwuchskräfte ins Rennen schickt. Jedes Jahr wählt das WEF 100 Menschen unter 40 Jahren aus, die dann zum Club der »Young Global Leaders« gehören. Emmanuel Macron und Sebastian Kurz gehörten dazu und wurden prompt Staatspräsident und Bundeskanzler. 2017 wurde Jens Spahn einer der jungen Weltführer.

Man muss es sich genau vor Augen führen: Der zweitreichste Mensch der Welt, Bill Gates, und der neuntreichste Mensch, Michael Bloomberg – repräsentiert durch das von ihm finanzierte CHS – und das WEF, der Club der reichsten Konzerne der Welt, lassen eine Katastrophenübung durchführen, bei der die ganze

Welt zuschauen darf. Übrigens hatte Bloomberg im Jahr zuvor noch einmal 1,8 Milliarden Dollar der Johns Hopkins University gespendet.[48] Die größte Spende an eine akademische Institution in den USA aller Zeiten. Wenn schon nicht als US-Präsident, dann muss die Macht aus anderen Quellen sprudeln. Die Absicht der Veranstaltung war eindeutig:

>Obwohl der öffentliche Sektor die erste Front der Verteidigung gegen Pandemien bildet, finden sich die meisten Ressourcen und Fähigkeiten im privaten Sektor. Wie bei den bisherigen Vorbereitungsübungen des Zentrums – ›Clade X‹, ›Dark Winter‹ und ›Atlantic Storm‹ – werden die Teilnehmer von ›Event 201‹ die komplexen politischen, ethischen, finanziellen und politischen Herausforderungen durcharbeiten, denen sie sich zu stellen hätten, wenn eine ernste Gesundheitskrise sich zur Pandemie ausweitete. Dies soll eine einzigartige Pandemieübung sein, um Konzernchefs mit Regierungen und der Pandemie-Reaktionsgemeinschaft zu verwickeln.«[49]

Was zu beweisen wäre, doch längst im Drehbuch festgeschrieben war.

>»Event 201‹ simuliert den Ausbruch eines neuartigen zoonotischen Coronavirus, das von Fledermäusen erst auf Schweine und dann auf Menschen übertragen wird und schließlich von Mensch zu Mensch übertragbar wird und zu einer schweren Pandemie führt. Der Erreger und die von ihm verursachte Krankheit sind weitgehend an SARS angelehnt, doch ist das Virus durch Menschen mit schwachen Symptomen leichter übertragbar. [...] Im ersten Jahr steht kein Impfstoff zur Verfügung. [...] Da die gesamte menschliche Bevölkerung anfällig ist, steigt in den ersten Monaten der Pandemie die Gesamtzahl der Fälle exponentiell an und verdoppelt sich jede Woche.

Und je mehr Fälle und Todesfälle sich häufen, desto gravierender werden die wirtschaftlichen und gesellschaftlichen Folgen. Das Szenario endet nach 18 Monaten mit 65 Millionen Toten. Die Pandemie beginnt sich zu verlangsamen, da die Zahl der anfälligen Personen abnimmt. Die Pandemie wird mit einer gewissen Geschwindigkeit weitergehen, bis es einen wirksamen Impfstoff gibt oder bis 80–90 Prozent der Weltbevölkerung sich angesteckt haben. Von diesem Zeitpunkt an handelt es sich wahrscheinlich um eine verbreitete Kinderkrankheit.«[50]

Mit anderen Worten: Im New Yorker Hotel *The Pierre* wurde an jenem 18. Oktober 2019 nichts geübt, sondern da wurden wohlvorbereitete und fiktive Szenen einer Katastrophe aufgeführt, die es nie gegeben hat und mit größter Wahrscheinlichkeit nie geben wird. Mit diesen Szenen sollte bewiesen werden, was längst feststand: Die »Konzernchefs« müssen als Säulen der Pandemiebekämpfung eingebunden werden. So war das Ganze schon überschrieben: »Call for Public-Private Cooperation for Pandemic Preparedness and Response«. Schmierentheater hat einen unbestreitbaren Vorteil: Es bleibt kaum Spielraum für Interpretation.

Vermutlich hatte man auch vor dem Theater schon die Auswertung geschrieben. Doch die wurde erstaunlicherweise erst am 17. Januar 2020 öffentlich: »Die nächste schwere Pandemie wird nicht nur große Krankheiten und Verluste an Menschenleben verursachen, sondern könnte auch große wirtschaftliche und gesellschaftliche Folgen auslösen mit erheblichen globalen Auswirkungen und Leiden. Die Bemühungen, solche Folgen zu verhindern oder auf sie zu reagieren, während sie sich entfalten, erfordern ein nie dagewesenes Maß an Zusammenarbeit zwischen Regierungen, internationalen Organisationen und dem Privatsektor.« Wenig überraschend, ebenso wenig wie die unterbreiteten Vorschläge:

»1. Regierungen, internationale Organisationen und Unternehmen sollten jetzt planen, wie wesentliche Unternehmenskapazitäten während einer groß angelegten Pandemie genutzt werden.
2. Die Industrie, die nationalen Regierungen und die internationalen Organisationen sollten zusammenarbeiten, um die international gehaltenen Vorräte an medizinischen Gegenmaßnahmen (MCM) zu verbessern, um eine schnelle und gerechte Verteilung während einer schweren Pandemie zu ermöglichen.
3. Länder, internationale Organisationen und globale Transportunternehmen sollten zusammenarbeiten, um Reisen und Handel während schwerer Pandemien aufrechtzuerhalten.
4. Die Regierungen sollten mehr Ressourcen und Unterstützung für die Entwicklung und Förderung der Herstellung von Impfstoffen, Therapeutika und Diagnostika bereitstellen, die während einer schweren Pandemie benötigt werden.
5. Die Weltwirtschaft sollte die wirtschaftliche Belastung durch Pandemien erkennen und für eine stärkere Bereitschaft kämpfen.
6. Internationale Organisationen sollten der Verringerung der wirtschaftlichen Auswirkungen von Epidemien und Pandemien Priorität einräumen.
7. Die Regierungen und der Privatsektor sollten der Entwicklung von Methoden zur Bekämpfung von Fehl- und Desinformation vor der nächsten Pandemiereaktion größere Priorität einräumen.«[51]

Wer hätte das gedacht? Diese vollkommen absehbaren Ergebnisse werden erst drei Monate später veröffentlicht, während sich eine Corona-Pandemie auf den Weg zu machen schien. Doch von der ist in dieser Erklärung überhaupt keine Rede. So wenig die Rede, dass einem der ausgesparte Zusammenhang gleichsam ins Hirn springt. Der 17. Januar 2020 war ein Freitag. Zu diesem Zeitpunkt dürften sich die Teilnehmer des Weltwirtschaftsforums auf den

Weg nach Davos gemacht haben. Dem größten »Public-private-Partnership«-Marktplatz der Welt. Die Sitzung des »Politbüros des Kapitalismus« begann am Dienstag, dem 21. Januar. Genau darauf zielte wahrscheinlich die ganze »Übung« namens »Event 201«. Als sich dann noch die Kunde von einigen an einem neuartigen Coronavirus Erkrankten in Asien verbreitete, mischte sich in die obszöne Fiktion ein Hauch von Realität. Kein Wunder, dass die Veranstalter von »Event 201« bald jeden Zusammenhang mit der anlaufenden viralen Realität abstreiten mussten.

DIE IMPFOFFENSIVE

Bill Gates bedurfte wahrscheinlich gar nicht der Szenarien à la »Lock Step«. Ihm war schon seit Langem klar, dass nur groß oder vielmehr sehr groß angelegte Impfprogramme, eher sogar total globale Impfprogramme die Welt retten können.

2010 ruft er ein »Jahrzehnt der Impfstoffe«[52] aus und verkündet, 10 Milliarden Dollar für Forschung und Entwicklung bereitzustellen.[53] Das geschieht auf der Jahrestagung des WEF in Davos. Beistand erhält er von Julian Lob-Levy, dem Vorstandsvorsitzenden von *Gavi*, ein alter Bekannter und letztlich Angestellter von Gates. 2000 hatte die Stiftung zusammen mit UNICEF, WHO und Weltbank die *Globale Allianz für Impfstoffe und Immunisierung* (Gavi) gegründet – ein Paradebeispiel von Public-private-Partnership. »Gavi bringt die Impfstoffindustrie mit Regierungen in Entwicklungs- und Industrieländern, technischen Agenturen, der Zivilgesellschaft und Philanthropen zusammen.«[54]

Nur ein Jahr nach ihrer Gründung ist die *Bill & Melinda Gates Foundation* schon schwer im philanthropischen Impfgeschäft. Zur Gründung von *Gavi* hatten die Gates 1999 bereits 750 Millionen Dollar zur Verfügung gestellt. Inzwischen kamen weitere Spenden in Höhe von mehr als 4 Milliarden Dollar dazu.

Damit nicht genug, die Stiftung finanzierte die Gründung der »Koalition für Innovationen in der Epidemievorbeugung« (CEPI)[55], die sich mit der Erforschung und Entwicklung von Impfstoffen beschäftigt, im Jahr 2017 mit gut 100 Millionen Dollar. Ebenso wird die gemeinnützige Gesundheitsorganisation *PATH*, die sich mit der Entwicklung von Impftechnologien beschäftigt, regelmäßig von Gates mit hohen Summen gefördert. Warum auch die größten globalen Pharmakonzerne wie *Pfizer, Novartis, GlaxoSmithKline* und *Sanofi Aventis* von der Gates-Stiftung bedacht werden, erschließt sich nicht ohne Weiteres. Es sei denn, es ginge um die Kontrolle des globalen Impfgeschehens.

Die Impfung der Welt ist wahrscheinlich der größte und kostspieligste Traum von Bill & Melinda. Den dürfen sie gerne hegen, und vermutlich haben sie damit auch schon Leben gerettet. Doch aus ihrem Engagement hat sich mittlerweile eine Art Impfdiktatur entwickelt. »Das ist das typische Konzept von Unternehmern, von Managern, die sagen: ›Wir können die Welt ändern oder wir können die Welt gestalten aufgrund von Management, ein bisschen Wissenschaft und Kapital‹«, kritisiert zum Beispiel Thomas Gebauer, Geschäftsführer von *Medico international*.[56] Doch Gesundheit werde nur zu einem geringen Teil von ärztlichem Handeln bestimmt. Sehr viel wichtiger seien die sozialen Ursachen von Krankheit. Die lassen sich allerdings nicht wegimpfen.

Außerdem weiß man, dass Impfen nicht immer gesund macht. So hat die indische Regierung 2017 der Gates-Stiftung jede Art von Impfungen untersagt, nachdem Wissenschaftler die von Gates finanzierten Polio-Impfungen für eine halbe Million Fälle von Kinderlähmung verantwortlich gemacht haben. »In den vergangenen fünf Jahren gab es weltweit mehr Poliofälle, die durch Impfviren verursacht wurden, als durch natürliche (wilde) Polioviren verursachte Polio«, schreiben T. Jacob John und Dhanya Dharmapalan in einem Aufsatz des *Indian Journal of Medical Ethics*.[57]

Im Übrigen gibt es eine ganze Reihe verstörender Äußerungen von Bill Gates. So hat er 2010 öffentlich erklärt:

»Zuerst einmal haben wir die Bevölkerung. Auf der Welt leben heute 6,8 Milliarden Menschen. Das steuert auf rund 9 Milliarden Menschen zu. Wenn wir nun mit neuen Impfstoffen, der Gesundheitsfürsorge und der Reproduktionsmedizin wirklich gute Arbeit leisten, könnten wir diese um vielleicht 10 oder 15 Prozent senken.«[58]

Für diese sonderbare Ansage könnte es hochproblematische Gründe geben. So meldete im Oktober 2014 die katholische Kirche Kenias Zweifel an den Tetanusimpfungen, die von WHO und UNICEF durchgeführt wurden. Diese verliefen anders als früher, unter anderem wurde die Kirche nicht eingebunden, und die Impfungen wurden nur an Frauen im Alter zwischen 14 und 49 vorgenommen, »was dem Verdacht Raum gab, dass es sich hier um verdeckte Impfungen zur Geburtenkontrolle handeln konnte. Diese stehen in Zusammenhang mit humanem Choriongonadotropin (hCG), welches als Hormon für Beginn und Erhalt der Schwangerschaft verantwortlich ist.«[59] Der kenianische Gynäkologe Wahome Ngare erhärtete in einem Artikel[60] die Vorwürfe: Die Impfdosen kämen auf speziellen Wegen ins Land, sie hätten ungewöhnliche Seriennummern, und die Impfungen wurden in Abständen von wenigen Monaten fünfmal wiederholt, was bei Tetanusimpfungen eher kontraindiziert, aber bei hCG-Präparaten zur Verhinderung von Schwangerschaften geboten sei. Der Verdacht von Dr. Ngare wurde 2017 von Wissenschaftlern der Universitäten von Louisiana und British Columbia (Kanada) in einer Studie[61] erhärtet. In diesem Beitrag geht es auch um andere Maßnahmen zur Bevölkerungskontrolle. Die *Gates Foundation* unterstützte von Anfang an verschiedene Projekte zur sogenannten »Familienplanung« – so der gängige Euphemismus für Geburtenkontrolle. Eine direkte Beteiligung an den verdeckten Impfungen zur Unfruchtbarkeit konnte Bill Gates nicht nachgewiesen werden.[62] Der Anwalt und Impfkritiker Robert F. Kennedy Jr. berichtet in einem Aufsatz[63] von zahlreichen Missbräuchen in Projekten, die von Gates gesponsert werden. Seine Organisation *Children's Health Defense* warnt eindringlich vor Gates' Impfvisionen im Zusammenhang mit Corona.[64]

Andererseits böte so eine Corona-Pandemie natürlich auch die Möglichkeit, die ganze Welt per Impfung zu erfassen. Das hat Bill Gates ja bekanntlich zu seinem großen Ziel erklärt: sieben Milliarden Stiche.

>>Wir werden den zu entwickelnden Impfstoff letztendlich sieben Milliarden Menschen verabreichen. [...] Langfristig wird die Produktion so hochgefahren, dass alle Menschen auf unserem Planeten damit geimpft werden können.<<[65]

Das klingt nicht nach einem Vorschlag, an dessen Durchführung er sich eventuell finanziell spendabel beteiligen würde. Das klingt nach einer Ansage. »Wir«.

DIGITALE IDENTITÄT

In einem Aufsatz mit der Überschrift »Immunisierung braucht einen Technologieschub« im Wissenschaftsmagazin *Nature* führt Seth Berkley, Vorstandsvorsitzender von *Gavi* und Aufsichtsratsmitglied von *ID 2020* (*Identity 2020 Systems Inc.*), die Agenden von Impfung und digitaler ID zusammen. Es ginge darum, Impfungen nachvollziehen zu können, natürlich vor allem bei den Kindern der 73 ärmsten Länder der Welt. »Wir arbeiten mit einem Unternehmen in Indien namens Khushi Baby zusammen, das netzferne digitale Gesundheitsakten erstellt. Eine von Kleinkindern getragene Halskette enthält eine eindeutige Identifikationsnummer auf einem Kommunikationschip mit kurzer Reichweite. Mitarbeiter des Gesundheitswesens in der Gemeinde können den Chip mit einem Mobiltelefon einscannen, sodass sich die digitalen Aufzeichnungen eines Kindes auch in abgelegenen Gebieten mit geringer Telefonabdeckung aktualisieren lassen. Im indischen Bundesstaat Rajasthan hat Khushi Baby mehr als 15.000 Impfveranstaltungen von Tausenden von Kindern in 100 Dörfern verfolgt«, schreibt Seth Berkley.[66]

Berkley gehörte im Juni 2017 auch zu den Gründungsmitgliedern von *ID2020* neben der *Rockefeller Foundation*, *Microsoft* und *Accenture,* einer der weltweit größten Unternehmensberatungen. Das philanthropische Credo lautet: »Mehr als eine Milliarde Menschen hat keinen Zugang zu irgendeiner Form von Identifizierung. Dieses Defizit macht es schwer, wenn nicht unmöglich, Zugang zu wichtigen Dienstleistungen wie Bildung und Gesundheit zu erhalten.«[67] *ID2020* arbeitet an einer globalen »Allianz«: »*ID2020* baut ein neues globales Modell für den Entwurf, die Finanzierung und die Implementierung von digitalen ID-Lösungen und -Technologien auf. Es gibt keine anderen Multi-Stakeholder-Bemühungen, die sich auf nutzerverwaltete, datenschutzfreundliche und portable digitale ID konzentrieren.«[68] In Zusammenarbeit mit der Regierung von Bangladesch startete *ID2020* ein Impfprojekt mit digitaler ID.[69] Dabei sollen Kindern bei der Impfung Marker gespritzt worden sein.[70]

Für die Bemühungen um eine globale digitale Identität interessiert sich irgendwann natürlich auch das WEF. Auf dem Gipfeltreffen in Davos wird 2018 der Bericht »The Known Traveller – Erschließung des Potenzials digitaler Identität für sicheres und reibungsloses Reisen« vorgestellt.[71] Daran beteiligt waren *Accenture*, die kanadische und die niederländische Regierung, *Google*, Interpol, *Marriott International*, die britische *National Crime Agency*, das US Department of Homeland Security, *VISA* und noch ein paar weitere Freunde des sicheren Reisens.

Auf der gleichen Davos-Tagung verbinden sich mächtige Stakeholder aus allen möglichen Bereichen zu einer globalen Öffent-
lich-privaten Partnerschaft, die anstrebt, das Projekt einer »Digitalen Identität für jedermann« voranzutreiben. Zu den Initiatoren
gehören *ID 2020*, Weltbank, *Barclays*, Deutsche Bank, *Mastercard*,
*Visa, Microsoft, Accenture, Consumers International, Omidyar Network,
FIDO Alliance, GSMA, Hyperledger, Open Identity Exchange, World Identity Network, sedicii,* das *World Food Programme* und *UNHCR*. Im September legt das *World Economic Forum* nach und kündigt eine neue
Plattform für »Gute digitale Identität«[72] an. Mit der guten digitalen
Identität wird fast alles viel besser: Sie bietet »Zugang zu digitalen
Dienstleistungen« und ermöglicht »Personalisierung, Kundenbin-
dung, erhöhte Sicherheit und Kostensenkungen« sowie viele neue
digitale Dienstleistungen wie zum Beispiel die »Gig Economy« – also
Plattformen für Tagelöhner. Bargeldlose Bezahlung und globale
digitale Identität fusionieren auf das Schönste. Den namenlosen
Rest der Welt identifiziert man digital durch Impfungen. Anlässlich der Bekanntmachung der Zusammenarbeit mit Bangladesch
als Experimentiergebiet erklärt *ID 2020*:

> »In Anerkennung des Potenzials, dass Impfungen als Plattform
> für die digitale Identität dienen können, nutzt dieses Programm
> vorhandene Impf- und Geburtenregistrierungsverfahren, um
> Neugeborenen eine dauerhafte und tragbare, biometrisch ver-
> knüpfte digitale Identität zu bieten.[...] Um von Geburt an eine
> beständige digitale Identität zu bieten, wird das Programm
> mehrere hochmoderne biometrische Technologien für Klein-
> kinder erforschen und bewerten und damit ein potenzielles
> globales öffentliches Gut erschließen.«[73]

DIGITALES GELD

Scheinbar am Rande, aber in engem Zusammenhang mit der Weltimpfung widmet Bill Gates sich noch einer anderen globalen Aufgabe, die allerhand Spenden verschlingt: dem Aufbau globaler biometrischer oder digitaler Identität. 2012 entsteht eine neue Allianz – nämlich die *Better than Cash Alliance*. Ins Leben gerufen vom Kapitalentwicklungsfonds der Vereinten Nationen, der *United States Agency for International Development, Gates Foundation, Citigroup, Ford Foundation, Omidyar Netzwerk* und *VISA*. Die globale öffentlich-private Allianz besteht aus Unternehmen, internationalen Organisationen und Vertretern von 25 Ländern, dabei ist auch das Bundesministerium für wirtschaftliche Zusammenarbeit. Ziel ist die Abschaffung des Bargeldes.[74]

Wer sich fragt, was Philanthropen in dieser Allianz zu suchen haben, dem bescheidet *Better than Cash:*

»Mehr als 1,7 Milliarden Menschen auf der Welt sind immer noch nicht in der Lage, am formellen Finanzsystem teilzunehmen. Die Mehrheit sind Frauen. Das macht es für arme Menschen extrem schwierig, für die Zukunft zu sparen, für die Gesundheit ihrer Familie und die Ausbildung ihrer Kinder zu sorgen oder in ein Unternehmen zu investieren. Die harte Realität sieht so aus, dass die einzige Möglichkeit für viele arme Menschen auf der ganzen Welt, Zahlungen zu leisten oder zu erhalten, darin besteht, Papiergeld im informellen Sektor zu verwenden – was ein Hindernis für die Inanspruchnahme formeller Finanzdienstleistungen darstellt. Bargeldbasierte Transaktionen sind zudem in der Regel für Regierungen, Unternehmen und Bürger gleichermaßen unsicher, teuer, unpraktisch, ineffizient und wenig transparent.«[75]

Etwas grob übersetzt: Tagelöhnerinnen aus der Dritten Welt können mit Bargeld keine Aktien kaufen. Wer sich die Videos und das Bildmaterial der *Better than Cash*-Propagandisten zumuten will, wird die avanciertesten Formen von Bigotterie entdecken. Es dürfte sich mittlerweile herumgesprochen haben, dass die »Bargeldlosen« zwei Ziele verfolgen: erstens das Finanzsystem von Barliquidität zu befreien, um in Krisenfällen nicht insolvent zu werden[76], und zweitens generieren alle Formen digitaler Zahlung höchst aufschlussreiche Daten – besonders wenn sie alle auf eine digitale ID zurückzuführen sind. Gewinner sind in jedem Fall Banken, Zahlungsabwickler und Überwacher.

Es könnten aber auch noch ganz andere Player das Feld betreten und bald beherrschen. Facebook beispielsweise hatte die Einführung einer eigenen Währung angekündigt: Libra sollte das digitale Geld heißen. Norbert Häring hat in seinem Buch *Schönes neues Geld: Paypal, WeChat, Amazon Go – Uns droht eine totalitäre Weltwährung*[77] beschrieben, welche Interessen die großen IT-Unternehmen an der Übernahme des globalen Zahlungsverkehrs haben und wie das aussehen könnte.

Das Netzwerk der professionellen Pandemiewarner mit ausgedehnten Zusatzinteressen ist sehr viel größer, als ich es hier darstellen kann. Und es ist ungeheuer mächtig. Wer sich in die Abgründe dieses Reichs vertieft, kommt aus dem Staunen nicht mehr heraus. Wer den fanatischen Reden eines Bill Gates lauscht, der seit Jahren die große Weltimpfung predigt und jetzt sieben Milliarden Menschen ohne Rücksicht auf Verluste durchimpfen lassen will, bekommt es mit der Angst zu tun.

»Wir haben, also, eine von zehntausend Nebenwirkungen. Das sind ... wissen Sie ... viel mehr. Siebenhunderttausend ... ah ... wissen Sie ... Menschen, die darunter leiden werden. Also, wirklich die Sicherheit in gigantischem Ausmaß über alle Altersgruppen hinweg zu verstehen – wissen Sie – schwanger, männlich, weiblich, unterernährt und bestehende Komorbiditäten. Es ist sehr, sehr schwer, und die tatsächliche Entscheidung, ›OK, lasst uns loslegen und diesen Impfstoff der ganzen Welt geben‹ ... ah ... die Regierungen werden einbezogen werden müssen, weil es ein gewisses Risiko und eine Entschädigung geben wird, bevor darüber ... ah ... entschieden werden kann.«[78]

Man muss fast dankbar sein, dass Gates noch Regierungen einbeziehen will, wenn auch nur für die Risikoübernahme und Entschädigungsfragen. Man wird den Eindruck nicht los, dass letztlich er die Entscheidungen trifft. Oder, um es in den Worten von Ursula von der Leyen zu sagen: »Thank you Bill for Leadership.«[79]

Die mächtigsten Organisationen der Philanthropie beteiligen sich an Projekten, die einander erstaunlich ähneln. Mit einiger Sicherheit geht es dabei nicht um kurzfristige Profite. Mehr Geld als der Club der Pandämoniker kann man kaum haben.

Man könnte natürlich sagen: Die reale Gefahr einer verheerenden Pandemie ist nicht wirklich auszuschließen – auch wenn die Pandemien des 21. Jahrhunderts bestenfalls als Randnotizen des Szenarios von »Event 201« durchgingen. Gewiss, man könnte auch Vorkehrungen gegen einen finalen Meteoriteneinschlag treffen, die Sonnengewitter könnten heftiger werden, oder die Vulkane unter dem Yosemite Park in Kalifornien begraben den Planeten unter Aschegebirgen. Alles möglich. Aber warum schlecht träumen, wenn wir in einer Welt realer Gefahren und Katastrophen leben, die wir entweder ignorieren oder hinnehmen?

Beginnen wir im Kleinen: Den sogenannten multiresistenten Krankenhauserregern fallen Jahr für Jahr allein in Deutschland 15.000 bis 30.000 Menschen zum Opfer. Mit kaum nennenswertem Aufwand könnte man Abhilfe schaffen. Malaria ist immer noch die tödlichste Krankheit auf Erden, aber da ihre Opfer in der Regel zu den Ärmsten gehören, scheint pharmazeutische Forschung nicht so interessant. Obwohl der Klimawandel als größte reale Gefahr seit einiger Zeit fast weltweit anerkannt wird, wirken die bis heute aufgebotenen Gegenmittel geradezu läppisch.

Man könnte noch Kriege, Militär und Hunger nennen. Man könnte aber auch einfach in »A World at Risk«[80] schauen – den Katalog der real existierenden Gefahren und Bedrohungen, der alljährlich zum Davoser Gipfeltreffen erscheint – im Auftrag des WEF. Die Ausgabe 2020 hat den Titel »An Unsettled World« – eine instabile Welt, und die lange Liste der größten Risiken reicht vom Börsencrash bis zur Hitzewelle, vom Zusammenbruch der digitalen Infrastruktur bis zu Migrationswellen. Es handelt sich hauptsächlich um systemische Risiken – Naturkatastrophen, die nicht vom Klimawandel ausgelöst werden, kommen da nur am äußersten Rand vor.

Doch wenn im Netz der Gefahren nur eine zündet, wankt die ganze Welt. Und vielleicht geht es den obersten Phantasten der Monsterpandemien genau darum: um die Installierung einer Global Governance, einer globalen Public-private-Partnership, die die globale Instabilität unter Kontrolle bekommt und gleichzeitig zur größten, zur totalitärsten Bedrohung aller Zeiten aufsteigt. Das entspräche dem, was man seit Beginn des Jahres beobachten kann: Wie von Geisterhänden bewegt, begab sich ein Staat nach dem anderen in Quarantäne, haben sich die unterschiedlichsten Gesellschaften und Kulturen, die gegensätzlichsten politischen Lager den vermeintlichen Imperativen einer Pandemie widerstandslos gefügt. So viel One-World war noch nie – und nie war es unheimlicher.

Die überlegene Übersicht der Big-Picture-Produzenten scheint mit dem Tumult der unübersichtlichen Gegenwarten nichts zu tun zu haben. Oder ordnen sich die Realitäten, wenn man die vorproduzierten Szenarien der Apokalypse als Blaupause über sie legt?

5

1 »Der erste große Erfolg von *HealthMap* war während der H1N1-Pandemie (Schweinegrippe) 2009 zu verzeichnen, als Quellen verwendet wurden, die spanischsprachige Online-Nachrichtenberichte enthielten, um die Früherkennung einer nicht identifizierten Atemwegserkrankung in Veracruz, Mexiko, zu unterstützen.« Katherine Ellison, »Social Media Posts and Online Searches Hold Vital Clues about Pandemic Spread«, **www.scientificamerican.com/article/ social-media-posts-and-online-searches-hold-vital-clues-about-pandemic-spread**

2 *Centers for Disease Control an Prevention* – durch *ProMED-mail* der Infektionswachturm des amerikanischen Gesundheitsministeriums. »CDC arbeitet rund um die Uhr, um Amerika vor Gesundheits-, Sicherheits- und Sicherheitsbedrohungen im In- und Ausland zu schützen. Ob Krankheiten im In- oder Ausland auftreten, chronisch oder akut, heilbar oder vermeidbar sind, menschliches Versagen oder absichtliche Angriffe, CDC bekämpft Krankheiten und unterstützt die Gemeinden und Bürger, das Gleiche zu tun.« **www.cdc.gov/about/organization/cio.htm**

3 *Europe's journal on infectious disease surveillance, epidemiology, prevention and control* wird vom *European Centre for Disease Prevention and Control* (ECDC), einer EU-Agentur, herausgegeben. In *Eurosurveillance* hatte Christian Drosten erstmals sein PCR-Testmodell veröffentlicht.

4 Google hatte sich bereits von 2009 bis 2015 mit *Google Flu Trends* im Geschäft des Infektionsmonitoring versucht, hatte damit zunächst auch Erfolg, aber dann versäumt, das System umzuschulen, »als sich das Suchverhalten der Menschen änderte, und es die Suche nach Nachrichten über die Grippe als Anzeichen einer Infektion interpretierte«. Adrian Cho, »Artifical intelligence systems aim to sniff out signs of Covid-19 outbreaks«. **www.sciencemag.org/news/2020/05/ artificial-intelligence-systems-aim-sniff-out-signs-covid-19-outbreaks**. *Google Flu Trends* mit all seinen unvorstellbaren Möglichkeiten des Data-Mining ging dann zu *HealthMap*.

5 Eine eigenständige Abteilung des US-Verteidigungsministeriums. Beschäftigt 2000 Leute und verfügt über ein jährliches Budget von 2,6 Milliarden Dollar. Hauptaufgabe ist das Aufspüren von chemischen, biologischen und radiologischen Massenvernichtungswaffen, die die USA bedrohen könnten – und ihre Vernichtung. **www.dtra.mil**

6 Noch eine Stiftung, die sich mit der Abwehr möglicher Bedrohungen – vom Klima bis Pandemie – befasst, gegründet und finanziert von Jeff Skoll, Mitbegründer von *ebay* und Gründer des *Skoll World Forum,* eines äußerst erfolgreichen Konkurrenten des *World Economic Forum* (WEF), der sich wie das WEF als globales Netzwerk führender Unternehmen und Politiker versteht.
www.skollglobalthreats.org

7 Bekannter unter dem Namen *USAID,* das amerikanische Ministerium für Entwicklungshilfe. Laut ihrem einstigen Chef Andrew S. Natsios ist *USaid* »das am häufigsten eingesetzte Instrument, wenn die Mittel der Diplomatie nicht mehr ausreichen und die Anwendung militärischer Gewalt zu riskant erscheint«. Janette Habel, »Kommando des Südens«, *Le Monde diplomatique,* 14. Dezember 2007. *USAID* engagiert sich auch in Sachen Bevölkerungskontrolle.

8 »The Intelligence Advanced Research Projects Activity (IARPA) invests in high-risk, high-payoff research programs to tackle some of the most difficult challenges of the agencies and disciplines in the Intelligence Community (IC)«, so die Selbstbeschreibung von IARPA. Könnte man vielleicht mit Exzellenz-Forschungslabor für amerikanische Geheimdienste übersetzen. Gehört jedenfalls zum *Office of the Director for National Intelligence.*

9 Eine dem kanadischen Gesundheitsministerium angegliederte Behörde für Forschungen im Gesundheitswesen.

10 Eine Abteilung der *National Institutes of Health,* die wiederum dem US-Gesundheitsministerium unterstellt sind. Die *National Library of Medicine* ist gewissermaßen die Datenbank für die gesamte biomedizinische Forschung. Dazu gehört auch die *GenBank,* bei der beispielsweise die Genom-Sequenzen von SARS-CoV-2 hinterlegt sind.

11 Katherine Ellison, s. Fußnote 1

12 Katherine Ellison, ebenda

13 **promedmail.org/promed-post/?id=20191230.6864153**

14 **apps.who.int/gpmb/index.html**

15 **apps.who.int/gpmb/assets/annual_report/ GPMB_AR_2020_EN.pdf.** S. 4

16 Ebenda

17 Deutsche Ausgabe: Suhrkamp Verlag, Berlin 2020

18 Das Institut wird von zahlreichen Wohltätern unterstützt, u. a. von Elon Musk, das *Open Philanthropy Project* spendierte bislang 12 Millionen Dollar. Die Stiftung wurde u. a. von Facebook-Mitbegründer Dustin Moskowitz gegründet und unterstützt z. B. auch das *Johns Hopkins Center for Health Security* mit 18,9 Millionen Dollar. Zu den Themen, die *Open Philantropy* unterstützt, gehören die »Risiken globaler Gefahren, Biosecurity und Pandemievorsorge«.

19 en.wikipedia.org/wiki/Future_of_Humanity_Institute

20 Nick Bostrom, *Die verwundbare Welt. Eine Hypothese*, Berlin 2020, S. 83f.

21 www.zdf.de/nachrichten/video/rki-briefing-zum-coronavirus-100.html

22 www.aerzteblatt.de/nachrichten/109585/BMG-beruft-Bundeswehrgeneral-als-Leiter-der-Abteilung-Gesundheitsschutz

23 www.bundeswehr.de/de/organisation/sanitaetsdienst/aktuelles-im-sanitaetsdienst/meldungen-aus-sanitaetsdienst/als-generalarzt-ins-gesundheitsministerium-229932

24 *Wehrmedizinische Monatsschrift,* 2012/11-12. wehrmed.de/article/2180-entwicklung-einer-multinationalen-deployment-health-surveillance-capability-dhsc-fuer-die-nato.html

25 »Nach erfolgreichem Abschluss dieses multinationalen Testlaufs der NRT in 2006, hat die Force Health Protection Working Group (FHP WG) der NATO multinationale Surveillancesystem-Übungsserien in einem realen NATO-Einsatz (Kosovo/KFOR) als zweiten Entwicklungsschritt geplant und durchgeführt. Diese Übungsserien im Kosovo wurden unter Deutsch-Französischer Führung 2008 bis 2010 geplant, vorbereitet und durchgeführt und durch die NATO C3 Agentur unterstützt. Weitere Teilnehmer im Kosovo und im ›Central Analysis Center‹ am SanABw waren die USA, POL, CZE and AUT. Als Beobachter-Nationen waren GBR, SWE, NLD, ITA und CAN vertreten. Diese multinationale Übungsserie wurde durch alle Teilnehmer und Beobachter ebenfalls als Erfolg bewertet.« Ebenda

26 Paul Schreyer, *Chronik einer angekündigten Krise. Wie ein Virus die Welt verändern konnte,* Westend Verlag, Frankfurt a. M. 2020

27 Ebenda, S. 50

28 Laut WHO Finanzreport für das Jahr 2019
    kamen ca. 230 Millionen US Dollar direkt von
    der Foundation und in etwa die gleiche Summe
    von *Gavi, The Vaccines Alliance* – sozusagen
    der Impfarm von Bill & Melinda. Beide Spenden
    sind zweckgebunden.
    www.who.int/about/finances-accountability/
    reports/A73_25-en.pdf?ua=1

29 **www.gatesfoundation.org/How-We-Work/**
    Quick-Links/Grants-Database#q/
    k=johns%20hopkins&sort=amount

30 **www.gatesfoundation.org/How-We-Work/**
    Quick-Links/Grants-Database/
    Grants/2019/11/OPP1216026

31 **www.gatesfoundation.org/How-We-Work/**
    Quick-Links/Grants-Database#q/
    k=charite

32 Um nicht noch mehr Verwirrung zu stiften,
    spreche ich hier immer vom CHS ohne
    Rücksicht auf die diversen Umetikettierungen.

33 Paul Schreyer, s. Fußnote 26, S. 57f.

34 Jason Bardi, »Aftermath of a Hypothetical Small-
    pox Disaster«, in: *Emerging Infectious Deseases*,
    Volume 5, Number 4, August 1999, S. 547–551

35 Tara O'Toole, »Smallpox: An Attack Scenario«,
    in: *Emerging Infectious Deseases*, Volume 5,
    Number 4, August 1999, S. 546

36 »Dark Winter, Bioterrorism Exercise, Andrews Air
    Force Base«, 22.–23. Juni 2001, Final Script, S. 39.
    www.centerforhealthsecurity.org/
    our-work/events-archive/2001_dark-winter/
    Dark%20Winter%20Script.pdf

37 Mit einiger Sicherheit kam der Stoff aus
    US-eigenen Beständen in Fort Detrick.
    Mathias Bröckers/Christian C. Walther,
    11.9. – Einsturz eines Lügengebäudes.
    Frankfurt a. M. 2011, S. 225

38 **www.nommeraadio.ee/meedia/pdf/RRS/**
    Rockefeller%20Foundation.pdf

39 **www.focus.de/politik/videos/menschheit-**
    ist-nicht-vorbereitet-bill-gates-warnt-neue-
    art-des-terrors-koennte-30-millionen-
    menschen-umbringen_id_6669709.html

40 **www.businessinsider.nl/bill-gates-warns-**
    the-next-pandemic-disease-is-coming-
    2018-4?international=true&r=US

41 **www.deutschlandfunk.de/microsoft-**
    gruender-bill-gates-auf-eine-pandemie-
    sind-wir-am.694.de.html?dram:article_
    id=379434

42 s. Fußnote 26, S. 90

43 www.businesswire.com/news/
    home/20191016005962/de

44 Ebenda

45 Über die Beziehung von *UN Foundation*
    und *WEF*: Norbert Häring, »Wie die Konzerne
    die Vereinten Nationen unter ihre Kontrolle
    brachten.«
    norberthaering.de/die-regenten-der-welt/
    un-foundation/?lang=de

46 s. Fußnote 26, S. 94

47 Norbert Häring, »Der Griff der Konzerne nach
    der Weltmacht.«
    norberthaering.de/news/wef-un

48 www.bloomberg.com/news/articles/
    2018-11-18/bloomberg-donates-1-8-billion-
    to-alma-mater-johns-hopkins

49 www.centerforhealthsecurity.org/event201/
    media-advisory.html

50 www.centerforhealthsecurity.org/
    event201/scenario.html

51 www.centerforhealthsecurity.org/news/
    center-news/2020-01-17-Event201-
    recommendations.html

52 unitynewsnetwork.co.uk/bill-gates-calls-
    for-a-decade-of-vaccines

53 www.gatesfoundation.org/Media-Center/
    Press-Releases/2010/01/Bill-and-Melinda-
    Gates-Pledge-$10-Billion-in-Call-for-
    Decade-of-Vaccines

54 www.gavi.org/sites/default/files/
    document/2019/Market%20shaping%
    20brochure.pdf

55 *Coalition for Epidemic Preparedness
    Innovations*

56 Thomas Kruchem, »Die WHO am Bettelstab:
    Was gesund ist, bestimmt Bill Gates.«
    SWR 2, Sendung vom 22. Januar 2019.
    www.swr.de/swr2/wissen/who-am-
    bettelstab-was-gesund-ist-bestimmt-
    bill-gates-100.html

57 ijme.in/articles/the-moral-dilemma-
    of-the-polio-eradication-programme/
    ?galley=html

58 www.bitchute.com/video/dKIfUZZ3Sn1Q und www.ted.com/talks/bill_gates_innovating_to_zero/transcript

59 multipolar-magazin.de/artikel/der-impfaktivismus-der-gates-stiftung

60 www.cmq.org.uk/CMQ/2015/Feb/kenyan_catholic_drs_statement.html

61 John W. Oller et. al., »HCG Found in WHO Tetanus Vaccine in Kenya Raises Concern in the Developing World«. In: *Open Access Library Journal,* Vol. 04, No. 10 (2017), www.scirp.org/html/81838_81838.htm

62 Eric Wagner, »Der Impfaktivismus der Gates-Stiftung«. multipolar-magazin.de/artikel/der-impfaktivismus-der-gates-stiftung

63 childrenshealthdefense.org/news/government-corruption/gates-globalist-vaccine-agenda-a-win-win-for-pharma-and-mandatory-vaccination

64 childrenshealthdefense.org/news/heres-why-bill-gates-wants-indemnity-are-you-willing-to-take-the-risk

65 Interview. *Tagesthemen,* 12. April 2020. www.tagesschau.de/ausland/gates-corona-101.html

66 www.nature.com/articles/d41586-017-05923-8

67 id2020.org/faq

68 id2020.org/alliance

69 www.biometricupdate.com/201909/id2020-and-partners-launch-program-to-provide-digital-id-with-vaccines

70 www.sr.de/sr/sr2/themen/politik/20200525_kruchem_thomas_ueber_bill_gates_interview_100.html

71 www3.weforum.org/docs/WEF_The_Known_Traveller_Digital_Identity_Concept.pdf

72 www.good-id.org/en

73 www.prnewswire.com/news-releases/id2020-alliance-launches-digital-id-program-with-government-of-bangladesh-and-gavi-announces-new-partners-at-annual-summit-300921926.html

74 www.betterthancash.org

75 www.betterthancash.org/why-digital-
    payments

76 Paul Schreyer, *Wer regiert das Geld? -
    Banken, Demokratie und Täuschung.* Westend
    Verlag, Frankfurt a. M. 2016

77 Frankfurt a. M. 2018

78 d33wjekvz3zs1a.cloudfront.net/wp-content/
    uploads/2020/05/Gates-700000-Dead.
    mp4?_=1

79 deutsch.rt.com/europa/102214-thank-you-
    for-your-leadership/?utm_source=
    browser&utm_medium=push_notifications&
    utm_campaign=p%E2%80%A6

80 Nicht zu verwechseln mit dem gleichnamigen
    Katastrophenszenario des *The Global Prepared-
    ness Monitoring Board* (GPMB), von dem oben
    bereits die Rede war.

6

DAS MEDIALE
WETTRÜSTEN

Am 20. Januar 2020 explodieren die Meldungen über das »neuartige Virus«, und zwar weltweit. Und dafür kann es nur einen plausiblen Grund geben: jene Meldung des *Center of Health Security* vom 17. Januar über die Ergebnisse der vermeintlichen Übung »Event 201« im Oktober 2019. Ob darüber hinaus die international wichtigsten Medien noch in anderer Form gebrieft wurden, weiß ich nicht. Erfahrungsgemäß genügt es, wenn einige Zeitungen oder Sender sich eines Themas groß annehmen, um das Rudel des Mainstreams nach sich zu ziehen. Erfahrungsgemäß sind aber mysteriöse Epidemien und ungeklärte Infektionskrankheiten für die meisten Medien an sich schon unwiderstehlich sensationell. So war das bei SARS, bei der Schweinegrippe und bei der Vogelgrippe.[1] Jedes Mal wurde die mögliche Gefahr leidenschaftlich beschworen und die Zahl der möglichen Opfer maßlos übertrieben. Und es waren keineswegs nur die Boulevardblätter oder -sender, die unentwegt und völlig unbegründet den Schaum der Erregung produzierten.

Die *Tagesschau*, die am 20. Januar erstmals über das Virus berichtet, behauptete zwar: »Das neuartige Coronavirus in China breitet sich überraschend schnell aus. Mehr als 200 Menschen sind offiziellen Angaben zufolge bereits an einem Lungenleiden erkrankt, das durch den Erreger ausgelöst wird.«

Überraschend schnell? Wenn nach 27 Fällen Ende Dezember drei Wochen später nur etwas über 200 Fälle insgesamt gemeldet werden, müsste man dann nicht von einer beruhigend langsamen Ausbreitung sprechen?

Doch das ist bloß die erste von Hunderten Falschmeldungen der *Tagesschau* und den bald komplett uniform berichtenden Mainstream-Medien. Am 21. Januar erobert Corona einen Platz auf Seite 1 der *FAZ*. Es wird politisch: neue Zahlen aus China. Der chinesische Staatschef wird Leiter des Krisenstabes. Die *Berliner Zeitung* berichtet am 22. Januar unter der Überschrift »Alarmstufe C«, das Virus könne sich auch in Deutschland ausbreiten, doch das RKI schätzt die Gefahr als gering ein. Unklar bleibe noch, ob es sich bei SARS-CoV-2 um eine begrenzte Übertragung von Mensch zu Mensch handle. An die Spitze der medialen Dramaturgie setzt sich bald der *Spiegel* mit seiner Ausgabe vom 1. Februar 2020. Auf dem Titelblatt starrt ein Asiate im roten Schutzanzug durch eine Gasmaske auf ein Handy. Darunter: »Corona-Virus. Made in China. Wenn die Globalisierung zur tödlichen Gefahr wird«. Die dazugehörige Titelgeschichte setzt Maßstäbe: Alarmismus in Bestform, fehlende Kenntnisse werden durch apokalyptische Phantasmen ersetzt. Zu diesem Zeitpunkt gab es in Europa genau 28 festgestellte Infektionen.

Doch es sind keineswegs nur die deutschen Medien. Die *New York Times*, die vor dem 20. Januar nur spärliche Notizen zur mysteriösen Krankheit in China veröffentlicht hatte, druckt am 21. Januar gleich fünf Artikel zum Thema, zwei Tage später sind es bereits 13 – allesamt an prominenter Stelle. In Italien berichtet *La Repubblica* in großer Aufmachung vom »virus misteriosa« und behauptet, in zwei Tagen habe es 136 neue Fälle gegeben – was natürlich falsch ist.

Während die *Tagesschau* am 20. Januar ihren ersten Bericht über das Virus noch im hinteren Teil der Sendung platzierte, avanciert zwei Stunden später in den *Tagesthemen* Corona bereits zur Hauptmeldung. Die öffentlich-rechtlichen Medien insgesamt machen ab jetzt Corona zu ihrer dramatischen Herzensangelegenheit.

Seitdem *Tagesschau/Tagesthemen* das Terrain geentert haben, regieren die Bilder. In den *Tagesthemen* erinnert Caren Miosga unverzüglich an die SARS-Pandemie, die tausend (!) Opfer weltweit gefordert habe. Die Zahl der Ansteckungen steige rasant. In China seien 200 Fälle gemeldet und zwei Tote bestätigt, erklärt der Chinakorrespondent. Und noch bevor man sich fragt, warum 200 kranke und zwei tote Chinesen so viel Nachrichtenwert haben sollen, kommen schon die Bilder aus Wuhan, Bilder aus einem Katastrophengebiet, in dem es aussieht, als wäre eine Biobombe eingeschlagen. Zwei Tage später wird Corona wieder zum Aufmacher. Es werden 500 Infizierte aus China gemeldet und zwölf Tote. Auftritt von Christian Drosten, Chefvirologe der Charité: Er sieht noch keinen Grund zur Beunruhigung. Auch das RKI erklärt: Gefahr gering. Überlagert von bedrohlichen Bildern. Am 23. Januar meldet die *Tagesschau*, dass China mehrere Millionenstädte abriegelt. Ein WHO-Funktionär lobt die chinesischen Maßnahmen, sie gingen weit über das hinaus, was seine Behörde empfohlen habe. Das sei beispiellos.

Mir ist nicht bekannt, dass je einer der aufgeregten Reporter versucht hätte zu klären, warum die Chinesen derart massiv auf das neue Virus reagiert haben. Doch die ARD-Reporterin Tamara Anthony weiß von einem bösen Verdacht: In den sozialen Netzwerken mache sich der Verdacht breit, dass die chinesische Regierung *die* Wahrheit, das *ganze* Ausmaß der Epidemie vertusche. Die neue Superquelle: irgendwas in den sozialen Netzwerken. Fertig ist das Supersensationsgebräu: Ein neuartiges Virus, das mit gefakten Erinnerungen an SARS aufgeladen wird und das sich anschickt, vom totalitär verdunkelten China aus die Welt heimzusuchen. Auch diese Erregungsbombe wird man in den nächsten Wochen immer mal wieder hochgehen lassen.

Am 25. Januar nimmt sich die *Tagesschau* 4:20 Minuten Zeit, um u. a. zu vermelden: Corona sei in Europa angekommen – drei Fälle in Frankreich. In China seien jetzt 1.400 Fälle bekannt.

Dazu dramatische Aufnahmen aus Peking, das soeben zum Not-standsgebiet erklärt wurde. Notfallkliniken werden aus dem Boden gestampft. Wie stets begleiten apokalyptische Aufnahmen die Nachrichten. Vermummte Menschen, hektisches Treiben in Ambulanzen, Militärlaster, Helfer in schweren Schutzanzügen stapfen durchs Bild.

Die *Tagesschau* mag zwar den Informationswert eines Fix&Foxi-Heftchens haben, wie bereits Dieter Hildebrandt vor Jahrzehn-ten richtig bemerkte, doch sie hat den unschätzbaren Vorteil, den Geisteszustand der parlamentarischen Mitte als Norm zu verbrei-ten. Seit dem 20. Januar werden beide ARD-Nachrichtensendun-gen bis heute von dem »neuartigen Virus« formatiert. Bereits in diesem frühen Stadium wird Corona verblüffend oft zum Aufmacher. In *Tagesschau* und *Tagesthemen* am 22., 23., 28., 29. und 30. Januar. Am 29. Januar gibt es zusätzlich eine Ausgabe *Tagesthemen extra*. Im Februar geht es fast so weiter: Am 1., 26., 27. und 28. Februar machen *Tagesschau* und *Tagesthemen* jeweils groß mit Corona auf. Am 2. und 13. Februar macht die *Tagesschau* Corona zur Schlagzeile Nummer 1. Und die *Tagesthemen* am 4., 12. und 16. Februar. Um die Relationen herzustellen: Am 1. Februar gibt es außerhalb Chinas weniger als 200 Fälle, die mit SARS-CoV-2 infiziert sein sollen. Am 15. Februar zählt man in Europa knapp 50 Infizierte und an diesem Tag auch den ersten Toten. Wohlgemerkt, die Experten des RKI haben noch am 26. Februar »keinen Grund zur Panik« gesehen. Nachdem Medien Corona eine riesige Schneise gebahnt hatten, brauchten in Italien nur noch Lastwagen mit Särgen über die Bildschirme zu flimmern, damit die Panik die Regie übernehmen konnte.

Ab Mitte März folgt bei der ARD nach der *Tagesschau* beinahe täglich ein Sonderbericht in Sachen Corona von 15 bis 45 Minuten Länge. Die Dritten Programme senden pausenlos Corona-Loka-les. Keine Talkshow, die nicht im allerkleinsten Corona-Kreis Schreckliches zu berichten weiß. Jeder Sender hat seinen Corona-Live-Ticker. Die WHO veröffentlicht ab dem 21. Januar ihren täglichen Lagebericht, obwohl die Organisation die Gefahrenlage noch für eher gering hält. Und am folgenden Tag illustriert die Johns Hopkins University das Pandemiegeschehen mithilfe eines Dashboards zu SARS-CoV-2, das fortan weltweit zum Thermometer der Pandemie wird[2]: die kumulativen Fallzahlen der Infizierten und der Toten (später kommen die »Genesenen« hinzu), je nach Wunsch als globale Übersicht oder nach Ländern differenziert. Mit kaum einem Instrument kann man mehr Panik verbreiten, kaum eines ist weniger geeignet, die Realitäten der Krankheit und ihrer Ausbreitung abzubilden. Die Johns Hopkins University avanciert bald zum *Coronavirus Resource Center* (CRC) – und die Medien übernehmen gerne die neuesten dramatischen Zahlen aus Baltimore. In der Regel fallen sie für Deutschland etwas höher aus als die Zahlen des RKI. Die Jahre der Vorbereitungen haben sich für das *Center for Health Security* gelohnt. Fast von Anfang an steuert es die Wahrnehmung der Pandemie und bestimmt die Temperatur. Es sieht so aus, als spiele die WHO keine große Rolle mehr. Dass Journalisten nach den Hintergründen des CRC fragen oder danach, woher die Daten stammen, ist kaum vorstellbar.

Das *Redaktionsnetzwerk Deutschland* (RND) attestiert den Mainstream-Medien mehrfach großartige Arbeit: »Der klassische Journalismus, der sich bewährten Tugenden seiner Zunft zumindest verpflichtet fühlt und im Wahnsinn der sich überschlagenden Ereignisse zu ordnen, erklären und diskutieren versucht, erlebt eine Renaissance. ›Menschen brauchen sauberes Wasser zum Überleben, und Demokratien brauchen saubere Informationen.‹« So heißt es in einem Online-Beitrag des RND, das der Branche, mit der es ganz und gar verwoben ist, ein fabelhaftes Zeugnis ausstellt. Man feiert das Ende des Misstrauens und die Überwindung der »Lügenpresse«-Stimmung. »Die *Tagesschau* als Monolith der Sachlichkeit verzeichnet Einschaltrekorde. Statt um die zehn Millionen Zuschauer schalten um 20 Uhr jetzt bis zu 17 Millionen ein.« Der Chefredakteur der *Tagesschau* wird zitiert mit den Worten:

»Wir achten darauf, dass wir keine Panik verbreiten.« Das glatte Gegenteil trifft zu: *Tagesschau* und Co. haben alles unternommen, um Ängste zu schüren, sie haben prinzipiell auf Apokalypse gesetzt und dementsprechend jede kritische Information, Relativierungen aller Art, jede Diskussion systematisch unterdrückt. Bedenkenlos haben sie hochproblematische Daten hochtoupiert und massiven Druck ausgeübt. Der aberwitzige tägliche Ausstoß an Corona-News ist komplett redundant. In sämtlichen Mainstream-Medien steht zuverlässig das Gleiche – als wäre die vollständige Homogenität der Informationen der letzte Beweis für ihre Wahrheit.

Der Bonner Virologe Hendrik Streeck durfte gelegentlich bei *Markus Lanz* im ZDF auftreten und seine moderaten Vorbehalte gegen die radikalen Maßnahmen formulieren. Doch als er schließlich in seiner sogenannten Heinsberg-Studie genau das gemacht hat, was das RKI bis heute verweigert, nämlich den zahlreichen Unbekannten des Virus systematisch zu Leibe zu rücken, wird er fast unisono ausgebuht. In einem Interview mit der *Osnabrücker Zeitung* erklärt er am 10. Juni:

> »Ein Vorgang, den ich als geradezu grotesk empfand. Wir hatten das erste Mal weltweit Daten, wo wir in einem Super-spreading-Event die Dunkelziffer identifiziert hatten und auch sagen konnten, wie viele Menschen asymptomatisch infiziert waren. Wir hatten das erste Mal Daten für Deutschland. [...] Und dann wurde auch noch gesagt, die Daten seien nicht so relevant, weil sie ja das Bauchgefühl bestätigen würden. [...] Zu meiner Überraschung sind auch und gerade Wissenschaftsjournalisten darauf angesprungen, von der Tagesschau über die Zeit bis zur Süddeutschen Zeitung. [...] Ich weiß nicht, woran es lag. Es war eine unglückliche Gemengelage zwischen Politik, journalistischen Fehden und Angst.«

Man könnte vermuten, Streecks Expertise bringe Komplexität ins Spiel und öffne Interpretationsspielräume, was den Glanz der überwältigend einfachen und absolut wahren Fakten à la Dashboard der Johns Hopkins University ein wenig zu verdunkeln droht. Und wer es wagt, die Dinge ein wenig anders zu sehen, der wird von Kohorten sogenannter Faktenchecker heimgesucht, die allesamt das Zeug haben, journalistischen Verstandesleistungen auf Jahrzehnte hinaus tief zu misstrauen.

Am 14. März unterlief dem RBB in seinem Wissenschaftsmagazin »Die Profis« eine schwere pluralistische Panne: In der Radiosendung wurde live die weltweit renommierte Schweizer Virologin Prof. Dr. Karin Mölling interviewt. Die erklärte mit plausiblen Argumenten, dass SARS-CoV-2 kein Killervirus sei und dass das Problem eher in der allgemeinen Panikmache bestehe. Auf seiner Website sah sich der Sender danach zu folgendem Kommentar genötigt:

»Zur Klarstellung: Die radioeins-Redaktion betont, dass die Virologin und emeritierte Professorin und Direktorin des Instituts für Medizinische Virologie an der Universität Zürich, Prof. Dr. Karin Mölling, hier eine Einzelmeinung vertritt. Die Virologin lässt bei ihren Einschätzungen außer Acht, dass mit den beschlossenen Maßnahmen die Zunahme von exponentiell ansteigenden Infektionen verlangsamt werden und insbesondere besonders gefährdete ältere und chronisch kranke Menschen geschützt werden sollen. Das Aufrechnen von Toten bei Unfällen oder anderen Krankheiten mit den Coronatoten erscheint auch angesichts der massiven Tödlichkeitsraten in unseren Nachbarländern zynisch. Sofern das Interview den Eindruck erweckt hat, dass radioeins die Coronakrise verharmlost, möchten wir uns ausdrücklich dafür entschuldigen.«[3]

Man muss das als Programmdirektive lesen: Die Öffentlich-Rechtlichen befinden sich auf Mission und werden gegen alle abweichen-
den Ansichten vorgehen. Aber nicht nur die.

Auch die Archive werden umgeschrieben. Im Oktober
2017 sendete der SWR 2 einen Beitrag von Thomas Kruchem mit
dem Titel »Was gesund ist, bestimmt Bill Gates. Die WHO am Bettelstab«. Die Sendung wurde sogar im Januar 2019 wiederholt. Sie
befindet sich auch noch im Archiv und kann sowohl nachgelesen
als auch nachgehört werden. Allerdings findet sich auf der entsprechenden Seite des SWR folgender Hinweis:

> »Faktencheck aktuell: Bill Gates und die WHO. Unsere Sendung
> von 2017/2019 stößt derzeit auf großes Interesse. Um die Rolle
> von Bill Gates und der WHO vor dem Hintergrund der aktuellen
> Corona-Pandemie besser einordnen zu können, möchten wir
> Sie auf das Angebot unserer Kolleg*innen von BR24 aufmerk-
> sam machen: #Faktenfuchs: Corona-Mythen zu Bill Gates.«[4]

Und wer jetzt den »Faktenfuchs« aufsucht, der wird erfahren,
dass die gut recherchierte und moderate Kritik an Bill Gates von
Thomas Kruchem in diesem Feature jetzt zu den abartigen und
auch gefährlichen Verschwörungstheorien gezählt werden muss.
Diesem Hinweis folgt eine Art Kurzfassung der Sendung. Nach
dem ersten Absatz unterbricht ein eingerahmter Kasten den Text
mit dem Verweis auf ein Interview mit Gábor Paál zum Thema
»Warum Verschwörungstheoretiker die Gates-Stiftung ins Visier
nehmen«. Noch einen Absatz später wird der Text wiederum von
einem Link unterbrochen, diesmal wird man zu einem SWR-Fak-
tenchecker gelotst, der schlagend ein Video von *KenFM* zu Bill
Gates demontiert.[5] Ich möchte mich hier nicht mit solchen Fakten-
checkerfüchsen auseinandersetzen. Jeder dieser Beiträge kommt
von höchster Stelle aus dem Wahrheitsministerium und ist von
unvorstellbarer Qualität: billigste Propaganda.

Noch besser wird es natürlich, wenn ein Autor Selbstkritik übt. Im April 2017 veröffentlichte die *ZEIT* einen Beitrag ihres Redakteurs Jakob Simmang mit dem Titel »Der heimliche WHO-Chef heißt Bill Gates«[6]. Der Artikel kritisiert ganz ähnlich wie die Sendung von Thomas Kruchem den Skandal, dass eine internationale Behörde von Spenden lebt und sich dem Willen einiger Großsponsoren zu beugen hat. Der Text befindet sich auch noch im frei zugänglichen Archiv des Wochenblatts, allerdings mit folgendem Hinweis versehen: »Dieser Text ist eine Rezension. Eine aktuelle Auseinandersetzung des Autors mit der Gates-Stiftung und ihrer Rolle in der globalen Gesundheitspolitik finden Sie hier.« Wenn man dem Link folgt, erscheint eine Art Selbstanzeige des Autors Jakob Simmang: »›Der heimliche WHO-Chef heißt Bill Gates‹ – wenn ich diesen Titel heute lese, denke ich: Das ist zu scharf, zu sehr zugespitzt. Es fällt mir nicht leicht, es zuzugeben, aber ja, das ›heimlich‹ im Titel klingt nach Verschwörungstheorie. Und manchen gefällt genau das.« Ist das noch McCarthy oder schon Moskau 1938? Oder einfach unaussprechlich banal? Im Dezember erhielt die *ZEIT* von Gates eine milde Gabe von 300.000 Euro – angeblich um eine Veranstaltungsreihe zum Thema »Klimawandel im globalen Süden«[7] zu finanzieren. Und ein anderes darbendes Blättchen namens *Spiegel* erhielt Ende 2018 gleich über 2,5 Millionen Dollar zur Förderung seiner Berichterstattung über »Global Health and Development Public Awareness and Analysis«.[8] Man darf sagen, 2020 hat der *Spiegel* geliefert.

In einem bis dahin selbst für mich unvorstellbaren Ausmaß haben Journalisten die elementarsten Prinzipien ihres Gewerbes über Bord geworfen und sich bedingungslos zur Exekutive der Pandemiebewältigung gemacht, bevor es eine staatliche gab. Genauer gesagt, noch bevor Behörden, Regierungen und sogar Experten Grund zur Besorgnis erkennen wollten, hatten Medien Gefahr im Verzug erkannt und drängten unaufhörlich auf die Einleitung von Maßnahmen. Bis heute gibt es kaum eine Regierungsmaßnahme, bei der Journalisten nicht sofort die Frage stellen: Reicht das auch?

Der Medien-Mainstream hat es in relativ kurzer Zeit geschafft, Politik, Experten und ein verstörtes Publikum vor sich herzutreiben. Seine Dramaturgie folgt einer Art Kriegsberichterstattung: Die Einschläge kommen immer näher, und es werden immer mehr. Täglich wird die Zahl der »Neuerkrankten« in verschiedenen Ländern gemeldet. Mit geradezu exakter Ignoranz werden positiv Getestete als Infizierte bzw. Erkrankte gezählt. Jedes böse Gerücht wird umgehend zur Tatsache gemacht. Für medizinische Aufklärung über das Virus fehlt das Wissen. Das Dashboard aus Baltimore reicht, und es wird von tiefsinnigen Leitartiklern zuverlässig als Beleg für eine Welt am Abgrund gedeutet. Gelegentlich tröstet man die traumatisierten Zuschauer oder Leser mit menschelnden Reportagen.

Das ist tatsächlich ein Problem: das Wissen. Und die Experten des Wissens fahren offensichtlich auch nur auf Sicht. Noch am 2. März erklärt Christian Drosten auf einer Pressekonferenz des Bundesgesundheitsministeriums: »Das Risiko für die Gesellschaft ist gestiegen, die Gefahr für den Einzelnen ist aber weiterhin nicht groß.« Erst mit dem sprunghaften Anstieg der Zahlen in Europa ändern sie ihren Kurs. Die von der Regierung konsultierten Experten haben sich binnen weniger Wochen von mehr oder weniger unaufgeregten Beobachtern zu Ekstatikern der Pandemie gewandelt. Sie wussten zwar nicht mehr, aber der Druck der Umstände hat sie zu einer Art imperativem Wissen verführt.

Die Situation schrie förmlich nach Maßnahmen, nach radikalen Maßnahmen, um nicht zu sagen: nach Krieg. Wie kann man zu derart drastischen Maßnahmen raten, wenn man nur ein paar Hypothesen in der Hand hat? Medien und Politik verlangten unmissverständlich nach Gewissheiten. Frühzeitig hat das RKI alle verfügbaren Informationen zu COVID-19 auf seiner Website veröffentlicht, die angeblich laufend aktualisiert wurden. Noch heute lesen sich diese Erläuterungen wie eine Ansammlung hilfloser Vermutungen. Ob es um Letalität oder den berüchtigten Verbreitungsparameter »R« geht – vieles ist schlicht falsch, etliche Zahlen deutlich übertrieben. Man »vergaß« lange, systematisch Testergebnisse mit der Anzahl der Tests zu korrelieren. Man behauptet einen exponentiellen Anstieg der Fälle, den es nie gegeben hat. Doch Journalisten fragen grundsätzlich nicht nach. Sie verschärfen das Dilemma der Expertise. Insofern beunruhigt sie offenbar auch nicht, dass das RKI wenig Interesse an einer genaueren Datenlage bekundet. Als der Hamburger Rechtsmediziner Prof. Klaus Püschel ankündigt, einige der COVID-19-Toten zu obduzieren, erhebt das RKI Bedenken wegen der Infektionsgefahr. Als Püschel nach den Obduktionen erklärt, das Coronavirus sei für die meisten Menschen eher nicht sehr gefährlich, beben Politik, Medien und die regierungsnahen Virologen vor Entrüstung.

Es dauert lange, bevor die Public-private-Partnership, die den Machern von »Event 201« so am Herzen liegt, in Gang kommt. Nur die Medien folgen dem Forderungskatalog – mehr noch, sie machen ihn zu ihrer Herzensangelegenheit. Der siebte Punkt der »Empfehlungen« der Veranstalter besagt: »Die Regierungen und der Privatsektor sollten der Entwicklung von Methoden zur Bekämpfung von Fehl- und Desinformation vor der nächsten Pandemiereaktion größere Priorität einräumen.«[9] Den Job übernimmt die neue Medienpolizei kurzerhand selbst.

Ende März wird ein vertrauliches Papier des Innenministeriums publik. Es trägt den Titel »Wie wir COVID-19 unter Kontrolle bekommen«[10] – nämlich mit Plänen zur psychologischen Kriegsführung gegen die eigene Bevölkerung, verschiedenen Szenarien des Grauens zur Ausbreitung der Pandemie und mit fiesen Strategien der Eindämmung. Was die psychologische Kriegsführung betrifft, handelt es sich um eine »umfassende Mobilisierungskampagne« – Devise: »Es kommt etwas sehr Bedrohliches auf uns zu, wir haben die Gefahr aber erkannt und handeln entschieden und überlegt. Wir brauchen ein Zusammenkommen und Wirken von allen Kräften in der Gesellschaft. Dann werden wir die Gefahr noch abwenden.« Ferner soll der Bevölkerung das Worst-Case-Szenario vermittelt werden, demzufolge allein hierzulande mit dem Tod von fast 1,2 Millionen Menschen zu rechnen sei. Der Bevölkerung sei unbedingt einzutrichtern, was exponentielles Wachstum bedeutet. Schließlich gibt es noch eine Unterweisung in eine Art Struwwelpeter-Pädagogik. Man führe drastisch den Erstickungstod vor Augen; Kinder hätten lebenslange Schuldgefühle, wenn sie sich anstecken, weil sie sich die Hände nicht gewaschen hätten, und dann einen Elternteil anstecken, der »qualvoll zu Hause stirbt«.

Schließlich müsse verbreitet werden, auch wer überlebe, trage noch jahrelang an den Folgen oder sterbe gar an einem Rückfall. Offenbar verfügt das Innenministerium über weit vorausschauende Köpfe, die von Erfahrungen sprechen, die man noch gar nicht kennen kann. Oder hat man kurzerhand übernommen, was man über andere Atemwegsinfektionen weiß – allerdings eher als Ausnahme?

Fast alle Variablen der Modelle, mit denen das Innenministerium die Ausbreitung der Krankheit errechnet, sind entweder falsch oder unbegründete Schätzungen. Zum Beispiel gehen die Autoren von einer Fallsterblichkeit von 1 Prozent aus, während selbst das RKI nur 0,57 Prozent ermittelt hat, bei seiner Heinsberg-Studie kommt das Team von Hendrik Streeck auf 0,37 Prozent. Globale Auswertungen[11] kommen auf 0,2 Prozent. Falls der Lockdown auf diesen Daten beruht, muss man von einer politischen Katastrophe sprechen. Andererseits empfiehlt das Papier eiskalt, falls die Fallsterblichkeit unter 1 Prozent sinke, die Ausweitung der Tests mit dem Faktor Tote mal 100. Offenbar weiß man im Innenministerium, wie man erwünschte Zahlen herstellt.

Jeder ernsthafte und unabhängige Journalist hätte dieses Papier veröffentlicht, ja veröffentlichen müssen. Doch was passiert? Das RND, jenes Redaktionsnetzwerk, das den deutschen Qualitätsmedien insgesamt großes Lob für ihre Corona-Arbeit gespendet hat, kannte das Papier und erwähnt es beiläufig, als handle es sich um Vorschläge zur Verbesserung von Parkuhren. Andere Kollegen verbreiten rasch die Horrorzahlen unkommentiert weiter.

Allerdings sollte man nicht glauben, das vertrauliche Papier habe als Betriebsanleitung für die Mainstream-Presse gedient. Die übererfüllte nämlich bereits seit geraumer Zeit das Propagandapensum, das dem Innenministerium vorschwebte. Nehmen wir als Beispiel die Ausgabe der *Tagesthemen* vom 19. März.

Deutschland sei auf Bewährung, eröffnet Caren Miosga die Sendung, und wenn die Bevölkerung sich nicht am Riemen reiße, folge eine Freiheitsstrafe. Ausgangssperre liegt in der Luft. Eine Reihe von Statements von der Straße lässt es so aussehen, als erwarten oder erhoffen die Bürger eine Verschärfung. Noch versucht es die Politik mit Geboten, in den nächsten Tagen werden Verbote notwendig sein, dekretiert ein Psychologe. In Freiburg sei es jetzt so weit, der Bürgermeister verhängte für 14 Tage eine Ausgangssperre. Im Interview kann er sich gleich erklären: Die meisten Bürger hätten darauf gehofft. Alle Parteien seien sich einig. Ohne mit der Wimper zu zucken, akzeptiert Miosga die sagenhaft dämliche Begründung: Die Nachbarländer hätten den Notstand erklärt – und eben auch die Grenzen geschlossen. Auch eine Frage nach der Rechtsgrundlage dieser Maßnahme entfällt. Immerhin suspendiert ein Bürgermeister hier mal kurz so ziemlich sämtliche Grundrechte.

Sofort im Anschluss nimmt Caren Miosga sich den nordrheinwestfälischen Ministerpräsidenten Armin Laschet zur Brust. Warum wehren Sie sich gegen Ausgangssperren? Die Nachbarländer haben doch auch Ausgangssperren verhängt. Mehrfaches Nachfragen: Wann ist es endlich so weit? Schließlich schwingt Miosga unverhohlen die Keule der Schuld. NRW hatte von Anfang an die meisten Infizierten. »Sie hätten doch wissen müssen, wie die exponentiellen Kurven hochschnellen. Wie selbstkritisch denken Sie heute darüber?« Mit anderen Worten: Können Sie es verantworten, dass weiterhin Menschen sterben, nur weil Sie von Zuständigkeiten faseln, von längst ergriffenen Maßnahmen und weil Ihnen die heiligen Grundrechte anscheinend lieber sind? Caren

Miosga ist von ihrer Mission förmlich besessen, ihre Gewissheit unerschütterlich.

Dann folgt mal endlich etwas Positives: Südkorea. Das Land habe Corona so gut wie hinter sich, weil es vor scharfen Maßnahmen wie beispielsweise der Totalüberwachung nicht zurückgeschreckt sei. Vor allem habe Südkorea getestet, getestet und getestet. Kurzum, Deutschland sei zu lax. Selbst nach über vier Wochen Corona-Hype scheint unseren Journalisten der sonderbare Umstand entgangen zu sein, dass es sich bei dieser Pandemie um die vermutlich erste handelt, bei der man das Virus meistens suchen muss, denn es zeigt sich nicht zuverlässig durch Symptome. Das heißt zunächst, dass Dunkelziffern enorme Schatten auf sämtliche erhobenen Daten werfen. Sodann – auch wenn man den wunderlichen Begriff der »asymptomatisch Erkrankten« herangezogen hat – müsste es eigentlich erstaunen, dass dieses so neuartige und gefährliche Virus vom überwiegenden Teil der »Infizierten« – das heißt positiv Getesteten – gar nicht bemerkt wird. Wie kann das sein? Oder gibt es schon längst eine gewisse Grundimmunität? Wer so fragt, rüttelt am Pathos der Apokalypse. Wenigstens hätte man Hendrik Streeck in dem dann folgenden Interview solche Fragen stellen können. Immerhin, in diesem Interview fällt der bemerkenswerteste Satz der ganzen Sendung. Streeck sagt, er sei Wissenschaftler und könne insofern keine Prognosen abgeben. Klar, dass Caren Miosga mit Nachfragen die Stabilität ihrer Gewissheiten nicht gefährden wollte.

Über Durchblick verfügt auch Fritz Frey, der an diesem Tag den Kommentar aufsagt. »Jetzt muss alles getan werden, um die Zahlen der Infizierten nicht exponentiell steigen zu lassen, einfacher gesagt: um Leben zu retten. [...] Ausgangssperre so schnell wie möglich.«

So geht das Tag um Tag: Die öffentlich-rechtlichen Nachrichtensendungen üben massiven Druck aus, verhindern Aufklärung, schüren Panik. Es hat, wie gesagt, nie ein exponentielles Wachstum gegeben, im Gegenteil, nach dem 19. März sinken die in Relation zur enormen Ausweitung der Testtätigkeit gesetzten Zahlen, ohne dass die ergriffenen Maßnahmen dabei eine Rolle gespielt hätten. Ich glaube nicht, dass Fritz Frey es besser weiß. Er ist nur ein unsäglich schlechter Journalist auf humanitärer Mission.

Ich glaube auch nicht, dass Caren Miosga wusste, dass es keine exponentiellen Zahlen gab. Und ich fürchte, Armin Laschet hat bis heute keinen Schimmer davon. Wie ist das möglich? Wie ist es möglich, dass vor den Augen einer breiten Öffentlichkeit zwei Ahnungslose ihre Ahnungslosigkeit ausbreiten, ohne dass ein paar Sachkundige aufstehen und dem Unfug ein Ende bereiten? Denn von diesen Fragen hing eine Entscheidung von unvorstellbarer Tragweite ab. Gut, das RKI – ab Anfang März voll auf Pandemiekurs – trägt nicht gerade zur Aufklärung bei. Aber es müssen sehr viele gewusst haben, dass die täglichen Fallzahlen in Bezug zur Anzahl der Tests gesetzt werden müssen – mal ganz abgesehen von anderen Faktoren, die hätten berücksichtigt werden müssen. Die Medien hatten ihr Publikum sturmreif geschossen, eine völlig verängstigte Gesellschaft lechzte nach Maßnahmen, und Journalisten erhöhten unablässig den Druck auf überforderte Politiker, zweifelnde Behörden und wahrscheinlich auch auf medizinische Experten, deren pandemische Ratlosigkeit allmählich ratloser Entschlossenheit wich. Medien, die sich jeden Tag neu selbst hypnotisierten, waren sozusagen die besten Kunden ihrer wahnsinnigen Erregungsproduktion. Und sie hatten sich in einer Wagenburg eingerichtet, die keine Diskussionen, keine Zweifel mehr erlaubte und zuließ.

Die Realität von COVID-19 hatte nie und hat bis heute nichts mit der medialen Pandemie zu tun. Doch es konnte nicht ausbleiben, dass von Zeit zu Zeit kritische Stimmen ins Fleisch der medial kontrollierten »Realität« pikten.[12] Es wurden bald viel mehr, als man sich das in der pandemischen Wagenburg vorstellen konnte. Übrigens nicht nur in Deutschland.[13] Die Kritik fand nur noch im

Netz statt. Anfang März durfte Wolfgang Wodarg noch einmal in dem ZDF-Politikmagazin *Frontal 21* auftreten, danach wurde der Mann als eine Mischung aus Kauz und Verschwörungstheoretiker in den medialen Untergrund abgeschoben und mit Dutzenden von sogenannten Faktenchecks verfolgt. Dokumente journalistischer Unbedarftheit, aber auch Unredlichkeit. Sehr früh zeichnete sich eine Spaltung der Öffentlichkeit ab. Hier das majoritäre Lager der Mainstream-Medien, dort das minoritäre Lager der Netzaktivisten. Ein Podium, auf dem beide Seiten ihre kontroverse Sicht der Dinge hätten verhandeln können, wurde konsequent verweigert. Während die mediale Oberwelt über alle politischen und weltanschaulichen Gegensätze hinaus zu beängstigender Geschlossenheit fusionierte, bestand die mediale Unterwelt des Netzes zumindest anfangs aus beängstigender Heterogenität. Es dauerte eine Weile, bis die Stimmen kritischer Experten, skeptischer Journalisten und verzweifelnder Bürger nach und nach eine Art informelles Netzwerk bildeten. Auch hier spielten frühere politische Differenzen kaum mehr eine Rolle – allerdings verzichtete man auf die Bildung einer dogmatischen Einheitsfront. Im Wesentlichen ging und geht es darum, sich so viel Expertise wie möglich anzueignen und anderen zugänglich zu machen, um die mediale Pandemie der Oberwelt mit anderen Augen sehen zu können.

Das konnte den Mainstream-Medien nicht verborgen bleiben, und sie agierten gehorsam gemäß Forderungskatalog Punkt 7 von »Event 201«: Sie zogen in den Krieg gegen vermeintliche Fake News, »Desinformation« und Verschwörungstheoretiker. Natürlich nicht mit schlechten Argumenten, sondern mit fieser Diskreditierungsarbeit. Bei fast allen Untergangsübungen zuvor spielte das Thema – wie geht man gegen »Desinformation« vor – eine zentrale Rolle.

Wie bereits erwähnt, veröffentlichten die beiden renommierten Professoren für Infektionsepidemiologie Sucharit Bhakdi und Karina Reiss im Juni ihr Buch *Corona Fehlalarm? Zahlen, Daten und*

Hintergründe. Ihre These lautet, dass eine mittlere bis schwere Grippewelle systematisch zur Pandemie aufgeblasen wurde. Diese These versuchen sie anhand zahlreicher Beispiele zu belegen. Darüber könnte, darüber müsste man diskutieren. Bhakdi und Reiss sind schließlich keineswegs die einzigen ausgewiesenen Experten, die massive Zweifel geäußert haben. Das ist in der Wissenschaft nicht nur üblich, sondern ermöglicht überhaupt erst so etwas wie wissenschaftlichen Fortschritt. Doch diese Normalität wurde in Corona-Zeiten suspendiert. Die allgegenwärtigen Künder der Pandemie haben jegliche Kritik als unbegründet und gefährlich verworfen, aber warum dann nicht mit ausgewiesenen Experten über andere Auffassungen diskutieren? Mag sein, dass Reiss und Bhakdi sich in der einen oder anderen Frage irren, womöglich sogar mit allem danebenliegen, warum dann nicht ihre Argumentation auseinandernehmen? Einige wenige Kollegen ließen ein paar unverschämte Bemerkungen vom Stapel. Die Universität Kiel distanzierte sich entschieden von den Thesen ihrer Professorin Reiss und bezeichnete sie als unbelegt und unwissenschaftlich. Hat aber sicherheitshalber darauf verzichtet, ihrerseits diesen Vorwurf zu belegen. Wissenschaftlich wollte das Buch nie sein. Es richtet sich ausdrücklich an ein breiteres Publikum. Ebenso wie der Virenunterricht von Christian Drosten auf NDR Info. Doch die Thesen von Karina Reiss und Sucharit Bhakdi waren sehr gut belegt, nur wollte sich offensichtlich kein Experte der Diskussion stellen. Könnte das imperative Leuchten der Apokalypse dabei vielleicht Schaden nehmen?

Kritiker des staatlichen Pandemiemanagements und der herrschenden medizinischen Sicht wurden Corona-Leugner oder Corona-Skeptiker genannt, und die sonst nicht gerade von wortspielerischer Heiterkeit gezeichnete SPD-Vorsitzende Saskia Esken sprach von »Covidioten«. Und zwar anlässlich einer Demonstration in Berlin gegen die Maßnahmen, die angeblich von der Polizei aufgelöst werden musste, weil die Teilnehmer sich nicht an das

Abstandsgebot gehalten und keine Masken getragen hätten. Hartnäckig sprachen die Behörden von 17.000 Teilnehmern, während Hunderttausende Teilnehmer eher Hunderttausende gesehen haben wollten. Nicht nur Saskia Esken, sondern sämtliche Politiker, die glaubten, sich zu dieser Angelegenheit äußern zu müssen, bemühten aggressiv das Argument, Typen wie diese Demonstranten gefährdeten die Gesundheit aller. In Wahrheit nicht einmal die eigene – oder wurde je aus einer dieser Demos ein Hot Spot? So wurden Kritiker zur Gefahr erklärt. Und die vermeintlich Gefährdeten indirekt zum Widerstand gegen solche Gefährder aufgerufen. Dabei war das Denunziantentum doch bereits zuvor längst wieder zur Tugend aufgestiegen.

Eine andere denunziatorische Taktik besteht darin, Kritiker auf bestimmte Gruppen zu reduzieren. Unablässig hielten die Kameras auf eine kleine Gruppe von fahnenschwingenden »Reichsbürgern«, als bildeten die den Kern der »Covidioten«. Neben »Esos« und anderen Spinnern.

Bereits am 19. März hatten die *Tagesthemen* einen Beitrag über verschwörungstheoretische Spinner von ganz rechts gebracht. Seit Anfang Mai bestehen die Nachrichtensendungen des Öfteren zu großen Teilen aus Berichten über die gefährlichen Spinner, die am offiziellen Credo zweifeln.

Investigativer Journalismus hat unvermeidlich mit Verschwörungen zu tun und produziert also Verschwörungstheorien. Machenschaften der Energiekonzerne, subversive Seilschaften in den Parteien, islamistische Konspirationen, mafiose Intrigen von Siemens, betrieblich organisierte Puffbesuche bei VW, systematischer Umsatzsteuerbetrug. Es gibt Verschwörungen, also muss es auch Verschwörungstheorien geben. Man könnte auch einfach von Ermittlungshypothesen sprechen. Da Verlautbarungsjournalisten es ablehnen, die Welt zu interpretieren, halten sie jede kritische Wahrnehmung für eine Verschwörungstheorie, und dabei tun sie so, als handle es sich dabei um eine Textsorte, der man auf Anhieb die krankhaften oder abwegigen Motive ablesen könnte. Es gibt gute und es gibt schlechte Verschwörungstheorien. Das ist alles.

Um ein Beispiel für eine absurde Verschwörungstheorie zu nennen: Wenn der russische Oppositionelle Alexej Nawalny behauptet, von Putins Schergen vergiftet worden zu sein, ist das sein gutes Recht. Wenn aber in wieder einmal schauriger Uniformität sämtliche Mainstream-Medien sich diese These zu eigen machen und als Beweis anführen, dass das Bundeswehr-Krankenhaus Spuren eines nur vom russischen Militär benutzten Giftes gefunden habe, dann unterbieten sie auch die niedrigschwelligsten Standards des Journalismus, wie er wohl mal sein sollte.

Wenn heute von Verschwörungstheorien die Rede ist, dann will man eine Demarkationslinie zwischen Drinnen und Draußen errichten. Wer darf mitreden und wer nicht? Was gilt noch als zumutbare Überlegung und was nicht? Doch die Demarkationslinie basiert nicht auf Argumenten, sondern funktioniert über pathologische Zuschreibungen oder »prästabilisierte Gewissheiten«. Man darf den Journalisten bescheinigen: Die CIA wäre stolz auf sie. Von ihr stammte schließlich die Idee, nach dem Mord an John F. Kennedy all jene, die an der offiziellen Theorie vom Alleintäter Lee Harvey Oswald zweifelten, als Verschwörungstheoretiker zu denunzieren.[14]

Der *Stern* veröffentlichte eine Gebrauchsanleitung[15] für den Umgang mit Corona-Verschwörungstheoretikern – »Verschwörungstheoretiker: Wie Sie mit Menschen sprechen, die nur an ihre Wahrheit glauben«. Es ist fast schon komisch, wenn ein Zentralorgan des quasi totalitären Konformismus gewissermaßen aus Versehen daran erinnert, dass es Wahrheiten gibt. Ein Problem, mit dem der Mainstream in Theorie und Praxis komplett überfordert ist.

Wie sich auch am Beispiel eines *Spiegel*-Artikels (20/2020) beispielhaft aufzeigen lässt. Das Blatt setzte sage und schreibe zehn Autoren darauf an, Theorien, wie sie der *Spiegel* selbst im Jahre

2010[16] noch plausibel entwickelte, als lächerliche Verschwörungstheorien darzustellen. In ihrem Beitrag errichten sie eine komplett
argumentationsfreie Trennwand zwischen dem, was sein darf, und
dem, was nicht. Die Zitadelle des Mainstreams ballert auf alles, was
dem pandämonischen Totalitarismus unserer Tage entgegensteht.
Das fabelhafte Rechercheteam hat drei Zentralorgane gefährlichen
Wahns ausgemacht: »Neben dem Querfront-Magazin Rubikon sind
das die zwei deutschsprachigen Ableger eines staatlichen russischen
Medienunternehmens, RT Deutsch und Sputnik.« Rubikon als Quer-
frontorgan zu bezeichnen ist eine glatte Lüge. Man zitiert einfach
ein paar Pegidatypen, die auch ihre Probleme mit der Corona-Politik
haben, fertig ist die Querfront. Hat allerdings mit Rubikon nichts zu
tun. Infamie oder Hilflosigkeit? Beides. Welche Schuld hat Rubikon
noch auf sich geladen? »Das Magazin Rubikon ist eine Art Haus-
medium der Protestler. ›Hygienedemo‹-Mitgründer Lenz verbreitet
hier von Anfang an seine Thesen. Rubikon wurde 2017 gegründet
und veröffentlicht immer wieder verschwörungsideologische Beiträge. Im Beirat sitzen auch Journalisten, die für Weltnetz.tv und
RT Deutsch arbeiten. Rubikon sucht außerdem Kontakt zu Fake-
News-Verbreitern wie Ken Jebsen, der mit seinem YouTube-Kanal
KenFM momentan massiv von der Coronakrise profitiert.«

Nicht zu vergessen, irgendwie noch mit dabei sei der »prorussische
Journalist Ulrich Gellermann«. So sehen grausam schlechte Verschwörungstheorien aus: kein Argument, kein Beleg, nicht einmal
eine aufregende Verschwörung, ein paar unanständige Behauptungen und die hastige Montage grotesker Zusammenhänge. Was eint
dieses Kartell der Irren? Auf ganzen vier Seiten des dünnen Maga-
zins findet man keinen einzigen Satz über Absichten oder Thesen
dieser Finsterlinge.

Wenn ich den Kollegen mal in aller Kürze soufflieren darf: Wir
haben versucht, auf der Grundlage akribischer Analysen und mithilfe renommierter Experten die bestehende dünne Datenlage zu
überprüfen, gegebenenfalls zu ergänzen und meist zu korrigieren.

Wir haben wenigstens in Ansätzen versucht, jenen Pluralismus wiederherzustellen, den zu unterdrücken die Mainstream-Medien zum Teil ihrer peinlich heroischen Mission gemacht haben.

Heute leben wir im Wartesaal der Apokalypse. Medien sorgen dafür, dass wir bei schlechter Laune bleiben. Vielleicht wollen sie sogar den Zustand so lange wie möglich erhalten. Wer weiß schon, wann sie noch mal so ernst genommen werden? Vielleicht ahnen sie aber auch bereits, welches ungeheure Unheil das journalistische Pandemiemanagement mit zu verantworten hat.

1 *Monitor,* »Horrorszenarien – die Schweinegrippe
und die Medien«. Dezember 2009
www.youtube.com/watch?v=L6tTFjzBFo4

2 coronavirus.jhu.edu/map.html

3 www.radioeins.de/programm/sendungen/
die_profis/archivierte_sendungen/beitraege/
corona-virus-kein-killervirus.html

4 www.swr.de/swr2/wissen/
who-am-bettelstab-was-gesund-ist-
bestimmt-bill-gates-100.html

5 www.swr3.de/aktuell/fake-news-check/
faktencheck-ken-jebsen-kenfm-bill-gates-
corona-100.html

6 www.zeit.de/wissen/gesundheit/
2017-03/who-unabhaengigkeit-bill-gates-
film/komplettansicht

7 blog.zeit.de/glashaus/2020/05/05/
foerderung-einer-veranstaltungsreihe-
durch-die-gates-stiftung

8 www.gatesfoundation.org/How-We-Work/
Quick-Links/Grants-Database/
Grants/2018/12/OPP1203082

9 www.centerforhealthsecurity.org/news/
center-news/2020-01-17-Event201-
recommendations.html

10 fragdenstaat.de/dokumente/4123-wie-wir-
covid-19-unter-kontrolle-bekommen

11 swprs.org/studies-on-covid-19-lethality

12 www.rubikon.news/artikel/
120-expertenstimmen-zu-corona

13 www.rubikon.news/artikel/
weltweite-warnungen

14 www.siper.ch/de/assets/uploads/files/
dokumente/CIA%20(1967)%20-%20
Countering%20Criticism%20of%20the%20
Warren%20Report.pdf
Angela Mahr hat in ihrem Aufsatz »Der Medien-
dschungel« präzise gezeigt, wie folgsam die
Kampagne gegen »Corona-Verschwörungsthe-
oretiker« sich am Vorbild orientiert.
www.rubikon.news/artikel/der-medien-
dschungel

15 www.stern.de/gesundheit/video-
tipps-fuer-gespraeche-mit-
verschwoerungstheoretikern-
9434792.html

16 In der Einleitung zitiert.

PROFESSOR DROSTEN GEHT AUF SENDUNG

AUFSTELLUNG DER BESCHALLUNGSORGANE

»Das Coronavirus führte in Deutschland und der ganzen Welt zu teilweise drastischen Einschränkungen des öffentlichen Lebens. Je mehr es sich ausbreitete, desto mehr wollten die Menschen darüber wissen. Auf dieses Informationsbedürfnis reagierte NDR Info mit einem Coronavirus-Podcast, der immer wieder ein Update zur Situation lieferte.«[1] So liest man auf der Website von NDR Info. Das Problem ist nur: Der Podcast ging am 26. Februar 2020 auf Sendung. Zu diesem Zeitpunkt gab es in Deutschland 18 positiv Getestete, in ganz Europa waren es etwas über 400. Eine dramatische Entwicklung war ausweislich fast aller Experten auch nicht unbedingt zu erwarten. Insofern wäre es richtiger zu sagen: Der NDR hat der möglichen Ausbreitung des Virus eine große Bühne eingerichtet. Ich kenne keinen anderen Fall, bei dem man wegen der bloßen Möglichkeit einer Pandemie eine ähnlich komplexe mediale Infrastruktur geschaffen hätte. Zumal gleichzeitig fast alle öffentlich-rechtlichen Sender neue Formate zur Corona-Berichterstattung auf allen möglichen Kanälen installierten: vom Corona-Ticker bis zur zeitweise fast täglichen Sondersendung nach der *Tagesschau*-Hauptausgabe um 20 Uhr. Der WDR sendet einen Podcast mit seinem volkstümlichen Doc Esser, und der MDR schickt Professor Kekulé mit einem eigenen Podcast ins Rennen.

Erfunden hat das *Coronavirus-Update* laut eigener Aussage Norbert Grundei, Leiter N-JOY und Leiter des NDR Audio-Labs Think Radio:

>»Ich hatte Christian Drosten vor einigen Wochen als Gesprächspartner zum Thema Coronavirus in mehreren Sendungen gesehen und fand ihn als Gesprächspartner sehr interessant. Ich habe seine wissenschaftliche Vita recherchiert und herausgefunden, wie tief er tatsächlich in diesem Thema steckt. Daraufhin formte sich bei mir die Idee: Wie wäre es, wenn wir mit diesem ausgewiesenen Experten einen Podcast machen könnten, in dem er uns täglich den aktuellen Stand in Sachen Corona geben kann? Kein Ratgeber-Podcast, sondern wissenschaftliche Informationen, auf deren Grundlage jede Hörerin und jeder Hörer gute Entscheidungen für sich selbst treffen kann. [...] Ich schrieb Christian Drosten eine Mail und nach sehr kurzer Zeit erhielt ich eine Antwort mit seiner Zusage.«[2]

Wer sich ein wenig auskennt mit den Abläufen in einer öffentlich-rechtlichen Rundfunkanstalt, der muss davon ausgehen, dass die Idee zu diesem Podcast mindestens 14 Tage vorher aufgekommen ist. Das wäre dann ungefähr der 12. Februar gewesen. Zu diesem Zeitpunkt waren in Europa weniger als 50 Menschen positiv getestet worden. Norbert Grundei hat bei seinen Recherchen zu Vita und wissenschaftlichen Meriten von Professor Drosten zweifelsohne herausgefunden, dass der Mann bei fast jeder Pandemie im 21. Jahrhundert als eine Art Geburtshelfer zur Stelle war. Offenbar hat er jedoch übersehen, dass kaum eine dieser Pandemien den epidemiologischen Erwartungen entsprach, sondern dass sie im Wesentlichen durch Medienlärm Schrecken verbreiten konnten. Der wiederum sorgte bei der Pharmaindustrie für erhebliche Einnahmen. Oder vielleicht hatte Norbert Grundei auch genau das gesehen.

Es war keine Kleinigkeit, die da auf den Weg gebracht wurde. »Inzwischen ist für den Podcast allein bei NDR Info ein Team von bis zu zehn Kolleginnen und Kollegen im Einsatz, hinzu kommt Unterstützung von N-JOY und Think Radio. Tag für Tag erreichen NDR Info mehr als 1.000 Zuschriften zu dem Podcast, eigens produzierte Fassungen laufen in Radiosendern in der ganzen ARD oder mit Bildern unterlegt im NDR Fernsehen und bei tagesschau24.« Im Laufe der Zeit kamen noch etliche Ausspielwege dazu, NDR Info wirbt: »Sie können sich den Podcast auch in einer 10-Minuten-Version per Messenger kostenlos auf Ihr Smartphone schicken lassen – auf Telegram, im Facebook Messenger oder jetzt auch mit Apple Nachrichten als IMessage. Schicken Sie uns einfach das Wort ›Start‹ über den ausgewählten Messenger. Oder Sie laden die App von Notify herunter und aktivieren den Kanal von NDR Info. Auch im NDR Ratgeber-Channel auf YouTube finden Sie den Podcast mit Christian Drosten.« In Auszügen wird der Podcast auch noch auf N-JOY, NDR 2, NDR 1 Niedersachsen, NDR 90,3 und NDR 1 Radio MV verbreitet. Einen Monat nach Beginn resümiert Grundei: »Wir sind gleich sehr gut gestartet. Inzwischen liegen wir bei mehr als 15 Millionen Abrufen insgesamt – über alle Plattformen hinweg. In der ARD Audiothek belegen die Folgen immer Top-Platzierungen. Bei Apple Podcasts sind wir seit dem 28. Februar nonstop auf Platz 1. Allein in den Top 10 der Folgen sind dort 6 Folgen aus unserem Podcast. Bei Spotify liegen wir aktuell mit einem Wissenschaftspodcast auf Platz 2 hinter *Fest und Flauschig*. Bei YouTube hat die reichweitenstärkste Folge mehr als 900.000 Abrufe. Und sowohl in der ARD Bewegtbild-Mediathek als auch im NDR Fernsehen läuft der Podcast ebenfalls sehr gut.« Nach der fünfzigsten Folge rühmt sich der NDR, dass allein auf den digitalen Plattformen der Podcast 55 Millionen Mal abgerufen worden sei. Das sind exorbitante Zahlen für Sendeplätze und Formate, die normalerweise kaum ein paar Zehntausende Zuschauer/Zuhörer erreichen. Das wird den Machern bei ihrem schweren Job, die Katastrophe zu künden, geholfen haben.

Nur dem katastrophischen Hintergrund dürfte es zu verdanken sein, dass sich die Zuschauer/Zuhörer nicht von der außerordentlich unattraktiven Audioperformance abschrecken ließen. Die anfangs ca. 30-minütigen Gespräche dehnten sich später bis zu einer Stunde und mehr aus. Vom 26. Februar bis zum 8. April darf man werktäglich den virologischen Spekulationen folgen, ab 14. April alle zwei Tage, ab 27. April verknappt sich der Auftritt Drostens auf zweimal pro Woche, allerdings verlängert sich die Sendezeit des Podcasts, der ab 16. Juni nur noch einmal in der Woche zu hören ist. Nach der 50. Folge am 23. Juni entschwindet Professor Drosten in die Sommerpause und bereitet sich vermutlich auf die zweite Welle vor.

Nach den großen Pandemieferien, die pandemisch eher langweilig waren, geht es am 1. September weiter mit dem *Coronavirus-Update* und seinem Stargast Professor Drosten. Der Rhythmus ist jetzt vierzehntäglich, in der Woche dazwischen äußert sich Professor Sandra Ciesek, Leiterin der Virologie am Universitätsklinikum Frankfurt am Main. Das verschafft Drosten mehr Zeit, sich auf sämtlichen anderen verfügbaren Kanälen und Zeitungen per Interview zu äußern. Fast täglich werden seine Ansichten zur Schlagzeile.

Doch Gespräche wird man den Talk nicht nennen dürfen. Die sich abwechselnden Redakteurinnen Korinna Hennig und Anja Martini werfen Professor Drosten Fragen hin, die dieser dann mit kleinen Vorträgen beantwortet. Drosten redet vermutlich gerne, aber mit Sicherheit nicht gut. Außerdem sind Interviewerin und Interviewter nur über Audioleitung verbunden. Bei den TV-Übertragungen sieht man deshalb lediglich die steril verpackte Moderatorin am Mikro und im Hintergrund ein Standbild von Professor Drosten.

Es werden auch die am häufigsten gestellten Hörerfragen an den Experten weitergeleitet. Laut Format-Erfinder Norbert Grundei soll es bei dem Podcast relativ spontan zugehen. »Eine Vorbesprechung haben wir anfangs eher nicht so gemacht, mittlerweile versuchen wir kurz vor der Aufzeichnung oder am Vortag ein oder zwei Themen zu besprechen. Manchmal entsteht das Gespräch aber auch ganz spontan, wenn Christian Drosten während der Aufzeichnung schnell noch in eine gerade erschienene Studie schaut.«

Oder vielleicht sogar schnell noch eine schreibt. Man fragt sich allerdings, wie es möglich ist, dass der Chef der Virologie der Charité, die weltweit als Referenzlabor für diagnostische Fragen frequentiert wird, anfangs jeden Werktag eine halbe bis eine Stunde seiner Zeit erübrigen konnte für volkshochschulartige Erläuterungen sowie Spekulationen, die deutlich unter Koryphäenniveau bleiben – wie wir noch sehen werden.

Auch die Ehrungen der Medienbranche ließen nicht lange auf sich warten: Im Juni wurde dem Podcast der *Grimme Online Award* zugesprochen. Und außerdem noch der Publikumspreis.[3]

Moderiert werden die Gespräche mit Drosten von Korinna Hennig und Anja Martini – beide »Wissenschaftsredakteurinnen« bei NDR Info. Korinna Hennig ist allerdings studierte Germanistin und nicht Naturwissenschaftlerin. Sie steht seit 2002 in Diensten des Senders – »mit einem Bein in der aktuellen Politik, mit dem anderen in der Kultur«. »Sie erinnert sich gern an ihre eigene Zeit im Kindergarten, in der Schule und an der Uni – und blickt als Redakteurin für Bildung nun voraus und hinter die Kulissen.«[4] Beste Voraussetzungen also, jetzt die faszinierenden Abgründe der Virologie zu erforschen. Hennings kongeniale Kollegin Anja Martini hat Orchestermusik studiert, dann aber auf Journalismus umgesattelt und sich als Reporterin und im Nachrichtenwesen Verdienste erworben – wie es im Porträt des Senders heißt. Wissenschaftsjournalismus bedeutet zwar eigentlich Berichterstattung über wissenschaftliche Entwicklungen, aber ganz ohne abstrakte Verrenkungen erläutert Korinna Hennig ihre Motive: »Wir machen es, weil wir das Gefühl haben, es ist total wichtig und weil wir wahnsinnig viel Zuspruch kriegen von Hörern. Ich hab in meiner persönlichen Mailbox mindestens 50 Mails am Tag, aber wir haben auch eine E-Mail Adresse für Hörerfragen und da sind wir mittlerweile bei 10.000 Mails.«[5]

»Bei NDR Info geht es nicht um Panikmache – ganz im Gegenteil: Der Podcast ›Coronavirus-Update‹ will informieren, einordnen und Hintergründe liefern«[6], postuliert der Sender. Als ob nicht die Einrichtung einer solchen Sendung – lange bevor Experten Warnhinweise gegeben hätten – schon Schrecken verbreiten müsste. In mittlerweile über 65 Folgen halten die beiden Moderatorinnen den Alarmismusknopf fest gedrückt – anfangs gegen den Widerstand von Christian Drosten. Kritische Fragen: 0.

DIE ERSTEN 11 FOLGEN

»Wir müssen aber natürlich aufmerksam in die Nachrichten schauen«[7]

In den ersten Folgen des Podcasts vernimmt man ein Dauerstörgeräusch – nur die Moderatorin und Christian Drosten scheinen davon nichts mitzubekommen. Ein systemisches Knirschen: einerseits der alarmistische mediale Apparat, der auf Katastrophen lauert, und auf der anderen Seite der Katastrophenexperte, der zumindest anfangs partout mit der Katastrophe hinterm Berg hält. Schließlich wäre da noch die Expertise, die laufend zu Protokoll gibt, nicht allzu viel zu wissen. »Das kommt auch daher, dass wir im Prinzip gerade das Schiff zusammenzimmern, während wir lossegeln« `Folge 3, Seite 5` [8], erklärt Drosten immer mal wieder heiter.

Die Moderatorin Korinna Hennig macht in ihrem Eingangsstatement klar, dass ein »neuartiges Coronavirus« unterwegs sei, »das uns zurzeit Tag für Tag in den Schlagzeilen beschäftigt«. Womit sich offenbar das Ausmaß der Bedrohung von selbst versteht. Und auch, warum wir »spätestens jetzt [...] viel, viel Informationen brauchen«. Die seinerzeit dürftigen Zahlen unterschlägt sie tunlichst.

»Aber gestern Abend überschlugen sich die Meldungen ja ein bisschen ...« Sie braucht gar nicht mehr auszuführen, welche Meldungen sich denn am Vorabend überschlugen. Sie kann sich darauf verlassen, dass *Tagesschau* & Co. kräftig auf die Pauke gehauen haben. Korinna Hennig ist fest in der medialen Realität verankert. Nur deshalb »überschlagen« sich Meldungen von ganzen zwei »Neuinfizierten«, die prompt den Professor ratlos machen: »Gestern Abend war ich schon ein bisschen überrascht und bin auch jetzt immer noch so ein bisschen ratlos, was ich von der Sache halten soll. Der Fall in Baden-Württemberg ist relativ klar, der am Niederrhein ist überhaupt nicht klar.« **1.1**

Dass eine Pandemie auf uns zurollt, ist für Korinna Hennig ausgemachte Sache. Ebenso offenbar, dass Professor Christian Drosten gewissermaßen der Entdecker des Virus sei. Sie stellt ihn vor als den »Forscher, der gemeinsam mit seinem Team das Erbgut des Virus entschlüsselt und veröffentlicht hat. Er hat einen Test zum Nachweis entwickelt und berät auch die Bundesregierung.« Auf die Probleme des Tests wurde bereits in Kapitel 2 hingewiesen. Allerdings hat Drosten keineswegs das Erbgut des Virus entschlüsselt. Das hatten chinesische Kollegen bereits vorher geschafft.[9] Auf deren Arbeit aufbauend, konnte Drosten seinen halb fertigen Test vollenden.

Von Anfang an situieren sich die Moderatorinnen als Stichwortgeberinnen in einem dramatischen Prozess, den sie selbst dramatisch produzieren. Ein bisschen wie ein Reporter, der aufgeregt von vielen Menschen berichtet, die auf einem Platz stehen, als sei da etwas Schlimmes geschehen. Und dieser Bericht lockt so viele Menschen an, dass schließlich Schlimmes geschieht. Erst die Art und Weise der Berichterstattung hat aus einem »neuartigen Virus« ein Killervirus gemacht. Durch Journalisten, die derart in ihre eigene Wirkung verstrickt, derart dauerhaft von ihren eigenen Aerosolen reinfiziert sind, dass einigermaßen nachvollziehbar wird, warum sie auch nicht zu jenen kleinen Distanzen fähig sind, die erlauben würden, ein paar grundsätzliche Fragen zu stellen. Zum Beispiel, warum denn SARS-CoV-2 überhaupt so sensationell gefährlich sein soll.

Allerdings erleidet Korinna Hennig in dieser Hinsicht eingangs der dritten Folge am 28. Februar einen leichten Schwächeanfall. Sie fragt allen Ernstes danach, wie tödlich das Coronavirus denn sei. »Kommunizieren wir noch angemessen?« Die Koryphäe antwortet: »Also man kann das nicht auf so einen kurzen Nenner bringen. Man kann nicht sagen, das ist so und so tödlich, und wir sind so und so gut vorbereitet. Ich würde am liebsten manchmal bei solchen Fragen einfach auch mal ein bisschen ironisch antworten – wenn mich jemand fragt, wie tödlich das Virus ist, würde ich am liebsten einfach nur mal eine Zahl nennen, und dann mal den Fragesteller selber über diese Zahl nachdenken lassen.« **3.1**

Dann nennt er auch gleich eine Zahl und zeigt, was man mit so einer Zahl alles machen kann: »Also wir können zum Beispiel im Moment sagen: ›Die Fallsterblichkeit liegt um 0,5 Prozent.‹ Dann ist die Frage natürlich: Was bedeutet das denn überhaupt? Ist das viel oder wenig? Und das ist etwas, das manchmal dann schon die Aufmerksamkeitsspanne vor allem im Fernsehen übersteigt. Also, da kann man dann schon gar nichts Großes mehr dazu sagen. Dann führt das dazu, dass einige Leute denken, ach, das ist ja nichts, das ist ja noch nicht mal ein Prozent, und andere fangen dann an zu rechnen. Sie multiplizieren die deutsche Bevölkerungszahl mit so einem Prozentsatz und kommen dann auf eine erschreckende Zahl von Toten in Deutschland. [...] Und da finde ich, es ist einfach nicht möglich, auf diese Art und Weise darüber zu sprechen. Man muss da ein bisschen mehr Hintergrund haben.«

Nicht nur Hintergrund, auch eine gewisse Unabhängigkeit, die Unabhängigkeit eines Universitätsprofessors, der »mal ganz nassforsch sagen« kann: »Ach, die Zahlen hier, die lassen wir mal weg.«

Das könne das Robert Koch-Institut nicht, das wäre ein »Nationales Public-Health Institut« – deshalb müsse das RKI von einer Fallsterblichkeit von 1 bis 2 Prozent ausgehen. Leider erklärt er nicht, warum er darf und das RKI nicht. Ist aber auch egal, denn in jedem Fall ist die eine wie die andere Zahl zur Fallsterblichkeit völlig aus der Luft gegriffen. Dazu müsste man die Anzahl der Fälle kennen, was einigermaßen schwerfällt, wenn man die Fälle erst durch Tests finden muss. Und aus Gründen, die dringend der Erläuterung bedürften, lehnen RKI und Christian Drosten repräsentative Stichproben ab.

»Die stichprobenartige Testung ganzer Landstriche ist eine gute Idee, aber die können wir leider nicht umsetzen. Die direkte Virustestung ist nicht so leicht zu skalieren. Das ist einfach nicht möglich. Es gibt mehrere Grenzen, an die wir da stoßen. Zusätzlich zu dem, was ich vorhin genannt habe, kommt noch ein anderes Problem: Die Reagenzien-Hersteller kommen langsam in Lieferschwierigkeiten, weil weltweit plötzlich ein so starker, sprunghafter Anstieg in der Nachfrage nach diesen Labor-Reagenzien aufkommt. Wir werden das nicht leicht steigern können. Und dann kommt was anderes dazu: Wenn ich sage, das zirkuliert wahrscheinlich schon lange unerkannt in Italien, dann können wir mit dem Virus-Direktnachweis viele dieser Fälle gar nicht mehr sehen. Weil die schon ausgeheilt sind. Da ist gar kein Virus mehr.« **71f.**

Bekanntlich hat der Test nie einen Virus-Direktnachweis geliefert. Weitaus plausiblere Gründe für die Unterlassung von repräsentativen Stichproben wären: Erstens könnte dabei die Ungenauigkeit des berühmten Drosten-Tests zutage treten oder, zweitens, der Pandemiehype – mangels Masse – schnell verpuffen. Was die Ungenauigkeit betrifft, so wird sie von Drosten selbst im Eifer des Gefechts bestätigt: »Also wir können nicht asymptomatische Patienten testen, auch wenn einige das jetzt im Moment selbst in der Öffentlichkeit sagen. Das ist Unsinn, das können wir nicht machen. Das können wir schon allein deswegen nicht machen, weil Laborprozeduren auch falsch positive Ergebnisse liefern. Und das ist also das Problem des prädiktiven Wertes in der Testtheorie.« **3.5**

Leider hängt an diesem Problem nichts Geringeres als der Gesamtzustand auf Erden. Die einzig seriöse Zahl zur Fallsterblichkeit, die bis heute, also neun Monate nach den ersten Corona-Meldungen, in Deutschland veröffentlicht wurde, verdanken wir der sogenannten Heinsberg-Studie von Hendrik Streeck im März/April 2020. Das Ergebnis: 0,37 Prozent.[10] John Ioannidis kommt in seiner Metastudie auf 0,07 bis 0,27 im globalen Mittel.[11] Diese Werte entsprechen den mittelschweren Grippepandemien von 1957 und 1968.[12]

Mit improvisierter Expertise mäandert sich Christian Drosten durch die ersten elf Folgen – vom 26. Februar bis zum 11. März. »Wir versuchen, auf irgendwelche Experten zu hören. Aber die Experten sagen natürlich auch nur: Ich bin kein Wahrsager. Es kann so kommen oder es kann so kommen, es kann schnell oder langsam kommen.« **10.2**

Der Mann befindet sich in einer misslichen Lage: Er tritt als Kronzeuge in einer Katastrophenshow auf, in der die Katastrophe, zu der er eigentlich nichts zu sagen hat, auf sich warten lässt. Das allein wäre schon Grimme-Preis-verdächtig. Insofern ist es ein kluger Schachzug, auf Zeit zu spielen: »Ja, also, ich kann Ihnen vielleicht sagen, was ich mache – oder auch meine Familie und mein Freundeskreis: nämlich gar nichts. Es gibt im Moment überhaupt keinen Grund, irgendetwas zu machen oder sich irgendwelche Sorgen zu machen. Ich mache mir schon Sorgen über die Pandemie. Ich mache mir auch Sorgen über ein halbes Prozent Fallsterblichkeit und erst recht, wenn ich dann noch weiter rechne, dass es vielleicht doch mehr als ein halbes Prozent, zum Beispiel ein Prozent, sein könnte – dann mach ich mir plötzlich große Sorgen. Aber die Sorgen, die ich mir mache, die mache ich mir nicht in meinem Alltag in den nächsten Wochen und Monaten, sondern mir geht es darum, was eigentlich so ungefähr in einem Jahr passiert. Also nächstes Jahr um diese Zeit, wo sind wir dann? Was kommt nach dem Sommer im Winter 2020 auf uns zu?« **3.2**

In dieser Phase muss man dem Mann zugutehalten, dass er jedem Alarmismus entgegentritt, der »eine falsche Wahrnehmung generiert über die Gefährlichkeit für den Einzelnen. Es ist hier einfach immer zu unterscheiden: Gefährlichkeit für die Gesellschaft, für das Medizinsystem, auch für die Wirtschaft übrigens versus Gefährlichkeit für den Einzelnen. Und weil das immer verwechselt oder durcheinandergeworfen wird, kommt es dann zu solchen Überreaktionen, die sich in Hysterie und vielleicht auch in Hamsterkäufen zeigen. Oder dass man, wenn man abends mal Gäste hat, über gar nichts anderes mehr redet als über dieses Thema.« **1.6**

Eine messerscharfe Differenzierung der Gefährlichkeitssektoren, vorgenommen vom Star einer Sendung, deren bloße Existenz längst Teil der geschürten Hysterie ist. Leider vertieft er seine soziovirologischen Hypothesen nicht weiter. Man könnte sogar sagen, er redet gegen die Panik an, die ausgerechnet die Medien, in deren Dienst er gerade steht, gerne und ausgiebig verbreiten. Und da nimmt er sich glatt die Freiheit, »über die Dinge auch mit ein bisschen mehr Hintergrundwissen nachzudenken«. **7.3**

Und dann sieht die Sache schon ganz anders aus. Ihm ist nicht entgangen, dass insbesondere ältere Menschen von der Pandemie betroffen sind. Um die müsse man sich schon Sorgen machen, doch auch wenn es vielleicht hart und kühl klingen mag: »Viele Leute fangen an, in der Öffentlichkeit Zahlen zu rechnen, wenn ein halbes Prozent stirbt. Manche rechnen sogar mit noch höheren Zahlen, aber bleiben wir mal bei einem halben Prozent und multiplizieren das mit irgendeinem Wert, der von mir und anderen gesagt wurde:

60 bis 70 Prozent der Bevölkerung werden sich infizieren. Von den Infizierten sterben soundso viel, da kommen wir auf ein paar Hunderttausend Tote. Stimmt das? Dazu muss man zwei Sachen sagen: Die Bevölkerung der Bundesrepublik Deutschland sind in Wirklichkeit 83 Millionen, aber die werden nicht alle gleichzeitig infiziert werden. Die Frage ist doch, wie lange streckt sich das hin, über welche Zeit verteilt sich das? Und dagegen spielt die normale Sterblichkeit der Bevölkerung. 850.000 Deutsche sterben jedes Jahr. An diesem neuen Virus sterben Patienten in einer Größenordnung von fünf oder zehn Prozent der normalen Sterblichkeit der Bevölkerung. Das hat aber exakt das gleiche Altersprofil wie das Sterblichkeitsprofil der Bevölkerung. Dann wird uns das fast gar nicht auffallen.« **7.3**

In fast genau denselben Worten äußert sich Drosten am 2. März bei einer Pressekonferenz[13] von Bundesgesundheitsminister Jens Spahn, auf der er erstmals als Berater der Regierung öffentlich auftritt. Neben ihm auch Lothar H. Wieler, Chef des RKI, der vor wenigen Tagen noch auf einer Pressekonferenz seines Hauses von einer Mortalitätsrate von 1–2 Prozent der »Infizierten« gesprochen hatte.[14] Nehmen wir mal an, das Corona-»Infektionsgeschehen« zieht sich über zwei Jahre, dann würden jährlich ca. 100.000 Menschen an dem Virus sterben, was allerdings kaum jemand zur Kenntnis nähme, weil die meisten jenseits der durchschnittlichen Lebenserwartung von ca. 80 Jahren sterben. Mit anderen Worten, das Coronavirus trifft vor allem alte und vorgeschädigte Menschen, deren Tod ohne die von Professor Drosten ausgelöste Testorgie statistisch völlig unauffällig bliebe. Das ist die einzige mir bekannte Prognose von Christian Drosten, die sich hätte bewahrheiten können – hätten nicht Leute wie er selbst dagegen interveniert.

Selbst wenn zwei Parameter der Rechnung allerdings weitgehend aus der Luft gegriffen sind, nämlich die Annahme, dass die Infektionsrate bei 60–70 Prozent der Bevölkerung liegen soll. Außerdem liegt die Fallsterblichkeit – so sie sich denn annähernd realistisch errechnen lässt wie etwa in Streecks Heinsberg-Studie – mit einiger Sicherheit weit unter 0,5 Prozent.

Hätte die Moderatorin nur einigermaßen verstanden oder verstehen wollen, was Drosten da zu Protokoll gab, hätte man tatsächlich zu der Aufklärung beigetragen, die doch Sinn und Zweck der Sendung sein sollte. »Ich will nochmal wiederholen – ich sage das häufig, und das sagen viele andere Experten auch: Für den einzelnen gibt es hier keinen Grund, in Panik zu verfallen. Für den einzelnen ist das erst mal eine Erkältungskrankheit. Aber für die Gesellschaft und insbesondere für unser Medizinsystem ist es eine Riesenherausforderung, wenn diese vielen Erkältungskrankheiten alle zur gleichen Zeit auftreten. Das ist die wirkliche Herausforderung – für die Krankenhäuser, gerade für die schweren Fälle. Wir haben volle Wartebereiche, man kommt mit dem Testen nicht hinterher und so weiter.« 8.5f.

Immer wieder findet der Virologe lobende Worte für das deutsche Gesundheitssystem – und also auch für sich. Denn dass Deutschland bei der Zahl der Toten weit besser abschneide als etwa die Nachbarländer oder Italien und Spanien, das läge unter anderem daran, dass man früh angefangen habe zu testen und die richtigen Maßnahmen ergriffen habe. Klingt plausibel, stimmt aber leider nicht. Sven Böttcher hat eine sehr viel einleuchtendere Erklärung dafür gefunden, dass das Virus angeblich vor unseren Landesgrenzen seine Ausbreitung verlangsamt habe: »SARS-CoV-2 verkürzt das Leben vor allem in hohem und höchstem Alter. Und genau hier ist Deutschland eindeutig im Vorteil, denn wir *haben* gar keine so alten Leute wie unsere Nachbarländer. Spanier, Italiener, Franzosen, Schweden *leben im Schnitt 2,5–3 Jahre länger als wir.* [...] Unser als ›bestes Gesundheitssystem der Welt‹ propagiertes System trägt also nichts dazu bei, uns wenigstens so lange am Leben zu halten wie alle anderen Europäer. In nuce: Wir sterben schlicht im

Schnitt viel früher als alle anderen. Diese kürzere Lebenserwartung kommt uns jetzt statistisch zugute. *Denn ehe wir Deutschen das Alter erreichen, in dem* SARS-CoV-19 *wirklich lebensgefährlich werden kann, sind wir schon 3 Jahre tot.*«[15]

Angeblich hat »der Drosten« in den sozialen Medien bereits den Ruf eines »Weichspülers« **8.5**, weil er beharrlich wider die Apokalypse streitet: »Also es nützt nichts, wenn wir jetzt sagen, wir rechnen hier so eine Exponentialfunktion – danach können wir uns ausrechnen, im April oder Mai sind soundsoviel Prozent der Bevölkerung infiziert. Das ist extrem schwierig, denn wir können nicht modellieren, wie die Kontaktnetzwerke in der Bevölkerung aussehen. Und darum sind all diese simplen Berechnungen von irgendwelchen exponentiellen Verbreitungsfunktionen zu grob und werden die Realität nicht erfassen. Außerdem gibt es Zusatzeffekte, die wir nicht einrechnen können, weil wir die für dieses Virus nicht kennen. [...] All das lässt sich nicht modellieren. Und deswegen müssen wir an einer bestimmten Stelle sagen, jetzt müssen wir einfach Szenarien durchsprechen. Es könnte so kommen, oder es könnte so kommen – und was bedeutet das jeweils. Vielleicht ist das etwas, das wir uns für die nächste Woche mal vornehmen sollten.« **8.6**

Dazu wird es leider nicht kommen. Nicht einmal die Situation in Italien, wo schlagartig die Fallzahlen steigen, scheint Drosten zu beunruhigen: »Es gibt Projektionen, die schätzen, dass dieses Virus wahrscheinlich schon seit Mitte Januar in Italien im Umlauf war. Es haben sich dort aber nicht nur Todesfälle eingestellt, die man nicht sofort bemerkt hat, sondern es war sicher auch so, dass es eine ganze Reihe von Todesfällen gegeben haben muss, die diesem Virus zuzuschreiben sind, die man anderen Dingen zugeschrieben hat – beispielsweise der Grippe oder anderen Infektionserkrankungen. Aber wir haben auch schon das Altersprofil dieser

Viruserkrankung besprochen. Das ist ähnlich wie das Altersprofil derjenigen, die sowieso sterben in der Normalbevölkerung. Darum ist das wahrscheinlich eine Zeitlang nicht aufgefallen und konnte sich aufbauen.« **9.1**

Unablässig fahren die Moderatorinnen irgendwelchen Bedrohungsstoff auf, und fast immer antwortet der Virologe, dass man die Sache nicht ganz so dramatisch sehen müsse. Seine Remedur klingt allerdings verwegen tautologisch: »Die Pandemie an sich ist also eine Verbreitung, die nicht durch Immunität gestoppt wird, sondern einfach nur durch Mangel an Übertragungsgelegenheiten, die das Virus nutzen kann. Es gibt eine Möglichkeit, das zu stoppen, und das ist: Immunität aufbauen.« **4.3** Damit meint er vermutlich, man müsse die Ausbreitung verlangsamen, um das Gesundheitssystem nicht zu überfordern.

»Wir werden jetzt in der jüngeren Bevölkerung wohl vor dem Sommer und über den Sommer schon durch-infiziert und sind danach weitflächig immun. Das ist das Gute. Dann wird es auch etwas zur Beruhigung kommen nach dieser Sommerwelle. Wir wollen diese Sommerwelle von der älteren Bevölkerung weghalten.« **9.4** Es gilt Zeit zu gewinnen: »Ich muss sagen, wenn es sich in zwei Jahren abspielt, ist es kein großes Problem. Es ist immer noch ein Problem, aber wir werden damit gut umgehen können im Medizinsystem.« **4.4**

Man müsse die Strukturen nur darauf einstellen. Und Deutschland sei insofern gut dran, »dass wir schon ganz früh merken, dass dieses Virus jetzt unser Land hier betreten hat und sich anfängt zu verbreiten. [...] Wir haben jetzt eben nicht nur diese Gelegenheit, sondern wir haben auch wirklich die Chance, jetzt die Zeit zu gewinnen, die wir brauchen, um das lang zu verschieben, also viele Monate. Das sind natürlich auch wieder nur Bauchgefühl-Schätzungen.« **4.4**

Der Moderatorin genügen solche Bauchgefühle. Tatsächlich wäre es wichtig zu wissen, wie viele schwer Erkrankte das Gesundheitssystem verkraften könnte. Valide Zahlen wurden auch später nie ermittelt. Auf Verdacht hatte man den Leerstand von Zehntausenden von Intensivbetten mit Beatmungsmöglichkeiten erkauft, alles aufgrund gesicherter »Bauchgefühl-Schätzungen«.

Drosten macht einen Vorschlag, wie man die Pandemie kontrolliert, also gleichermaßen zulässt und eindämmt: »Und die Antwort ist total einfach: Wir brauchen eine R_0 von Eins. Wenn ein Kranker diese Woche einen infiziert, der in der nächsten Woche krank ist – und dieser infiziert wieder einen, der in der übernächsten Woche krank ist und so weiter. Dann bleibt über die Zeit die Fallzahl konstant, aber die Krankheit bleibt. Wenn die Zahl unter eins rutscht, dann wird die Krankheit totlaufen. So einfach ist das.« **4.3**

Wohl leider doch nicht, denn Monate später ist R_0 deutlich unter 1, doch Professor Drosten sieht mehr Gefahr denn je. Außerdem hatte er wenige Podcast-Folgen zuvor noch erklärt, dass für die Ermittlung von »R« als Parameter für die Ausbreitung, also die Ansteckungsgeschwindigkeit, keine belastbaren Zahlen vorliegen.

Bleiben wir bei den »nicht-pharmakologischen Interventionen« **9.2**, denn nur die seien zurzeit möglich. Drosten empfiehlt zunächst, vor allem Risikogruppen zu schützen – also Alte und Kranke. Etwa indem man die Enkelkinder besser eine Weile nicht zu den Großeltern lässt. Darüber hinaus scheinen ihm anfangs eher lokale Maßnahmen völlig ausreichend. Wo es zu Infektionen kommt, kann man Schulen oder Kitas mal für eine Zeit schließen **1.5** – gegebenenfalls auch Betriebe. Allerdings hält er eine Quarantänezeit von 14 Tagen für stark übertrieben. Spätestens nach einer Woche wisse man wegen der Inkubationszeit von maximal fünf Tagen, ob jemand wirklich oder nur »asymptomatisch« erkrankt sei. **9.2 10.3** Wobei er offenbar unterstellt, dass die sogenannten Asymptomatischen nicht ansteckend seien – was er später wiederum heftig bestreiten wird **z. B. 26.4**. Weil er selbst mit der merkwürdigen Diagnose »asymptomatisch« nicht so ganz klarkommt, wird er erklären: »Deswegen kann es schon sein, dass asymptomatisch eigentlich in den allermeisten Fällen oder in fast allen Fällen gar nicht existiert, sondern asymptomatisch heißt mild symptomatisch, so mild, dass man die Symptome eben nicht wahrnimmt als irgendwas, worüber man sprechen würde.« **23.4** Man darf konstatieren: Die Diagnosen des Starvirologen stehen nicht auf tönernen Füßen, sie entbehren jeglicher Grundlage.

Im Verlauf der ersten elf Podcasts erweitert sich allerdings sein Maßnahmenkatalog. Man müsse sich einfach fragen, was ist wichtig und was nicht. Die Vereinsabende seines Vaters, das wäre so eine Sache, da sollte man lieber drauf verzichten. »Der Verein, das Fitnessstudio, und auch leider das Schützenfest.« **9.4**

Aber auch bei Messen oder Konferenzen müsse man sich fragen, ob das jetzt nötig sei. Es gilt stets Nutzen und Kosten abzuwägen. Kurzum: »Es gibt Versammlungen, die sind groß, und es gibt Veranstaltungen, die sind klein. Es gibt Versammlungen, die sind systemrelevant, andere sind Vergnügen. Da würde man sagen, große Versammlungen, die Vergnügen darstellen, auf die müsste man verzichten, auf die, die nicht systemrelevant sind. Denn da verhindert man viele Infektionen. Wenn man das sein lässt, richtet man möglichst wenig Schaden damit an, da spreche ich jetzt durchaus vom Fußball und vom Schützenfest.« Und: »Dafür muss man kein Wissenschaftler sein, sondern dafür braucht man nur einen gewissen Lebensbezug.« **9.4**

Wir sind schließlich nicht in China. »Wir können in Deutschland so etwas wie in China nicht machen. Unsere Politik ist nicht so absolut. Unsere Gesetze sind nicht so. Und unsere Bevölkerung ist viel egoistischer als die chinesische Bevölkerung.« **7.5**

Im Übrigen gehe er davon aus, dass die Maßnahmen in China nur kurzfristig erfolgreich gewesen seien. »Das Ziel ist so groß, dass man es nicht totschießen kann. Da kann man viele Kugeln drauf abfeuern, das bewegt sich immer noch. Und das passiert gerade in China. Diese verlängerten Neujahrsferien sind endgültig beendet. Die Betriebe nehmen die Arbeit wieder auf. Die Quarantänemaß-nahmen haben so viel wirtschaftlichen Schaden angerichtet, dass man das jetzt zurückfahren muss. [...] Nach meiner persönlichen Einschätzung werden in den nächsten Wochen und Monaten in China die Fälle wieder massiv ansteigen. Weil sich die Bevölkerung jetzt wieder durchmischt.« **7.4**

Und wieder liegt er mit seiner persönlichen Einschätzung in Bezug auf China ziemlich daneben. Recht hat er allerdings mit der Feststel-lung, dass das Ziel zu groß sei, um es etwa mit einem Lockdown erle-digen zu können. Dummerweise wird er binnen weniger Tage seine »persönliche Einschätzung« dazu wieder diametral ändern. Vorerst hält er solche Maßnahmen für epidemiologisch-virologisch falsch und in politischer, sozialer und ökonomischer Hinsicht für unver-antwortlich. Allerdings irrt er sich fundamental über die Folgen des medialen Terrors: »Man kann nicht denken, dass man sich irgend-welche dramatischen Zahlen zusammenrechnet und dann folgen einem alle Leute. Das ist vollkommener Unsinn. Damit macht man sich nur selber unglaubwürdig.« **8.2**

So unglaubwürdig wie Professor Dr. Christian Drosten, der am 27. Februar erklärt: »Für dieses Tragen von Atemschutzmasken in der normalen Umgebung durch den Normalbürger – da gibt es keine wissenschaftliche Evidenz, dass das irgendeinen Nutzen hat oder irgendeinen Schutz bietet.« **2.4**

Ohne dass sich an der »wissenschaftlichen Evidenz« etwas geändert hätte, behauptet derselbe Mann ein paar Monate später das glatte

Gegenteil. Ähnlich deutlich ändert sich seine Auffassung über Impfstoffe. Am 11. März nimmt er seinem Publikum alle Hoffnungen: »Wenn wir weiter über Impfungen und Medikamente sprechen, sprechen wir über Science Fiction. Es wird beides nicht geben.« `11.4`

Wenige Tage später erklärt er in dem Podcast: »Und für mich, mein persönlicher Schluss ist wirklich, wenn wir das Ganze schaffen wollen als Gesellschaft, in einer Art, dass wir wirklich nicht eine erhöhte Todesrate akzeptieren wollen in der älteren Bevölkerung, dann müssen wir wahrscheinlich regulative Dinge außer Kraft setzen, was Impfstoffe angeht. Und schauen, wo können wir einen Impfstoff herbeizaubern, der schon relativ weit entwickelt ist, der vielleicht auch schon mal klinisch ausprobiert wurde? Also klinisch ausprobiert wurde für dieses neue Virus noch keiner, aber für das alte SARS-Virus wurden schon Impfstoffe ausprobiert.« `16.7`

Drostens Expertise orientiert sich ziemlich exakt am Stand der Dinge: Es kann so laufen – oder so. Diese Möglichkeit hat er sich immer offen gelassen: »Es kann sein, dass wir in sechs Wochen oder so so weit sind, dass wir eine richtig schlimme Situation haben. Dann muss man auch weitergreifen. Es ist im Moment einfach ein Prozess.« `9.5` Und er ist ehrlich genug, fast jede seiner Aussagen als Hypothese zu kennzeichnen.

Darin erschöpft sich im Grunde der Informationswert der ersten elf Folgen des Podcasts: Deeskalation. Man weiß einfach noch nicht genug, um das ganz große Fass aufzumachen. Drostens epidemiologische Strategie setzt auf das kontrollierte Verlangsamen der Ausbreitung. Das ist nicht wenig zu einem Zeitpunkt, da die Apokalyptiker bereits im Sattel sitzen. Und die Moderatorinnen sind sichtlich nicht daran interessiert, ihre hehre Mission, die Menschheit zu retten, im Sande von ein paar Erkältungen verrinnen zu lassen. Bis auf den kleinen zitierten Ausreißer streifen sie nicht einmal die Frage, was um Himmels willen gerade dieses Virus so spektakulär macht. Zu diesem Zeitpunkt ahnt man längst, dass es nicht tödlicher oder ansteckender ist als andere, zum Beispiel saisonale Influenzaviren. Man weiß sogar schon, dass vornehmlich sehr alte und deutlich vorgeschädigte Menschen ihm zum Opfer fallen. Und es deutet sich klar ein Phänomen an, das für ein »neuartiges Coronavirus« sehr sonderbar scheint: Die allermeisten positiv Getesteten erkranken gar nicht, obwohl laut Drosten normalerweise genau darin seine Gefährlichkeit besteht: »Weil eben das Virus für die gesamte Bevölkerung, auch für die Erwachsenen, ein neues Virus ist, sind dann alle immunologisch naiv. [...] Also wir glauben, bei einem pandemischen Virus sind alle ungefähr gleich infektiös.« **1.3**

Drosten fährt auf Sicht, oder um es in seinen Worten zu sagen: »Das ist jetzt nun mal eine beginnende Pandemie. Und das wird sogar noch schlimmer werden. Und wir müssen jetzt anfangen, einfach zu improvisieren, einfach drauf los – zu einem gemeinsamen Zweck.« **5.2** Was immer das bedeuten mag.

1 www.ndr.de/nachrichten/info/
Coronavirus-Virologe-Drosten-im-NDR-
Info-Podcast,podcastcoronavirus100.html
(abgerufen 1. September 2020)

2 meedia.de/2020/03/26/ueber-15-mio-
abrufe-der-gewaltige-erfolg-des-
coronavirus-update-mit-professor-
christian-drosten/

3 Die Begründung der Jury begründet leider
nichts Nennenswertes: »Das Redaktionsteam
hat zu einem sehr frühen Zeitpunkt entschieden, das Thema Corona wissenschaftlich und
zugänglich zugleich aufzubereiten. Es wurde
ein Experte ausgewählt, der genau dies zu
bewerkstelligen weiß und der zu diesem Zeitpunkt einer breiten Öffentlichkeit noch nicht
bekannt war. Das Format des Interviews
verlangt es, sich intensiv mit der Faktenlage und
den aktuellsten Veröffentlichungen zu beschäf-
tigen und die richtigen Themenkomplexe in
Fragen zu übersetzen. Getrieben von der
Erkenntnis, dass täglich neues Wissen generiert
wird und der Informationsbedarf kontinuierlich
wächst. Im Podcast entsteht ein geschützter
Gesprächsraum, der es Christian Drosten
ermöglicht, sich ausführlich zu äußern, ohne
dass seine Aussagen zugespitzt oder verkürzt
werden. Im Gegenteil, die Gesprächspartner*in-
nen suchen die Faktenausarbeitung und haben
auch keine Angst, das Publikum punktuell
zu überfordern.

Wer noch tiefer einsteigen will, kann eigene
Fragen einreichen, das Glossar und die
Linklisten auf der Website nutzen und in den
transkribierten Episoden per Volltextsuche
recherchieren. ›Das Coronavirus-Update‹
demonstriert, dass auch ausführlicher
Wissenschaftsjournalismus das Publikum
fesseln kann – und erschließt ganz nebenbei
neue Hörergruppen für das Medium Podcast.«
www.grimme-online-award.de/2020/
preistraeger/p/d/das-coronavirus-
update-1/

4 www.ndr.de/nachrichten/info/wir_ueber_uns/
hennig110.html (abgerufen 30. Aug. 20)

5 www.radiobremen.de/bremenzwei/
aktuell/podcast-tipp100.html
(abgerufen 30. Aug. 20)

6 www.ndr.de/nachrichten/info/Coronavirus-
Virologe-Drosten-im-NDR-Info-
Podcast,podcastcoronavirus100.html

7 Coronavirus-Update Folge 2, 27.02.20

8 Die folgenden Quellen beziehen sich auf die
PDF-Manuskripte zum Downloaden unter
www.ndr.de/nachrichten/info/Coronavirus-
Update-Die-Podcast-Folgen-als-Skript,
podcastcoronavirus102.html

9   F. Wu, S. Zhao, B. Yu, Y.-M. Chen, W. Wang, Y. Hu, Z.-G. Song, Z.-W. Tao, J.-H. Tian, Y.-Y. Pei, M. L. Yuan, Y.-L. Zhang, F.-H. Dai, Y. Liu, Q.-M. Wang, J.-J. Zheng, L. Xu, E. C. Holmes, Y.-Z. Zhang: »Wuhan seafood market pneumonia virus isolate Wuhan-Hu-1, complete genome«. Auf: *Website Nucleotide des National Center for Biotechnology Information (NCBI)*

10 www.medrxiv.org/content/10.1101/ 2020.05.04.20090076v2.full.pdf

11 John Ioannidis, »Infection fatality rate of COVID-19 inferred from seroprevalence data.« www.who.int/bulletin/online_first/ BLT.20.265892.pdf

12 swprs.org/fakten-zu-covid-19

13 www.youtube.com/watch?v=H-OKJdtC8ro

14 Pressebriefing RKI: »Aktuelle Informationen zu COVID-19 in Deutschland mit RKI-Präsident Lothar H. Wieler und RKI-Vizepräsident Lars Schaade«, Phoenix, 27. Februar 2020, Video (Min. 13). youtube.com/watch?v=RNp8iwaSltc

15 *CoviLeaks#1*, 11. November 20. www.erzähler.net

8

»WIR WERDEN HIER ERSCHRECKEND POLITISCH«[1]

UNTERWEGS ZUM OVERKILL

12. März. Zurück bei *Coronavirus-Update*. Am Vortag hatte die WHO die Welle der COVID-19-Erkrankungen zur weltweiten Pandemie erklärt. In Europa sind ca. 20.000 Fälle registriert, knapp 1.000 Menschen sind gestorben. Aus Deutschland werden 1.567 Fälle gemeldet und drei Tote. Christian Drosten bleibt gelassen. Den weiteren Verlauf der Epidemie schätzt er so ein: »Ich würde im Moment schätzen, dass wir schon in eine kontinuierliche Welle reinlaufen, dass das jetzt immer mehr werden wird. Und dass das vielleicht keine so aggressive Welle sein wird, die in drei, vier Monaten die ganze Bevölkerung durchinfiziert, und dann ist es vorbei. Sondern dieses Virus könnte sich nach neuesten Zahlen etwas langsamer verbreiten als die Influenza. Das würde bedeuten, wir würden über den Sommer ein Anwachsen der Fälle bekommen, das würde im Herbst so bleiben und vielleicht sogar auf den Winter hin noch mal stärker anwachsen und dann aber irgendwann ausschleichen. Es könnte auch sein, dass es gar nicht so stark anwächst und uns dafür aber zwei Jahre begleiten wird. Auch dann würden wir spüren, dass wir in der Intensivmedizin ein Versorgungsproblem bekämen. Das heißt also nicht, dann ist alles nur halb so schlimm, sondern auch dann haben wir ein

Problem. Was wir hier besprechen, ist kein Sprint, sondern ein Marathon.« **12.5**

Worauf er seine Einschätzungen gründet, verrät er leider nicht. Und natürlich wird er auch nicht danach gefragt. Zuverlässig bleibt Christian Drosten ein Mann der Daumenpeilung. Festlegen möchte er sich keinesfalls. Eine dichte Wolke aus Konjunktiven und »vielleicht« umschwirrt seine Äußerungen. Kann sein, dass er sich an seine Fehlprognosen bei früheren Anlässen erinnert, da lag er regelmäßig ein paar Nullen über den tatsächlichen Zahlen. Vielleicht wäre es am redlichsten zu erklären, dass man Infektionsverläufe nie vorhersagen kann.

Anderseits macht er sich und seinem Publikum nichts vor: An dem Virus führt kein Weg vorbei. »Wir kriegen sowieso in großer Zahl diese Infektion.« **13.3** Das mag zwar bei vielen eine Virusinfektion der Lunge sein, doch die meisten werden nicht mehr als einen Reizhusten spüren, der ein paar Tage anhält. In anderen Fällen kann es zu Atemnot kommen, die schlimmstenfalls intensivmedizinisch behandelt werden muss. Das bedeutet eine hohe Belastung für Herz und Kreislauf. Und da wird es eben problematisch bei Menschen mit Vorschädigungen und erst recht bei älteren Menschen mit Vorschädigung.

In einem Interview mit der *Neuen Osnabrücker Zeitung (NOZ)*² hat Drosten am 6. März erklärt, das Virus sei erst dann erledigt, wenn zwei von drei Menschen immun dagegen seien, weil sie eine Infektion durchgemacht hätten, und dann rechnet er vor: »Bei einer Gesamtbevölkerung von 83 Millionen wären zwei Drittel fast 56 Millionen Menschen, die sich infizieren müssten, um die Ausbreitung zu stoppen. Bei einer Mortalität von 0,5 Prozent wäre in dem Fall mit 278.000 Corona-Todesopfern zu rechnen.« Allerdings relativiert er die erschreckenden Zahlen sogleich: »›Bei langsamer Verbreitung werden Corona-Opfer in der normalen Todesrate verschwinden.‹ Jedes Jahr sterben in Deutschland 850.000 Menschen. Das Altersprofil sei ähnlich wie bei den Todesfällen durch das neue Virus. Mit einem für alle verfügbaren Impfstoff gegen das Coronavirus rechnet Drosten ›nicht vor Sommer nächsten Jahres‹.« Ohne die für Laien verstörende Zahl zu nennen, hatte er sich schon ähnlich geäußert im *Coronavirus-Update* und auf der Pressekonferenz mit dem Bundesgesundheitsminister und dem RKI-Präsidenten am 2. März 2020.

Interessant übrigens die Einschätzung des Präsidenten der Kassenärztlichen Vereinigung (KBV) Andreas Gassen in demselben Artikel der *NOZ:*

> »›Auch das Coronavirus dürfte nicht verschwinden‹, sagte Gassen. Die Frage sei, wie lange die ›Durchseuchung‹ dauere. ›Das kann vier oder fünf Jahre dauern. Je schneller es geht, je größer ist die Herausforderung für das Gesundheitswesen. Aber dass wir selbst bei einem weiteren raschen Anstieg der Fälle an Grenzen stoßen, sehe ich definitiv nicht.‹ Derzeit sei Corona ›eher eine mediale als eine medizinisch relevante Infektion‹.«

In all seinen Äußerungen in den frühen Folgen des *Coronavirus-Updates* setzt Drosten auf Deeskalation, warnt vor Dramatisierungen und schimpft über die »Modellierer« – das könnten manchmal Kollegen auf der Suche nach Ruhm sein –, die mit ein paar Zahlen furchterregende Szenarien errechnen würden, dabei aber versäumten, relativierende Faktoren einzubeziehen. Ihm entgehen auch nicht die maßlosen Übertreibungen der Medien. Doch der performative Widerspruch, dass er sich in einem eigens eingerichteten Virus-Format äußert, dessen pure Existenz bereits erheblich zur kursierenden Notstandsphantasie beiträgt, scheint ihm nicht bewusst zu sein.

Pausenlos traktieren die Moderatorinnen den Virologen mit epidemiologischen Fragen. Welche Maßnahmen denn angebracht seien oder welche er vorschlage? Er hatte bis zu diesem Zeitpunkt hundertfach erklärt, da man das Virus nicht besiegen könne, käme es darauf an, das Ansteckungsgeschehen so zu verlangsamen, dass es nicht zu einer Überforderung des Gesundheitssystems komme, insbesondere der intensivmedizinischen Kapazitäten.

Was die Maßnahmen betrifft, die dazu beitragen könnten, die Ausbreitung der Infektion zu kontrollieren, hält er sich eher zurück. Doch er justiert frühere Äußerungen auch ein wenig nach. In Folge 12 vom 12. März tischt er eine sonderbare Geschichte auf: »Es gibt eine Kollegin aus den USA, die ist deutschstämmig, Anna Kaiser. Die hat mir gestern Abend einen sehr wertvollen wissenschaftlichen Artikel zugeschickt, den ich nicht kannte. Da geht es um die Spanische Grippe und um eine Analyse von Maßnahmen nicht-pharmazeutischer Art in 43 amerikanischen Städten. Das ist eine Literaturauswertung. Da geht es darum, was in diesen Städten eigentlich passiert ist, in Form von Sterblichkeit, nachdem man unterschiedliche Maßnahmen gemacht hat. Die Konsequenz des Papers ist: Es nützt extrem viel, zwei oder mehr Maßnahmen zu kombinieren. Veranstaltungsstopp und Schulschließungen in Kombinationen sind extrem effizient – vor allem, wenn man das mehr als vier Wochen durchhält. Und dann je früher, desto besser. Man kann also sagen: Amerikanische Städte zur Zeit der Spanischen Grippe haben am meisten davon profitiert, wenn der Bürgermeister schnell gesagt hat: ›Alle Schulen zu, keine Veranstaltungen mehr, und zwar sofort!‹ Das müssen wir sehr ernstnehmen.« **12.2**

Eine nicht sonderlich glaubwürdige Geschichte, um seinen Gesinnungswandel zu begründen. Die medizinischen Möglichkeiten nach dem Ersten Weltkrieg sind kaum vergleichbar mit den Standards hundert Jahre später. Und es wäre sehr verwunderlich, wenn Drosten nicht schon von ähnlichen Maßnahmen in jüngerer Zeit gehört hätte. Zu Zeiten der Schweinegrippe, bei deren medialer Verbreitung Drosten bekanntlich seine Finger im Spiel hatte, wurden beispielsweise in Kalifornien Schulen geschlossen – in anderen Ländern auch, außerdem ist diese Maßnahme im »Nationalen Pandemieplan« des RKI vorgesehen.[3]

Bei Schulschließungen sollten laut Drosten nur die oberen Klassen betroffen sein. Die unteren Klassen und die Schließung von Kitas hält er für problematisch. »Gerade in den wichtigsten Bereichen der Medizin, also auf der Intensivstation, in der Kindermedizin, in der Neonatologie, aber auch im Ambulanzbereich haben wir einen erheblichen Frauenüberschuss. Und das sind vielfach junge Frauen. Die haben als Mütter häufig keine Wahl. Wenn die Kitabetreuung wegfällt, können die nicht zur Arbeit gehen. Da hätten wir also einen großen Folgeschaden angerichtet, wenn wir einfach so von heute auf morgen Kitas schließen würden.« **12.1**

Hingegen befürwortet er, im Rahmen einer Kosten-Nutzen-Abwägung zu überprüfen, welche großen Veranstaltungen wirklich nötig sind. Im Großen und Ganzen vertritt er die Position der Bundesregierung zu diesem Zeitpunkt. Auf einer Pressekonferenz von Bundeskanzlerin, Gesundheitsminister und RKI am 11. März hatte Spahn erklärt: »Je langsamer sich das Coronavirus ausbreitet, desto besser kann unser Gesundheitssystem damit umgehen. Je weniger Menschen sich gleichzeitig anstecken, desto besser können Ärzte schwerkranke Patienten behandeln.«[4] Aber das Leben gehe weiter, und die Gesellschaft müsse trotz der Epidemie weiter funktionieren: »Deshalb gilt es immer, die Balance zu halten – zwischen Einschnitten und dem Alltag.«

In diesem Sinne empfiehlt Christian Drosten: »In der aktuellen Situation sage ich eindeutig: Bleibt besser zu Hause. Trefft euch im kleinen Kreis und schaut euch eine Serie an. Geht nicht in Clubs, nicht auf Partys. Kein enger Kontakt mit vielen, vielen Leuten. Es ist natürlich auch eine Sache, wo jeder in seinem Privatleben drüber nachdenken muss.« **12.3**

Bleibt indes die Frage nach der Dosierung. In seinem oben zitierten Phantasiefahrplan geht Drosten davon aus, die Seuche könnte sich sogar zwei Jahre hinziehen. Und in diesem Zeitraum sollten 53 Millionen Menschen in Deutschland immun werden durch eine durchlebte Infektion. Wenn zu dem Zeitpunkt erst knapp 2.000 die Krankheit hinter sich haben sollen, wären dann nicht mehr Infektionen wünschenswert? Und wie viele wären es denn, wenn er in zwei Jahren durch sein will? Bei 500.000 Neuinfektionen pro Woche müsste das klappen. Einmal mehr beschleicht einen das Gefühl, dass Professor Drosten eigentlich gar nicht versteht, was er da sagt.

Vor allem möchte er nicht konkret werden. Man weiß doch noch so wenig. Er spielt nach wie vor auf Zeit. Mal sehen, wie es weitergeht. »Alle diese Dinge brauchen Zeit, und genau diese Zeit wird ja jetzt gewonnen. Es werden jetzt im Moment eine ganze Reihe von Maßnahmen in die Tat umgesetzt. [...] Es ist schon so, dass von der Politik erwartet wird, dass etwas gesagt wird, das dann für lange Zeit Bestandskraft hat. Das muss sicherlich so sein, alles andere würde auch Unsicherheit auslösen. Aber auf der anderen Seite ist das eine Situation, die für alle hier neu ist und wo sich Meinungen auch erst mal bilden müssen.« **14.4**

Erklärt er am 16. März. An jenem Tag wurden Schulen und Kitas geschlossen. Mittlerweile glaubt er, »dass das richtig ist«. **14.4** Drosten ist eben stets auf Augenhöhe mit der Politik – oder umgekehrt. Ständig rast er mit dem Fahrrad durch Berlin, weil er überall als Berater gefragt ist. **13.4** Was rät er eigentlich, wenn er doch eigentlich nichts Genaues weiß? »Und jetzt müssen wir, glaube ich, einfach mal nach vorne denken und uns wirklich auch wieder rückbesinnen. Darauf, dass wir hier in einen richtigen und fairen Beratungsprozess einsteigen müssen.« **12.5**

Doch allmählich nimmt er Witterung auf: Die Zahlen steigen. Beim Impfstoff hat er auch schon seinen Glauben nachjustiert: »Und da ist es dann leider so, dass auch dort wieder eben regulative Prozesse in Kraft sind, wo man sich bei dem dramatischen Szenario, das uns bevorsteht, tatsächlich langsam Gedanken machen muss, ob man da bestimmte Abkürzungen geht. Also ob man dann eben auch bestimmte Risiken eingeht. Aber ich möchte das hier in dieser breiten Öffentlichkeit nicht besprechen. Ich kann nur sagen, dass sicherlich dort, wo man so etwas vordenkt, sehr intensiv über Optionen nachgedacht wird.« **15.5** Kassiber aus dem »tiefen Staat«. Andererseits hat er auch bei früheren »Pandemien« dieselben Forderungen erhoben, nämlich Impfstoffe einfach mal an den langen Wegen der Zulassung vorbei den Leuten zu verabreichen.

Auch beim leidigen Maskenthema hat er einen Schwenk um 180 Grad eingeleitet. Den Blödsinn, den er da radebricht, kann man kaum wiedergeben. Zwar erklärt er, dass es nur einen geringen Schutz durch die Mund-Nasen-Bedeckung gibt, erkennt aber eine Art Psychologie der Masken und verweist auf die asiatischen Länder: »Man denkt immer, man schützt sich selbst mit der Maske. In Wirklichkeit schützt man aber andere. Das ist ein guter psychologischer Effekt eigentlich, wenn wirklich diese Masken in der Breite vorhanden sind. Und wenn dann, wie in asiatischen Ländern dieser Effekt einsetzt, dass jeder eine Maske tragen muss, weil er sonst einen Fehler macht. Egal, ob man noch mal drüber nachdenkt, egal, in welche Richtung dieser Fehler jetzt ist. Aber es ist falsch, ohne Maske rumzulaufen, und es wird geradezu geächtet, ohne Maske rumzulaufen. Es ist unsozial, das zu tun. Dann fängt es an, sehr viel Sinn zu machen.« Die Maske als Instrument sozialer Kontrolle, die wird ja tatsächlich später eingeführt. Aber noch verharrt Professor Drosten im kulturellen Zweifel, ob so etwas bei uns durchsetzbar wäre: »Und da bin ich im Moment davon überzeugt, dass wir das im Moment nicht hinkriegen, aus kulturellen Gründen.« **15.7 f.** Bis es so weit ist, lautet sein Rat: »Aus all dieser Hintergrundüberlegung heraus würde ich dann sagen, wenn jemand Lust hat, sich eine Maske zu nähen und damit ein gutes Gefühl in der Öffentlichkeit hat: Ja, klar, natürlich. Kann man ruhig machen. Warum denn nicht? Und gerade, wenn man das aus einem bunten Stoff macht, der vielleicht ganz schick aussieht und man nicht so aussieht wie ein Krankenhausmitarbeiter in der Öffentlichkeit, drehen sich vielleicht auch nicht so viele Leute danach um.« `15.8` [5]

Später wird Drosten dann allerdings zum viel zitierten Apologeten der Maske. Am 1. September, im ersten *Coronavirus-Update* nach den großen Pandemieferien, liefert er eine kuriose Begründung: Tröpfchen, die bei feuchter Aussprache »in anderthalb Meter Abstand um einen herum relativ schnell zu Boden fliegen, die werden ganz offensichtlich von einer Maske abgefangen« `54.2`.

Aber mit den Aerosolen ist das eine andere Sache. Die sind so fein, dass man sie auch *mit* Maske ein- oder ausatmet. Und wenn der Raum schon voller Aerosole ist, dann kann man nichts machen. Aber wie wäre es in einem Supermarkt »oder irgendwo sonst, wo man sich nicht so permanent in einem Raum zusammen aufhält, sondern man trifft einen Infizierten und man hat Sorge ums Aerosol. Da ist ein Aerosol mit einer lokal hohen Konzentration um diesen Menschen herum und die Frage ist: Kriege ich die ab oder nicht? Wenn der eine Maske anhat und ich auch, dann geht das Aerosol an der Maske vorbei. Aber es trifft mich nicht direkt.« Also »die hohe Viruskonzentration«, die infektiös ist. Das leuchtet ein. Ein Aerosolpartikel hat einen Durchmesser von höchstens 5 Mikrometern, die Textur der gängigen Textilmasken hat eine Durchlässigkeit von 15 Mikrometern. Daraus schließt Drosten, dass das Aerosol zwar durch die Maske geht, aber es träfe einen dann nicht mehr direkt. Die Aerosole, die nicht durch die groben Filter rauschen, bleiben – so muss man Drosten interpretieren, was wie gesagt nicht immer leichtfällt – im Gewebe der Maske hängen. Was machen sie da wohl? Sie können dann auch außerhalb des Supermarkts nach und nach resorbiert werden. Was übrig bleibt, wird bei Gelegenheit in die Luft gepustet. Man staunt.

Die Vermutung, dass man in unseren westlichen Gesellschaften bestimmte Maßnahmen nicht durchsetzen kann, bestimmen Drostens Überlegungen von Anfang an. So fragt er sich, ob der minimale

Effekt von Masken im »absoluten Nahebereich« denn den »ganz großen Aufwand mit öffentlicher Kommunikation und Verfügbarmachung« 15.8 lohne. Offenbar hat Drosten noch nicht verstanden, dass der Großteil der Bevölkerung medial längst so traumatisiert wurde, dass er nach Maßnahmen geradezu lechzt. In dem Maße, in dem er realisiert, dass seine Popularität mit der Drastik seiner Empfehlungen steigt, löst er die skeptischen Bremsen und wird zum heroischen Mahner. Und dieser Moment ist jetzt gekommen.

In Folge 16 der Virenplauderei vom 18. März konfrontiert die Moderatorin Drosten mit den Thesen des Mediziners Wolfgang Wodarg. Der habe gesagt, Virologen freuen sich über jeden neuen Virus. Aber Coronaviren habe es schon immer gegeben. Bei 7 bis 15 Prozent der Kranken mit Grippesymptomen seien Coronaviren am Werke. Und die Todesfälle seien wegen des Alters niemandem aufgefallen. »Eine der meistgestellten Hörerfragen ist mittlerweile die: Was sagt Professor Drosten dazu?« 16.1 Und der antwortet, die Situation sei eine andere, und räumt ein, Coronaviren gebe es, aber das neue Coronavirus käme als Pandemie auf uns zu. Das Problem sei das gleichzeitige Auftreten ganz vieler Coronavirus-Infektionen.

Wolfgang Wodarg hatte sich in verschiedenen Stellungnahmen etwas anders ausgedrückt. Man habe die Coronaviren nie annähernd so genau wie die Influenzaviren beobachtet, insofern gebe es keine vergleichbaren Daten. Hätte man in den letzten Jahren mit demselben Aufwand nach Coronaviren gesucht wie heute, dann wäre man vermutlich auf ziemlich ähnliche Zahlen gekommen. »Das Besondere der letzten Wochen ist keine Zunahme der Coronavirus-Erkrankungen, sondern die Aktivität der Spezialisten, die nach ihnen suchen.«[6] Und bis zu jenem 18. März hatte das RKI mit allen verfügbaren Mitteln und der schlagartigen Erhöhung der Testzahlen 16.189 Fälle positiv getestet – ohne zu differenzieren, ob die Positiven signifikant erkrankt oder nur leicht erkältet oder nahezu symptomfrei waren. Infektionsepidemiologisch sind die Zahlen völlig unauffällig – man braucht sie nur mit den Influenzazahlen vom Januar und Februar zu vergleichen, als ca. 30.000 Menschen wegen Influenza im Krankenhaus lagen und Hundertausende an schweren Symptomen litten. Und die musste man nicht erst per PCR-Test suchen. Wodarg hat natürlich recht: Wer bei 16.000 Positiven von Pandemie redet, der lügt ganz offensichtlich.

Das ahnt vermutlich auch Christian Drosten, er sieht in die Zukunft:»Das wird sich aber ändern. Wir sind nun mal jetzt gerade in der ansteigenden Flanke einer exponentiellen Wachstumskinetik. Und wenn wir nicht jetzt etwas tun, und zwar drastisch und einschneidend, dann wird das so weitergehen.« **16.2** Wer das nicht so sieht, dem unterstellt er einen Verdrängungsmechanismus. »Aber wenn ich dann wirklich diese Verdrängung ausschalte und anfange zu rechnen, dann muss ich eben doch auch anerkennen, dass es schlimm kommen wird, und zwar wirklich schlimm. Das kann ich hier nur noch einmal wiederholen. Und wir müssen deswegen unbedingt etwas tun, um das Möglichste zu verhindern.«

Jetzt platzt es aus ihm heraus. Vorbei die Zeiten des Zögerns, des Zweifelns, der Unsicherheit. Drosten steht seinen pandemischen Mann und zieht in den Kampf. Er wird mit Sicherheit davon gehört haben: Ein Lockdown steht bevor. Alle Relativierungen, die er seit Wochen im Podcast zu Protokoll gegeben hatte, sind annulliert. Sein Platz ist jetzt an der Pandemiefront.

Am 23. März steckte die Bundesregierung eine ganze Gesellschaft in Quarantäne. Denen, die bislang nicht an der Propaganda erkrankt waren, musste man noch zwingende Gründe vorlegen, am besten die »ansteigende Flanke einer exponentiellen Wachstumskinetik«. Es gab aber weit und breit keine exponentiell steigenden Zahlen. Zur Erinnerung: Exponentieller Anstieg bedeutet die Verdoppelung der Fallzahlen innerhalb einer bestimmten Infektionszeit wie zum Beispiel einer Woche. Also müssten sich von Woche zu Woche die Fallzahlen verdoppeln: 2.000, 4.000, 8.000, 16.000, 32.000 und 64.000 in der sechsten Woche. Nur einmal sieht es exponentiell aus: In KW 11

(9. März beginnend) wurden 7.500 positiv getestet. In KW 12 (16. März beginnend) müssten es dann schon 15.000 sein. Doch die Zahl ist sogar höher: 23.820. Drosten scheint recht zu haben. Allein, ab der zwölften Kalenderwoche hatte man die Zahl der Tests knapp verdreifacht, doch im Eifer des Gefechts vergessen, dies dem zitternden Publikum mitzuteilen. Unter Einbeziehung dieses Faktors müssten am Ende von KW 12 ca. 42.000 Positive erfasst worden sein. Es sind aber weniger als 24.000. Mit anderen Worten: Es hat zu keinem Zeitpunkt, an keinem einzigen Tag ein auch nur annähernd exponentielles Wachstum gegeben. Die ansteigende Flanke, auf der Drosten sich wähnt, ist komplett aus der Luft gegriffen. Das müsste auch all jenen klar gewesen sein, die den Lockdown politisch zu verantworten haben. Das war die politisch gewollte Aufgabe, wie das Papier des Innenministeriums mit dem Titel »Wie wir COVID-19 unter Kontrolle bekommen« klar belegt: »Der wesentliche Grund, weshalb die große Gefahr, die durch COVID-19 ausgeht, bis vor kurzem nicht gesehen wurde, ist die Schwierigkeit, exponentielles Wachstum intuitiv zu verstehen.«[7] Doch die PR-Strategen des Innenministeriums insistieren darauf, der Bevölkerung das denkbar allerschlimmste Szenario zu vermitteln.

»Die meisten Virologen, Epidemiologien, Mediziner, Wirtschafts- und Politikwissenschaftler beantworten die Frage ›was passiert, wenn nichts getan wird‹ mit einem Worst-Case-Szenario von über einer Million Toten im Jahre 2020 – für Deutschland allein. Ein Expertenteam von RKI, RWI, IW, SWP, Universität Bonn/University of Nottingham Ningbo China, Universität Lausanne und Universität Kassel bestätigt diese Zahlen mit einem für Deutschland entwickelten Gesamtmodell.«[8]

Dieses Expertenteam möchte man gerne mal kennenlernen. Sämtliche Grundannahmen für dieses Szenario sind nicht ein wenig zu hoch gegriffen, sie sind durchweg so absurd, dass man davon ausgehen darf, sie wurden für den vermeintlich guten Zweck erfunden.

Die Basisreproduktionszahl »R« liegt vor dem Lockdown bereits deutlich unter 1,0. Diesen Zustand hatten aber Bundeskanzlerin Angela Merkel, Jens Spahn, Christian Drosten und bei Bedarf auch Lothar Wieler zum Endziel der Pandemiebekämpfung erklärt. In den Worten von Christian Drosten: »Wenn es weniger als 1 wird, dann hört es auf. Ganz einfach.«[9]

Doch damit nicht genug. Das RKI betreibt wie erwähnt eine geradezu penible Buchführung in Bezug auf Atemwegserkrankungen. Und dazu finden sich im »Epidemiologischen Bulletin« Nummer 13 vom 16. April dieses Jahres einige aufschlussreiche Angaben. Die Autoren stellen einen abrupten Abbruch der saisonalen Grippewelle fest:

>»Insgesamt ist zu beobachten, dass die ARE-Raten[10] seit der 10. KW (2.3. bis 8.3.2020) stark gesunken sind. Insbesondere bei den Erwachsenen ist ein so deutlicher Abfall der ARE-Raten über mehrere Wochen extrem ungewöhnlich und konnte in keiner der drei Vorsaisons verzeichnet werden.«[11]

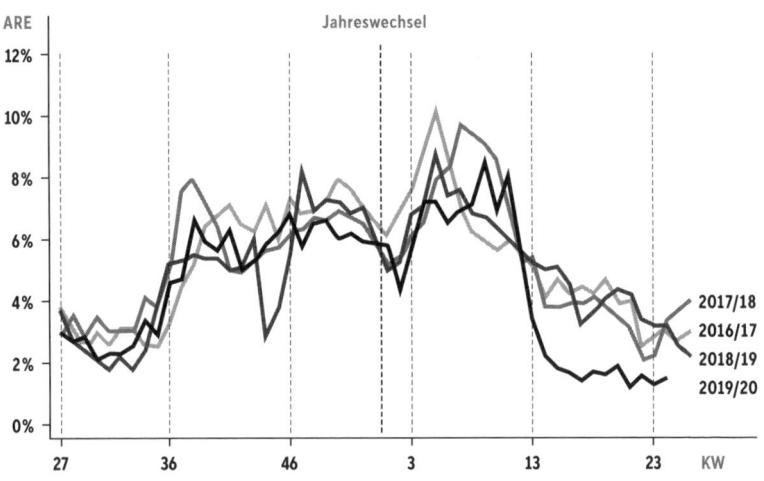

Abb. : Vergleich der für die Bevölkerung in Deutschland geschätzten ARE-Raten (gesamt) in den Saisons 2016/17 bis zur 24. KW 2019/20.[12]

Allerdings ziehen die Autoren daraus einen höchst sonderbaren Schluss: »Diese Indikatoren geben einen klaren Hinweis darauf, dass die Distanzierungsmaßnahmen für die Verlangsamung der Ausbreitung von Atemwegserkrankungen wirksam sind.« Mit anderen Worten: Die Maßnahmen des Lockdown wirkten bereits mindestens drei Wochen, bevor sie ergriffen wurden. Handelt es sich dabei bloß um einen betrüblichen Fall von Dyskalkulie oder um einen kalkulierten Abschied von der Aufklärung?

Man muss sich nun vor Augen führen, dass den Experten klar war, woher die pünktlich explodierenden Zahlen kamen, und den politischen Entscheidungsträgern darf man dieses Wissen getrost ebenfalls unterstellen. Journalisten sollten in der Regel gründlich prüfen, was sie worüber berichten, doch Wissenschaftsjournalisten mussten wissen, wie die Zahlen funktionieren. Mit anderen Worten, das Publikum ist auf breiter Front vorsätzlich getäuscht worden. Christian Drosten mutierte endgültig zum Sprachrohr der Täuschungen – und fortan zum zentralen Stichwortgeber.

Das Papier des Innenministeriums »Wie wir COVID-19 unter Kontrolle bekommen« lässt ahnen, wie man die Bevölkerung auf Kurs bringt. Abermals: »Der wesentliche Grund, weshalb die große Gefahr, die durch COVID-19 ausgeht, bis vor kurzem nicht gesehen wurde, ist die Schwierigkeit, exponentielles Wachstum intuitiv zu verstehen.« Man muss die Leute dazu bringen, ein bisschen weiter zu rechnen. Und genau zum rechten Zeitpunkt erscheint die Studie »Impact of non-pharmaceutical interventions (NPIs) to reduce COVID-19 mortality and healthcare demand«[13] des Londoner Imperial College unter Leitung von Neil Ferguson. Die Autoren des »COVID-19 Reponse Team« lassen keinen Zweifel: Ohne radikale Maßnahmen wird es in Großbritannien ca. 500.000 Tote und in den USA sogar 2,2 Millionen Tote binnen drei Monaten geben.[14] Mit radikal meinten die Modellierer einen Lockdown von etwa 18 Monaten. Kürzere Stilllegungen der Gesellschaft würden die Prognosen allenfalls halbieren.

Natürlich werden diese Zahlen begeistert und kritiklos vom medialen Mainstream übernommen. Der sogenannte »Report 9« wurde maßgeblich für den Lockdown etlicher Staaten – die USA und Großbritannien folgten umgehend den Empfehlungen des »Reports«, in 150 Ländern kam es zu Schulschließungen und weiteren Maßnahmen. Niemanden schien zu interessieren, dass die Mannschaft um Neil Ferguson geradezu berühmt für ihre absurden Pandemie-Modellierungen ist. Außer vielleicht Bill & Melinda Gates, deren Stiftung dem Imperial College allein 2020 79 Millionen Dollar zukommen ließ.[15] In den letzten zehn Jahren waren es insgesamt 179 Millionen Dollar. Zuverlässig bedankt sich Ferguson mit einer kategorischen Empfehlung, dem einzigen Ausweg aus der Katastrophe: massenhaften Impfungen. Vielleicht lässt sich Fergusons Rat wie seine Rechenschwäche pharmakologisch erklären.

»Das Imperial College arbeitet eng mit der Pharmaindustrie zusammen. Ein paar wenige Beispiele: 2015 wurde ein gemeinsames Labor mit GlaxoSmithKline (GSK) gegründet, am Imperial College werden regelmäßig Reden von hochkarätigen Pharmavertretern gehalten, so 2019 von Sheuli Porkess, Deputy Chief Scientific Officer des Verbandes der britischen Pharmaindustrie, oder von Mark Toms, dem Chief Scientific Officer von Novartis Pharmaceuticals UK; 2018 von Toni Wood, Senior Vice President von GSK: er hielt den Eröffnungsvortrag der jährlichen Konferenz des hauseigenen Institute for Molecular Science and Engineering (IMSE) usw. Kurz: Es bestehen offenbar langjährige, enge, freundschaftliche Bande mit der Pharmaindustrie und der Gates-Stiftung, die beide größtes Interesse daran haben, Massenimpfungen durchzuführen.«[16]

Am 18. März wird die Londoner Modellierung natürlich auch Thema im *Coronavirus-Update*. Interessant ist, dass die Interviewerin nur die Studie nennt, nicht aber die Ergebnisse der phantastischen

Rechenkünste. Drosten bekennt, die Studie aus Zeitnot bislang nur überflogen zu haben (»Ich lese hier gerade auch, während ich spreche ... Und ich kann nicht sagen, dass ich die komplett in allen Details gelesen habe.«**16.4**), er verweist auf die Schätzungen und die nicht sicheren »Annahmen«, auf denen solche Modelle beruhen, aber alles in allem bestätigt er die Zahlen: »Und das hier ist jetzt einfach eine Studie, bei der ganz besonders feinkörnig nachgeschaut wurde, also bei der das mathematische Modell besonders elaboriert ist, und auch kleinste Details mit rein programmiert wurden.« **16.4** [17]

Ferguson und seine Mitstreiter hatten bereits in der Studie angedeutet, dass die Ergebnisse unter Berücksichtigung nationaler Besonderheiten problemlos auf andere Länder übertragbar seien. Dem kann Drosten nur zustimmen: »Also ich schicke das jetzt hier vorweg, weil die Zahlen, die dann hinten rauskommen, gravierend sind, das muss man einfach sagen: Kurz gesagt, ich glaube, dass das durchaus übertragbar ist. Ich glaube, dass die englische Bevölkerung nicht so viel anders ist als unsere. Es gibt im Gesundheitssystem einige Unterschiede.« **16.5**

Die Studie des Imperial College hatte wie gesagt erhebliche Auswirkungen auf das Handeln vieler Regierungen, die unverzüglich Lockdown-Maßnahmen anordneten – bis hin zur Ausgangssperre. Drosten hatte recht, das Papier fußt auf einigen Annahmen. Sie waren – wie man schon damals hätte wissen können – nicht nur falsch, sondern sie waren konsequent so gewählt, dass die Zahlen des Grauens dabei herauskommen mussten.[18] Experten hätten sich auch daran erinnern können, dass Neil Ferguson eine lange Karriere als Falsch-Modellierer hinter sich hat, bei jeder sich bietenden Gelegenheit Millionen Tote prognostizierte und sich regelmäßig um die Faktoren 100.000 oder 10.000 verrechnete.[19] Versteht sich, dass Bill & Melinda 260 Millionen Dollar in diese Wahrsager investierten.

Für das Worst-Case-Szenario des Bundesinnenministeriums scheint man die Formeln des Imperial College übernommen zu haben und errechnet auf diese Weise bis zu 1,2 Millionen Tote in Deutschland. Deshalb drängen die Autoren auf eine breite und intensive Mobilisierung der Gesellschaft:

»Devise: ›es kommt etwas sehr Bedrohliches auf uns zu, wir haben die Gefahr aber erkannt und handeln entschieden und überlegt. Wir brauchen ein Zusammenkommen und Wirken von allen Kräften in der Gesellschaft. Dann werden wir die Gefahr noch abwenden‹. Um die gesellschaftlichen Durchhaltekräfte zu mobilisieren, ist das Verschweigen des Worst Case keine Option. Wer Gefahr abwenden will, muss sie kennen.«[20]

Interessanterweise wurde die Worst-Case-Phantasie dann doch nicht publik gemacht. Mag sein, dass man glaubte, die Medien verbreiteten schon genug Schrecken. Mag aber auch sein, dass man sich nicht gerne festlegen wollte. Der Sinn der bereits getroffenen Maßnahmen und des am 23. März in Kraft tretenden Lockdowns sollte ja nach allen kursierenden Ansagen darin bestehen, eine Überlastung des Gesundheitswesens zu verhindern. Ergänzt durch Drostens Perspektive, das Ansteckungsgeschehen über zwei Jahre zu strecken, bis endlich zwei Drittel der Bevölkerung, also 53 Millionen Menschen, immun seien. »Wir haben die Gefahr erkannt und handeln entschieden und entschlossen« – davon kann zu diesem Zeitpunkt keine Rede sein. Irgendeine Großstrategie ist nicht einmal in Ansätzen zu erkennen: Zunächst geht es um die Überlastung des Gesundheitssystems, dann darum, den Wert der Basis-Reproduktionszahl »R« unter 1 zu drücken, schließlich landet man bei völlig absurden und willkürlichen Inzidenzwerten (Fälle pro 100.000 Einwohnern). Ich habe auch nirgendwo offizielle Berechnungen gefunden, unter welchen Umständen es zu einer Überlastung des Gesundheitswesens überhaupt kommen könnte. Offenbar hatten der Gesundheitsminister und seine Behörden auch keine Lust, sich an solchen Berechnungen die Finger zu verbrennen. Bei redlichem Gebrauch der vorliegenden Zahlen war man meilenweit von jeder prognostizierten Überlastung entfernt – dann aber hätte auch der Lockdown keinen Sinn mehr ergeben. Glücklicherweise verfügen die Mainstream-Medien über Koryphäen, die sich sogleich des Problems annahmen.

Harald Lesch ist nicht nur Professor der Physik, sondern vor allem bekannt als TV-Naturwissenschaftler, der regelmäßig im Fernsehen die Welt erklärt. In einem Video vom 20. März zeigt er Kritikern wie Wolfgang Wodarg mal, wie richtige Wissenschaft geht. Ein Lockdown liegt in der Luft und wird zwei Tage später beschlossen, angeblich um den Zusammenbruch unseres Gesundheitswesens zu verhindern. Die Notwendigkeit der Maßnahmen muss dem bereits heftig bangenden Volk noch einmal drastisch vor Augen geführt werden. In Windeseile rechnet Lesch seinem andächtigen Publikum vor – über 5 Millionen Menschen haben sich binnen weniger Tage diesen Unsinn eifrig zu Gemüte geführt –, dass es ohne Lockdown in spätestens zwölf Tagen so weit sei. Dann nämlich, wenn die Zahl der täglich Neuinfizierten 40.000 erreicht habe. Ende des Monats also. Wie bei den meisten Ausbrüchen von Wissenschaft dieser Art genügt es, ein paar Tage zu warten, dann erledigen sie sich von selbst. Bei Professor Lesch brauchte man nicht zu warten, man konnte ihm dabei zusehen, wie er mit vagen Gerüchten und ein paar frei erfundenen Zahlen seine Ergebnisse frisierte.[21] Und natürlich ließ sich das Ausbleiben der 40.000 Neuinfizierten nicht mit den Maßnahmen erklären, deren Wirkung würde erst nach frühestens zwei Wochen messbar sein. Doch wie gesagt hatte man die längst sinkenden Zahlen durch die verschwiegene Erhöhung der PCR-Tests manipuliert.

Nur ein Beispiel dafür, wie aus schiefen Rechenmodellen Tatsachen gemacht werden. Außerordentlich dunkle Daten werden so geschliffen, bis sie ins Narrativ einer menschheitsbedrohenden

Pandemie passen. Man fragt sich allerdings, was treibt einen Natur-wissenschaftler, sich als Hütchenspieler in den Dienst der Pande-miepropaganda zu stellen?

So lange man Leute wie Lesch oder das »COVID-19 Reponse Team« des Imperial College hat, kann Christian Drosten auf jede eigene Rechenleistung verzichten. Das macht seine Ratschläge indes nicht unbedingt klarer. Am 18. März phantasiert er von einer Art »On-Off-Mechanismus«: »Was wäre eigentlich, wenn man sagen würde, man macht all diese kombinierten Maßnahmen für eine Zeit. Und dann schaut man, dass die Erkrankungsfälle ein bestimmtes Niveau unterschreiten, und dann lässt man die Maßnahmen wieder locker. Dann dürfen also alle wieder leben wie vorher und in die Schule gehen. Und wenn dann wieder die Fälle auf ein gewisses Maß angestiegen sind, dann schaltet man das wieder an und so weiter. Dann beobachtet man immer die Fälle, die auf Intensivstationen liegen. Die zählt man, die sind nämlich leicht zu melden und leicht zu zählen. Und anhand dieses Kriteriums schaltet man das System immer wieder an und aus. Also macht immer wieder solche Ferien-phasen und Arbeitspause-Phasen mit normalem Leben.« **16.7**

Es ist beängstigend: Hat ein Pandemie-Delirium von Drosten Besitz ergriffen? Allerdings hat dieses Szenario verblüffende Ähnlichkeit mit den Realitäten im Herbst 2020. Doch Drosten verwirft sogleich sein Planspiel: »Das ist natürlich letztendlich etwas, das man theo-retisch durchspielt – aber doch mal wert, darüber nachzudenken: Könnte man so etwas machen? Und was dabei rauskommt, ist: Das könnte man machen. Darüber könnte man die Fallzahl immer wieder in einem niedrigen Bereich kontrollieren. Und man könnte dann auch diese Patienten alle versorgen. Aber man müsste das zwei Jahre durchhalten. Und das ist natürlich nicht denkbar.« Also kehrt er zum alten Plan zurück – aber mit neuer Pointe: Die Fallzahlen müssen so bleiben, dass das Gesundheitssystem nicht überlastet wird. Das kann man schaffen, aber da muss noch etwas anderes kommen:

»Wir müssen einen Impfstoff finden oder irgendein Medikament, das man den älteren Personen geben könnte. Wir müssen natürlich nicht die ganze Bevölkerung mit irgendetwas versorgen, aber zumindest die Risikogruppen und vor allem die älteren Personen, für die muss man jetzt irgendetwas machen. Wir müssen jetzt wirklich, glaube ich – das ist meine persönliche Meinung, das werden viele, auch Wissenschaftler, anders sehen als ich –, aber ich muss wirklich sagen, ich habe mich in den letzten Tagen ja sehr intensiv mit diesen Dingen auch befasst, weil ich eben dann auch von Politikern gefragt wurde, Antworten zu geben, die ich mir selber nicht geben kann, und ich habe mir Zahlen immer wieder hin und her angeschaut und kreuz und quer gerechnet: Und für mich, mein persönlicher Schluss ist wirklich, wenn wir das Ganze schaffen wollen als Gesellschaft, in einer Art, dass wir wirklich nicht eine erhöhte Todesrate akzeptieren wollen in der älteren Bevölkerung, dann müssen wir wahrscheinlich regulative Dinge außer Kraft setzen, was Impfstoffe angeht. Und schauen, wo können wir einen Impfstoff herbeizaubern, der schon relativ weit entwickelt ist, der vielleicht auch schon mal klinisch ausprobiert wurde?« **16.7**

Den Gesprächen mit Professor Drosten wird man kaum Informationswert bescheinigen können, doch in einer Hinsicht sind sie unschlagbar: Sie dokumentieren die pandemische Ratlosigkeit in einer Endlosschleife.

Am 18. März spricht die Bundeskanzlerin von einer Herausforderung »historischen Ausmaßes«. Sie fordert die Mitbürger auf, ihre sozialen Kontakte so weit als möglich zu reduzieren. In Italien sind bereits fast 3.500 Menschen gestorben. Die EU schließt die Außengrenzen. Jeder weiß, hinter den Kulissen wird heftig um weitergehende Maßnahmen gerungen. Kontaktsperre? Ausgangsverbot? Einen Tag später ist Drosten wieder auf Sendung. Und ihm liegt am Herzen, jede Verantwortung von sich zu weisen: »Aber für viele der jetzigen Auflagen gibt es natürlich keine wissenschaftlichen Daten, die sagen, man braucht eine Ausgangssperre, oder man braucht vielleicht einen Schulschluss und so weiter. Es gibt Anfangsdaten zu all diesen Einzelmaßnahmen, aber am Ende sind alle diese Dinge natürlich politische Entscheidungen. Eine Ausgangssperre in Nachbarländern, die wir haben, die wurde sicherlich jetzt auch nicht verhängt, weil dort die Wissenschaftler schlauer sind und ihren Regierungen empfohlen haben, ihr müsst eine Ausgangssperre machen, weil dann die Fälle um so und so viel Prozent besser zu kontrollieren sind. Niemand weiß das. Sondern das ist eine politische Entscheidung, auch unter einem emotionalen Eindruck von einer sehr hohen Zahl von Verstorbenen.« **17.1**

Ganz schön verwirrend: Es kommt etwas ganz, ganz Schlimmes auf uns zu, an den Zahlen des Imperial College gibt es für Drosten nichts zu deuten, zugleich aber rechtfertigen die gegenwärtigen Daten in Deutschland keinen Grund für einen Lockdown, doch wir müssen handeln, aber Genaueres wissen wir leider nicht. Also spielt der Virologe wiederum auf Zeit: »Was passiert eigentlich? Und das ist extrem schwer für Entscheidungsträger, das in Abwesenheit von Daten zu machen. Ich glaube, wir müssen als Wissenschaftsgemeinschaft diejenigen Experten jetzt identifizieren, die da die Daten liefern können. Das wird leider einfach ein, zwei Wochen dauern, oder drei, bis solche Daten da sind. Und dann können wir das wirklich beurteilen.« **18.5**

So viel zur wissenschaftlichen Begleitung der Pandemie. Was immer es mit dem Virus auf sich haben mag, es kann kaum Zweifel bestehen, dass es für die Maßnahmen in seinem Namen keine medizinische, sondern nur eine politische Indikation gegeben hat. Dieser Befund wird bei der »zweiten Welle« noch deutlicher zutage treten.

1 *Coronavirus-Update* Folge 12 (12. März 2020), S. 2

2 *Neue Osnabrücker Zeitung*, 6. März 2020 »Charité-Virologe Drosten: Es wäre mit 278.000 Corona-Todesopfern zu rechnen«.

3 www.gmkonline.de/_beschluesse/ 80-GMK_Umlaufbeschluss_Mai2007_ NationalerPandemieplan_Teil3.pdf

4 www.bundesgesundheitsministerium.de/ coronavirus/chronik-coronavirus.html

5 Die Schutzfunktion sowie die gesundheitlichen Folgen dieser Sorte Maskenfolklore beschreibt eindringlich der Pharmakologe Professor Markus Veit, »Hauptsache Maske!?«. www.deutsche-apotheker-zeitung.de/ dazaz/2020/daz-33-2020/hauptsache-maske

6 deutsche-wirtschafts-nachrichten.de/ 502747/Lungenarzt-schlaegt-Alarm- Wirtschaft-und-Politik-wollen-das- Corona-Virus-fuer-ihre-Zwecke- instrumentalisieren

7 fragdenstaat.de/dokumente/4123-wie-wir- covid-19-unter-kontrolle-bekommen, S. 3

8 Ebenda, S. 1

9 www.youtube.com/watch?v=9dcXTWhPnFg Pressekonferenz 2. März 2020

10 ARE = Akute Respiratorische Erkrankungen

11 www.rki.de/DE/Content/Infekt/ EpidBull/Archiv/2020/Ausgaben/ 16_20.pdf?__blob=publicationFile

12 influenza.rki.de/Wochenberichte/ 2019_2020/2020-24.pdf

13 »Wirkung von nicht-pharmazeutischen Maßnahmen, die die Covid-19 Mortalität und die Belastungen des Gesundheitssystems reduzieren«, www.imperial.ac.uk/media/ imperial-college/medicine/mrc-gida/ 2020-03-16-COVID19-Report-9.pdf

14 Ebenda, »In total, in an unmitigated epidemic, we would predict approximately 510,000 deaths in GB and 2.2 million in the US, not accounting for the potential negative effects of health systems being overwhelmed on mortality.«

15 www.gatesfoundation.org/How-We-Work/ Quick-Links/Grants-Database/ Grants/2020/03/OPP1210755

16 Christian Kreiß, »Corona und gekaufte
Wissenschaft. Wie falsche Wissenschaft die
Welt in einen Abgrund führt«,
auf: *Nachdenkseiten,* 28. Oktober 2020.
www.nachdenkseiten.de/?p=66244#foot_20

17 Am 6. Juni 2020 erschien von Peter St. Onge,
dem Chefökonomen des *Montreal Economic
Institute,* eine Studie über die massiven
Rechenfehler des »Report 9« mit dem Titel:
»Das fehlerhafte COVID-19-Modell, das zum
Lockdown von Kanada führte«. Etliche Annahmen seien überhaupt nicht verifizierbar.
**www.iedm.org/the-flawed-covid-19-model-
that-locked-down-canada**

18 Martin Cohen, »Thinking Errors and the
Coronavirus«. **off-guardian.org/2020/04/19/
thinking-errors-and-the-coronavirus**

19 Konstantin Demeter und Torsten Engelbrecht,
»Die Corona-Korruption«.
**www.rubikon.news/artikel/die-corona-
korruption**

20 s. Fußnote 7, S. 2

21 **www.rubikon.news/artikel/wissenschaft-
auf-zuruf**

9

DIE ZWEITE WELLE SURFEN

Christian Drosten ist in den großen Pandemieferien kaum zum Entspannen gekommen. Die scheinbar sichere Lage erscheint ihm trügerisch. Viele scheinen zu meinen, man wäre fast durch mit der Pandemie. Die Zahl der Neuinfektionen sinkt, doch der Professor traut dem Frieden nicht. Er hat Pläne geschmiedet, und die trägt er am 1. September in der ersten Folge des *Coronavirus-Update* nach der Sommerpause vor. Zuvor allerdings hatte er mit ihnen schon in einem Artikel in der *ZEIT*[1] für Furore gesorgt – Überschrift: »Ein Plan für den Herbst«. Besorgt fragt ihn nun die NDR-Moderatorin, ob man die Neuinfektionen noch länger unter Kontrolle haben könne, wenn man weiterhin so vorgehe wie bisher. Drosten: »Es gibt Fragezeichen, die man überall durchhört. Eine solche Frage ist: Wie ist das jetzt? Haben wir schon die zweite Welle? Geht die schon los? Da ist es wenig hilfreich, zu sagen: ›Zweite Welle, die gibt es doch gar nicht.‹ Oder der andere sagt: ›Die zweite Welle, die kommt auf jeden Fall.‹ Und noch einer sagt: ›Das ist doch eine Dauerwelle.‹ Das ist ja nur Sprache, aber dahinter steckt was anderes.« `54.6`

Und was hinter der Sprache lauert, das ist die »Perkolation«. In einem außerordentlich mäandernden Monolog erläutert er den Begriff, der eigentlich aus der Physik kommt, doch mittlerweile auch bei der Infektionsökologie eine Rolle spielt. Um es kurz zu machen: Dabei handelt es sich um einen Wert für Durchlässigkeit, in diesem Fall geht es um eine Art Schwellenwert: Bis zu welchem Punkt bleibt eine Epidemie unauffällig? Und wann kommt es wieder zu neuen Infektionen? Welche Wassermengen kann ein Rasen aufnehmen? Wann ist er überflutet und wird zum Teich? Jetzt übertragen wir die Perkolation einmal auf die aktuelle Situation. SARS-CoV-2 verbreite sich stark in Clustern – beispielsweise in einer Familie, einer Schulklasse oder im Altenheim. Wenn jetzt einer aus einem infizierten Cluster das Mitglied eines noch nicht infizierten Clusters ansteckt, dann sind vermutlich bald alle im zweiten Cluster infiziert. »Genau, so ist das ja bei den Wüstenrennmäusen auch. Da rennt immer mal eine Maus rüber oder eine Ratte, von einem infizierten Familienverband zum anderen. Aber die Übertragung findet nicht jedes Mal statt. Vielleicht hat er gerade gar keine Flöhe im Pelz gehabt. Und genau so ist das hier bei einer Viruserkrankung auch zu sehen.« **54.9**

Doch irgendwann springt der Floh respektive das Virus über. Allerdings weiß auch Drosten nicht, wo der Schwellenwert gemäß seiner Perkolationstheorie liegt. Aber: »Es gibt sicherlich diesen Schwelleneffekt. Wir sollten davor nicht unsere Augen verschließen. Die Existenz eines solchen Schwelleneffektes ist wahrscheinlich der Grund dafür, dass wir durchaus erleben können, dass die Welle im Moment an- und abschwillt – oder, um mit Hendrik Streeck zu sprechen, eine Dauerwelle ist, das wird mal mehr und mal weniger – während sie dann aber irgendwann außer Kontrolle gerät, und wir wissen nicht, wann.« **54.10**

Das ist also die Situation Anfang September. Wir wiegen uns in Sicherheit, aber es kann jederzeit wieder losgehen. »Es geht darum, dass man erst mal anerkennt, das, was im Moment gemacht wird, in der jetzigen Situation, ist genau das Richtige. [...] Jetzt kommt aber die Sorge. Und die Sorge ist: Was passiert, wenn wir doch eine Perkolationsschwelle überschreiten oder wenn es sonst irgendwie außer Kontrolle gerät und die Gesundheitsämter dann eines nach dem anderen, vor allem in den Gegenden, wo die Inzidenz sehr stark zunimmt, sagen: ›Wir können nicht mehr, wir kommen hinter der Fallverfolgung nicht mehr hinterher.‹?« 54.11

Doch Christian Drosten denkt weiter. Er hat noch ein Ass im Ärmel: »die japanische rückblickende Cluster-Strategie«. Bei dieser Strategie geht es nicht nur darum, rückblickend zu fragen, mit wem der Infizierte Kontakt hatte, sondern auch mit welchem Cluster. Dazu bedarf es eines Cluster-Tagebuchs, das ist allerdings nicht schwer. Also einfach aufschreiben, ob und wo ich in den letzten Tagen in einer Cluster-Situation war, also beispielsweise im Kegelverein oder auf einem Geburtstagsfest. »Es werden nie alle mitmachen. Einige verstehen das nicht gut genug. Andere sind in Fundamentalopposition. Vergessen wir das. Es müssen nicht alle mitmachen, aber ein großer Teil. Sogar wenn die Hälfte mitmacht, ist schon viel gewonnen, von Leuten, die sagen: ›Ja, ich mache da mit und führe ab jetzt ein Kontakttagebuch.‹« 54.13

Eigentlich von Anfang an ist Professor Drosten schlecht auf Kollegen zu sprechen, die anderer Meinung sind. Sie seien getrieben von Profilierungssucht und machten gerne mal aus einer kleinen Beobachtung eine große Theorie. Karriere und Eitelkeiten – so was. Doch grob ausfallend wird er bei Menschen, die er als Verschwörungstheoretiker bezeichnet: »Das ist leider etwas, das ich auch zunehmend beobachte, gerade in der älteren Generation, bei denen, die im Ruhestand sind und viel Zeit haben, sich YouTube-Videos anzugucken – die können ja inzwischen auch alle mit dem iPad umgehen –, da verbreiten sich gerade die wirklich zerstörerischen und zersetzenden Botschaften der Verschwörungstheoretiker, die Menschenleben kosten.« 54.20

Bereits im Mai hatten Drosten und 100 Kollegen in der *New York Times* eine ganzseitige Anzeige gegen die »Infodemie« aufgegeben.

Darin wurde nicht nur gewarnt vor falschen Informationen, sondern konkrete Maßnahmen gefordert gegen alles, was die wissenschaftlich fundierte Arbeit an der Eindämmung der Pandemie untergrabe. Es sollten Richtigstellungen zu den Fehlinformationen veröffentlicht werden: Jede Person, die auf einer Plattform mit Fehlinformationen in Berührung gekommen sei, sollte demnach gewarnt und benachrichtigt, »eine gut konzipierte und unabhängig überprüfte Korrektur angezeigt« werden. *Der Tagesspiegel* schreibt:

> »›Algorithmen entgiften‹: Gefährliche Lügen sowie diejenigen Seiten und Gruppen, die sie verbreiten, sollten demnach in den Benutzer-Feeds herab- und nicht heraufgestuft werden. Schädliche Fehlinformationen sowie Seiten und Kanäle, die ›Wiederholungstätern‹ gehörten, sollten aus den inhaltsempfehlenden Algorithmen herausgenommen werden.«[2]

Und so kommt es. Es wird zunehmend Jagd auf Kritiker gemacht, Webseiten werden abgeschaltet, Videos auf YouTube gesperrt, die Hetze wird immer hässlicher. Im Krieg wird jeder Zweifel zum Verrat. Die Reihen müssen geschlossen bleiben. Der Oberkommandierende der pandemischen Streitkräfte ist und bleibt Professor Christian Drosten. Er ist weit gekommen. Die bürgerliche Welt hat endlich die Fesseln ihrer »Werte« hinter sich gelassen.

Ab Mitte Juni werden die Testzahlen kontinuierlich hochgefahren. Ohne Anlass, also ohne Verdacht auf Erkrankung, selbst wenn Drosten noch am 1. September behauptet, dass in Deutschland »heute auch weiterhin vor allem symptomgerichtet diagnostiziert wird«. `54.14`

Warum Anfang Oktober über 1 Million Tests in der Woche bei einer »Positiven-Quote« von seinerzeit 0,77 Prozent? Was war der wirkliche Grund? Erinnern wir uns an das geleakte Dokument des Bundesinnenministeriums. Die Strategie zur Kriegsführung gegen das eigene Volk. Unter der Überschrift »Maßnahmeplanung der Bevölkerung vermitteln« findet sich unter anderem folgende Betriebsanleitung:

>»Wenn die Fallsterblichkeit unter diesem Wert [von 1 Prozent] liegt, muss davon ausgegangen werden, dass die Anzahl der Toten nicht richtig gezählt wird. Wenn die Fallsterblichkeit darüber liegt, Tote×100, so viele Fälle müssten wir finden. Um sie zu finden, braucht man unter sehr guten Bedingungen 20 × mehr Tests als die Anzahl Fälle, die man finden möchte.«[3]

Die Fallsterblichkeit lag nie bei 1 Prozent, dennoch folgt man der Empfehlung: Tote mal 100, das entspricht 1 Million Tests Anfang Oktober. Allmählich muss die lange angekündigte zweite Welle kommen. Das Publikum droht die Geduld zu verlieren. Es war ja klar, ab Herbst, wenn die Virensaison beginnt, würde man auf jeden Fall wieder stärker fündig werden.

Und so kam es auch. Zuvor hatte man jedoch ein neues Krisenkriterium erfunden: die »Inzidenz« – die Häufigkeit der Fälle pro 100.000 Einwohner je Landkreis oder Stadt innerhalb einer bestimmten Zeitspanne. Erst ging es darum, das Gesundheitssystem nicht zu überlasten, dann ging es um den R-Wert, die Basis-Reproduktionszahl, die eine geschätzte Ausbreitungsgeschwindigkeit wiedergibt. Bekanntlich hatten Drosten und andere die Parole ausgegeben, bei einem R-Wert unter 1 wäre die Sache so gut wie ausgestanden. Doch als man fast dauerhaft unter 1 lag, musste die Inzidenz herhalten. Dieses Kriterium hatte den unschlagbaren Vorteil, völlig unscharf zu sein. Man brauchte bloß ein wenig mehr zu testen, schon gingen die Zahlen hoch. Und die Anzahl der Tests pro Bezirk war vollkommen willkürlich und differierte des Öfteren um den Faktor 10.

Dann ging es endlich los: Die Zahlen explodierten geradezu. »Exponentiell« wurde zum Lieblingswort der Kanzlerin. Warum es dazu avancierte, erschließt sich nicht so recht, denn es ist kaum begreiflich, dass eine promovierte – was auch immer das in Politikerkreisen noch bedeuten mag – Physikerin die Bedeutung des Begriffs »exponentiell« nicht kennt. Jedenfalls hat es zu keinem Zeitpunkt während der Pandemie eine exponentielle Entwicklung der Fallzahlen gegeben, also eine Verdoppelung von Woche zu Woche über mehrere Wochen. Aber man konnte es dank Erhöhung der Testzahlen so aussehen lassen. Ab 20. Oktober lagen die täglichen »Neuinfektionen« regelmäßig über 10.000. Am 12. November erreichte man einen vorläufigen Spitzenwert: 23.542. Ununterbrochen wurde darauf hingewiesen, dass damit die Spitzenwerte vom Frühjahr um mehr als das Dreifache übertroffen würden. Regelmäßig vergaß man zu erwähnen, dass sich die Zahl der Tests gegenüber dem Frühjahr verfünffacht hatte. In Relation gesetzt, wurden also die Spitzenwerte vom Frühjahr gar nicht erreicht. Mit über 1,5 Millionen Tests geriet zwar nicht das Gesundheitssystem an seine Grenzen, aber die Labore kamen nicht mehr mit.

Letzteres blieb nicht ohne Folgen: Die Meldungen über falsche Testergebnisse mehrten sich, spielten aber weiter keine Rolle. Wenn Profifußballer mal so, mal so getestet wurden oder wenn ein Elon Musk auf Besuch in Deutschland sich über zwei positive und zwei negative Testergebnisse innerhalb eines Tages wunderte, ging das als eine Art Kuriosum durch die Medien. Und wurde im Handumdrehen gegen Musk gerichtet. Denn der hatte mehrfach am Sinn der Maßnahmen gezweifelt und sogar zu behaupten gewagt, »Schweden hat recht«. Das *Handelsblatt* äußerte umgehend die Vermutung, dass er sich wohl in Schweden angesteckt habe.[4] Die *Welt* insinuierte Ähnliches.[5] Der *Focus* wusste, wo das Problem lag: Musk habe Antigen-Schnelltests benutzt, die seien aber nur zu 80 bis 90 Prozent sicher.[6] Im Falle Musk scheinen daraus offenbar 50 Prozent geworden zu sein. Sicher ist vor allem eins: Wer leise Zweifel äußert, bekommt es mit der geballten Medienfront zu tun.

Und diese Medienfront schaltete angesichts der hohen Zahlen und in intimstem Einklang mit der Politik und allen Drostens wieder auf Apokalypse – und zwar schrill. Fast täglich wurde das Publikum mit bestürzenden Nachrichten über die absehbare Überlastung des Gesundheitssystems überschüttet. Und so kam dann auch am 2. November der Lockdown light – die Schließung aller Gastronomiebetriebe sowie Theater und Museen, Beherbergungsverbot, Kontaktsperren, verschärfte Maskenpflicht, Versammlungsverbote, die Begrenzung privater Treffen usw. Fast alles wie gehabt – auch die Interpretation der Zahlen. Allerdings braucht man bloß die Website *querschuesse.de* zurate ziehen, um ein etwas anderes Bild der Lage zu erhalten. Tag für Tag werden hier die offiziellen Zahlen des RKI und anderer Quellen in etwas komplexere Zusammenhänge gestellt.

Nehmen wir den 12. November, für den über 23.000 neue Fälle bestätigt wurden. Trotzdem liegt der R-Wert deutlich unter 1. Desgleichen die Zahl der Akuten Respiratorischen Erkrankungen (ARE) – seit Wochen liegen die Werte deutlich unter denen der Vorjahre. Noch deutlicher die Zahlen für die ARE-Fälle mit Fieber (ILI), ebenfalls seit über zwei Monaten sinken sie nicht nur, sondern liegen sogar erstaunlich weit unter den Vorjahreswerten.[7] Das RKI betont allerdings, dass der Anteil von COVID-19-Fällen bei Schweren Akuten Respiratorischen Erkrankungen (SARI) auf 50 Prozent angestiegen ist. Doch insgesamt sind nur 366 Fälle registriert. Wie ist das möglich, wenn zu diesem Zeitpunkt in einer Woche um die 120.000 neue »positive« Fälle verzeichnet werden?

Die Zahl der intensivmedizinisch betreuten Patienten mit COVID-19 hat sich zwar gegenüber der letzten Woche auf über 3.000 verdoppelt. Doch der Anteil der COVID-19-Fälle auf den Intensivstationen beträgt nur 12,5 Prozent. In Zahlen sind es geringfügig mehr als im Frühjahr – allerdings ist die Gesamtzahl der »Positiven« im November fünfmal so hoch. In der 46. Kalenderwoche (ab 9. November) waren 6 Prozent aller Fälle hospitalisiert – im Frühjahr waren es teilweise über 20 Prozent. So gesehen kommt man zu einem ganz anderen Bild der Lage. Zumal wenn man bedenkt, dass nach wie vor das Durchschnittsalter der Verstorbenen mit etwa 81 Jahren exakt der normalen Mortalität entspricht.

Die Autoren eines kritischen Thesenpapiers um den Kölner Virologen Professor Matthias Schrappe fassen im November zusammen:

»Die Hospitalisierungsrate sinkt bzw. stabilisiert sich trotz steigenden Alters der Infizierten, die Beatmungsrate sinkt seit Beginn der Epidemie, und insbesondere nimmt die Mortalität ab, sowohl bei den Intensivpatienten als auch in den Kollektiven der Mitarbeiter in Krankenhäusern, Pflegeheimen und Betreuungseinrichtungen.«[8]

Die Autoren – allesamt renommierte Experten des Gesundheitswesens – beklagen das Fehlen valider Daten auf breiter Front:

»Jede Führung, jede Maßnahme zur Kontrolle einer Epidemie und jede Präventionsmaßnahme bedarf jedoch verlässlicher Zahlen und Grenzwerte, die zur Information und Steuerung eingesetzt werden. [...] Gegenwärtig sind wir wegen des fortwährenden Fehlens von Kohorten-Studien leider nicht einmal in der Lage, verlässlich Angaben zur Häufigkeit des Neu-Auftretens der SARS-CoV-2/COVID-19-Infektion (sog. Inzidenz) zu machen [...]. Es werden stattdessen unsystematisch gewonnene, Anlass-bezogene Testprävalenzen (Melderaten) verwendet, die über eine Woche akkumuliert werden, aus unterschiedlichen Stichproben stammen und weder zur Gesamtpopulation noch zur Dunkelziffer eine verwertbare Aussage machen. Diese Vorgehensweise kann in keinem Fall zu verlässlichen quantitativen Maßen führen.«

Vor allem nicht, wenn man davon ausgehen sollte, dass die Dunkelziffer wenigstens um den Faktor 6 höher liegt als die gemeldeten Fälle. Das heißt, wahrscheinlich liegt aktuell die reale Zahl der

Neuinfektionen bei ca. 800.000 statt bei 130.000, wie sie vom RKI gemeldet werden. Insofern seien ganz andere Maßnahmen als Kontaktverbote etc. notwendig. Kurz nach Veröffentlichung des Thesenpapiers (22. November) wurde diese Sorte Maßnahmen noch einmal drastisch verschärft.

Interessant ist ein Hinweis auf *querschuesse.de*: »Obwohl die Zahl der Intensivpatienten mit COVID-19 deutlich zunehmen, werden seit Wochen weniger Intensivbetten von den Krankenhäusern gemeldet, seit dem 30.07.2020 mit 33.367 Intensivbetten immerhin -5.160, was natürlich massiv auf die Zahl der vorhandenen freien Intensivbetten negativ durchschlug.«[9] Wieso baut man Intensivbetten ab, wenn man gleichzeitig vor der Überlastung des Gesundheitssystems warnt? Ebenso wie im Frühjahr gab es keinen Moment, wo die Belastungen einen auch nur annähernd kritischen Punkt erreicht hätten. Wo man auch hinschaut, überall entdeckt man den Willen zur apokalyptischen Übertreibung, zur Terrorisierung der Bevölkerung. Die Behauptung eines epidemischen Ausnahmezustands, der Maßnahmen eines gesellschaftlichen Ausnahmezustands erfordert, hat kaum etwas mit der Wirklichkeit zu tun. Auch die zweite Welle zerbricht an der Realität. Doch mit Sicherheit wird man behaupten, die Maßnahmen hätten das Schlimmste verhindert.

In Wahrheit stellen sich immer mehr Menschen die Frage, was man überhaupt mit welchen Mitteln bekämpfen will und kann. Glaubt man ernsthaft, das Virus würde sich nach ein paar Wochen eingeschränkter Kontakte schmollend zurückziehen? Welche Ziele hatte man sich gesetzt? Und mit welchen Mitteln wären die zu erreichen? Ich habe seit beinahe acht Monaten dazu keinen einzigen vernünftigen Beitrag seitens der Verantwortlichen gehört. Insofern nimmt sich Drostens »japanische rückblickende Cluster-Strategie« fast schon tiefsinnig aus.

Vermutlich war Durchhalten bis zum Impfstoff von Anfang an der einzige Ausweg, an den man wirklich geglaubt hat. Jetzt stehen gleich mehrere Kandidaten zur Auswahl – und es erweist sich überdeutlich, was von der Fürsorge unserer Gesundheitsschützer zu halten ist und wie sich Medien zu deren Sprachrohr machen. Beispielhaft hat das wieder einmal die *Tagesschau* gezeigt. Als der russische Präsident Putin im Sommer bekannt gab, man habe vermutlich einen Impfstoff gefunden, überschlugen sich sämtliche Medien vor Abscheu. Die *Tagesschau* machte kein Hehl daraus, was von solchen Impfstoffen, und dann auch noch aus Putins Laboren, zu halten sei. In einem ausführlichen Beitrag erklärte sie am 11. August, wie lange es unter verantwortungsvoller pharmakologischer Regie brauche, bis ein Impfstoff zugelassen werden dürfe – also nicht nur die Dosierung ermittelt, sondern der Stoff auf Wirkung und Nebenwirkungen aller Art geprüft wurde. In dem Beitrag wurde unmissverständlich festgestellt, dass dafür realistisch gesehen ein Zeitraum von acht bis zehn Jahren veranschlagt werden müsse.[10] Die Verkürzung des Verfahrens in Russland habe einen weltweiten Sturm der Entrüstung bei Fachleuten ausgelöst. Die *Tagesschau* lässt auch sogleich einen Repräsentanten des wissenschaftlichen Protests zu Worte kommen: Paul Cichutek, Präsident des Paul-Ehrlich-Instituts, das in Deutschland für Impfstoffe zuständig ist. Er beklagt die dünne Datenbasis und das Fehlen valider Studien. Einen Moment lang hatte die *Tagesschau* journalistische Sorgfalt bewiesen, sogar Präzision. Seitdem hat die Sendung jedes Gerücht über einen möglichst bald verabreichbaren Impfstoff aus dem pharmazeutischen Westen begeistert begrüßt. Je schneller, je besser. Und stets stand ein geneigter Virologe oder Gesundheitspolitiker zur Verfügung, der gewissermaßen vorauseilend garantierte, dass das Zulassungsverfahren zwar verkürzt sei, aber dennoch alles genau überprüft werde.

Dementsprechend euphorisch begrüßt wurde die Ankündigung der Pharmaproduzenten *Pfizer* und *BioNTech*, ein Impfstoff namens BNT 162b2 sei so gut wie einsatzbereit. Das war Anfang November. Die WHO führt eine laufend aktualisierte Liste[11] der verschiedenen Impfstoff-Kandidaten. Darunter auch BNT 162b2. Zum Stand der Dinge bei der Entwicklung (Update 13. November) dieses Impfstoffs findet man da einige interessante Informationen. Zunächst wird als Status der Rekrutierung von Probanden angegeben, dass die beiden Unternehmen immer noch rekrutieren müssen, um die Zahl von über 43.000 vorgesehenen Testpersonen zu erreichen, die zwei Impfungen im Abstand von 21 Tagen erhalten sollen. Das heißt, noch stehen so viele Probanden gar nicht zur Verfügung. Als Daten für das vorläufige Ende der Studie sind der 22. Juni 2021 und für den endgültigen Abschluss der 22. Dezember 2022 angegeben.[12] Doch bereits Mitte November 2020 wollen die beiden Pharmaunternehmen eine Notfallzulassung in den USA beantragen. Sobald die amerikanische Genehmigung vorliege, beantrage man die Notfallzulassung bei der EU.

Die EU hat auf die bloße Ankündigung hin bereits Verträge über die Lieferung von bis zu 300 Millionen Dosen unterzeichnet.[13] Auf die Länder verteilt, wären das 56 Millionen Dosen für Deutschland. Die Bundesregierung erklärt aber, es stünden 90 bis 100 Millionen Dosen zur Verfügung. Was bedeuten würde, die Regierung hat zudem separate Verträge mit den Unternehmen geschlossen – neben Vereinbarungen von Kaufoptionen mit anderen Produzenten.[14] Die damit verbundenen immensen Kosten spielen offenbar keine Rolle.

Bundeskanzlerin Merkel ist zuversichtlich, dass die Zulassung noch im Dezember oder spätestens Anfang Januar 2021 erfolge: »Dann kann man sofort beginnen.«[15] Ursula von der Leyen scheint dafür gesorgt zu haben, dass bei der Europäischen Arzneimittel-Agentur nicht mehr viel geprüft wird, und kündigt an, dass wahrscheinlich schon Mitte Dezember mit der großen Impferei begonnen werden kann.[16] Jens Spahn ist überglücklich: »Wir werden – Stand heute – so schnell einen Impfstoff haben bei einem neuen Virus wie noch nie zuvor in der Menschheitsgeschichte.«[17] Wohlgemerkt, die klinischen Daten der nicht gerade interessefreien Studie von *Pfizer* und *BioNTech* kannte zu diesem Zeitpunkt noch niemand.[18]

Kurzum, auf der Grundlage von längst nicht abgeschlossenen Studien der Hersteller, die in der gebotenen Eile auch von keiner Institution überprüft werden könnten, soll ein Impfstoff auf die Menschheit losgelassen werden, der auf noch nie erprobten Wegen eine unbestimmte Immunisierung gegen COVID-19 bewirken soll. Manch ein Experte bezweifelt sogar, dass man noch vom Impfen sprechen könne, denn bei diesem Verfahren von Antikörpererzeugung handle es sich um einen genmanipulierenden Eingriff.[19] »Vorsicht ist sicherlich geboten, da BNT162b2 zu einer neuen Gruppe von Impfstoffen gehört, die bisher klinisch nicht im Einsatz sind. Die Vakzine besteht aus einer modifizierten Boten-RNA, die den Bauplan für das Spike-Protein des Virus enthält. Die Produktion des eigentlichen Impfstoffs sollen nach einer intramuskulären Injektion die Zellen des menschlichen Körpers übernehmen. Damit die Boten-RNA diese Zellen erreicht, ist sie in Lipid-Nanopartikel verpackt«, erläutert das *Deutsche* Ärzteblatt die Problematik.[20] Peter Doshi analysiert im *British Medical Journal* das Design der Studie und findet mehr Rätsel als Antworten.[21]

Für die *Tagesschau* ist – wie immer – alles klar: »Nach einer finalen Analyse habe der Impfstoff einen Schutz von 95 Prozent vor COVID-19 gezeigt, teilten die Unternehmen inzwischen mit.«[22] Finale Analyse? Welchen Schutz? Noch zwei Monate zuvor hatte Demian von Osten vom ARD-Studio Moskau bitter beklagt und böse kritisiert, dass der russische Impfstoff »Sputnik V« schon ausgeliefert werde, »während noch geforscht wird«.[23] Unsere Corona-Kämpfer haben früh die Fesseln der bescheidensten Logik abgestreift.

Sie haben aber auch die Verfahren außer Kraft gesetzt, die uns vor gesundheitlichem Schaden schützen sollten. Ohne dass jemand Kenntnis von den klinischen Details der Studie hat, laufen die Motoren der Impfmaschine auf Hochtouren. In diesem Sinne ist natürlich auch Christian Drosten begeistert von der raschen Entwicklung eines neuen Impfstoffs. Das hatte er schon bei allen möglichen Gelegenheiten und seit Jahren gefordert und selbstverständlich auch im Zusammenhang mit Corona: »Wir brauchen Abkürzungen bei der Impfstoff-Zulassung.« `26.1` Nach Impfstoffen gegen Coronaviren suchte man schon seit fast 20 Jahren vergeblich. Erstaunlich, dass man jetzt innerhalb von ein paar Monaten endlich fündig wurde – inklusive der Herstellung von Hunderten Millionen Dosen. Und dann ist das Mittel auch noch so erstaunlich effizient, während man bei herkömmlichen Grippeschutzimpfungen von einer Wirksamkeit von 50 Prozent ausgeht. »Man sieht im Moment eine Effizienz, einen Schutz gegen die Infektion, die beeindruckend ist. Das sind 90 Prozent. Wenn die Studie weiterläuft, kann sich diese Zahl natürlich auch korrigieren, auch durchaus nach unten. Damit muss man rechnen. Aber prinzipiell ist es eine gute Schutzwirkung, die diese Vakzine hat. Das ist deswegen berichtenswert, weil man bei dieser Art von Impfstoffen, die eine neue Technik darstellt, gar nicht wusste, was man erwarten kann. Das ist schon sehr ermutigend.« `64.1` Drosten muss dann allerdings doch einräumen, dass die Datenlage noch ein wenig dünn sei.

Allerdings gibt es aufmerksame Kollegen, die aufgrund der bekannten Daten davon ausgehen, dass der Impfschutz weitaus geringer ist.[24] Im *British Medical Journal* erfährt man Folgendes: Die Erfolgsmeldung über einen angeblichen Schutz von 90 Prozent durch den neuen Impfstoff beruht auf den durchgeführten Versuchen, wobei ca. 20.000 Probanden den Impfstoff erhielten und weiteren 20.000 ein Placebo gespritzt wurde. Aus der ersten Gruppe erkrankten acht Probanden trotzdem an COVID-19, bei der Placebogruppe waren es 86. Das kann zwar in eine Erfolgsrate von 90,5 Prozent umgerechnet werden, was aber nicht sehr überzeugend ist. Denn COVID-19 wurde bei 0,0004 Prozent der Geimpften-Gruppe festgestellt und bei 0,0043 Prozent der Placebogruppe. So gesehen beträgt der reale Schutz für ein Individuum nur etwa 0,4 Prozent (0,0043 minus 0,0004 → 0,0039). Allerdings erscheint es äußerst riskant, angesichts der kurzen Studiendauer auf solche Zwischen-ergebnisse zu bauen. Der Autor des Artikels im *British Medical Journal* verweist auf weitere offene Fragen:

»Wir wissen bereits, dass die laufenden Versuche mit dem COVID-19-Impfstoff wahrscheinlich keinen Rückgang schwe-rer Erkrankungen oder Todesfälle zeigen werden. (Doshi, BMJ 2020;371:m4037, 21. Oktober) Werden sie wie Impfstoffe gegen die saisonale Grippe sein, die sich nicht als Lebensretter erwie-sen haben und möglicherweise sogar die Gesamtmortalität bei älteren Menschen erhöht haben? [Anderson et al., Ann Intern Med 2020;172:445] Wir brauchen viel mehr Zeit und viel mehr Daten, vor allem angesichts der massiven Unsicherheiten bei den Definitionen und Statistiken der COVID-19-Fälle.«

»Eine Katastrophe verlangt nicht nach Analysen, nicht nach neuen Gesetzen, sie verlangt nach Weihrauch und Gebeten«, schrieb die Soziologin Sherry Turkle in ihrem Buch »Reclaiming Conversation«[25]. Und nach vielen Monaten im Katastrophenmodus dürstet das Land nach einer Endlösung: BNT162b2.

Für die Zeit danach hat Professor Christian Drosten bereits ange-kündigt, sich wieder den MERS-Viren zu widmen. Die hätten das Zeug für die nächste Pandemie.[26]

1 Christian Drosten, »Ein Plan für den Herbst«, in: *DIE ZEIT*, 33, 5. August 2020

2 Sonja Alvarez, »Drosten und über 100 Ärzte warnen vor Lügen-Pandemie«, in: *Der Tagesspiegel*, 8. Mai 2020.
www.tagesspiegel.de/politik/fake-news-ueber-das-coronavirus-drosten-und-ueber-100-aerzte-warnen-vor-luegen-pandemie/25810040.html

3 BMI, »Wie wir COVID-19 unter Kontrolle bekommen«. fragdenstaat.de/dokumente/4123-wie-wir-covid-19-unter-kontrolle-bekommen, S. 14

4 www.handelsblatt.com/unternehmen/management/tesla-chef-elon-musk-hat-sehr-wahrscheinlich-corona-moegliche-infektion-in-deutschland/26621020.html

5 www.welt.de/vermischtes/article220054518/Elon-Musk-Corona-Tests-widersprechen-sich-nach-Deutschland-Besuch.html

6 www.focus.de/panorama/welt/er-hat-leichte-symptome-negativ-und-positiv-corona-testergebnisse-verwirren-tesla-chef-elon-musk_id_12658686.html

7 grippeweb.rki.de
Zusammenfassung der 46. KW

8 www.matthias.schrappe.com/index_htm_files/Thesenpap6_201122_endfass.pdf

9 www.querschuesse.de/corona-faktencheck (abgerufen 20. November 2020)

10 www.tagesschau.de/multimedia/video/video-742401.html

11 www.who.int/publications/m/item/draft-landscape-of-covid-19-candidate-vaccines

12 clinicaltrials.gov/ct2/show/NCT04368728?term=vaccine&cond=covid-19&draw=3

13 www.tagesschau.de/ausland/eu-corona-impfstoff-103.html

14 www.manager-magazin.de/politik/weltwirtschaft/biontech-und-pfizer-liefern-impfstoff-in-drei-preisklassen-aus-a-d59a2c65-84ae-482c-bc49-be457a00eb9d

15 www.tagesschau.de/multimedia/video/video-785263.html

（9）

16 *Kölner Stadt-Anzeiger*, 23. November 2020

17 www.zdf.de/nachrichten/politik/
    coronavirus-spahn-impfstoff-impfstrategie-
    100.html

18 www.deutschlandfunk.de/corona-impfstoff-
    von-biontech-pfizer-noch-viele-offene.
    2897.de.html?dram:article_id=487291

19 www.wodarg.com/impfen

20 www.aerzteblatt.de/nachrichten/
    118189/SARS-CoV-2-Impfstoff-von-
    Biontech-Pfizer-verhindert-in-Phase-
    3-Studie-mehr-als-90-der-bestaetigten-
    Infektionen

21 Peter Doshi, »Will covid-19 vaccines save lives?
    Current trials aren't designed to tell us«.
    www.bmj.com/content/371/bmj.m4037

22 www.tagesschau.de/inland/corona-
    impfstoff-kandidaten-101.html

23 www.tagesschau.de/ausland/
    russland-corona-sputnik-101.html

24 www.bmj.com/content/371/bmj.m4347/rr-4

25 New York, 2015, S. 300

26 www.capital.de/wirtschaft-politik/charite-
    forscher-drosten-warnt-vor-neuem-
    pandemie-risiko

(10)

ARBEIT AM
NEUSTART

WAS BISHER GESCHAH

Aus einigen Fällen von »mysteriösen Lungenentzündungen« in China, die in den letzten Tagen des Jahres 2019 bekannt wurden, entwickelte sich eine weltweite Pandemie. Grund sei ein »neuartiges« Coronavirus. Die von diesem Virus hervorgerufene Krankheit bekam den Namen COVID-19. Am 30. Januar 2020 erklärte die WHO den »Internationalen Gesundheitsnotstand«, die höchste Alarmstufe dieser Organisation. An diesem Tag galten ca. 7.500 Menschen in China als infiziert. »Zu diesem Zeitpunkt gab es in 18 Ländern außerhalb Chinas 98 Fälle und keine Todesfälle. Vier Länder hatten Beweise (8 Fälle) für eine Übertragung von Mensch zu Mensch außerhalb Chinas (Deutschland, Japan, Vereinigte Staaten von Amerika und Vietnam).«[1] So die Weltgesundheitsorganisation in ihrer Begründung. Damit traten automatisch die für solche Fälle vorgesehenen Protokolle in Kraft, deren Rahmen das »Internationale Gesetz für Gesundheitsvorschriften« regelt.

Bereits in seiner Rede zur Erklärung des »Internationalen Gesundheitsnotstands« dankte WHO-Generalsekretär Dr. Tedros Adhanom Ghebreyesus China ausdrücklich für seine vorbildliche Art der Pandemieeindämmung. »Die Geschwindigkeit, mit der China den Ausbruch entdeckte, das Virus isolierte, das Genom sequenzierte und es mit der WHO und der Welt teilte, ist sehr beeindruckend und unbeschreiblich. [...] In vielerlei Hinsicht setzt China tatsächlich einen neuen Standard für die Reaktion auf Ausbrüche. Das ist keine Übertreibung.«[2] Bei etlichen anderen Gelegenheiten hat der Generalsekretär seine Bewunderung bekräftigt und China immer wieder als Modell empfohlen. Die chinesische Regierung hatte nicht nur die Umgebung von Wuhan, wo die Infektion zuerst festgestellt wurde, komplett abgeriegelt, sondern auch alle anderen Gebiete und Städte, wo Ausbrüche gemeldet wurden. Faktisch befand sich das ganze Land im Ausnahmezustand. Die Produktion kam weitgehend zum Erliegen. Und wie es schien, war diese Form der Seuchenbekämpfung außerordentlich effektiv. Stand 10. November 2020: In China wurden etwa über 92.000 Fälle registriert und 4.750 Tote. Damit rangiert das Land mit knapp 1,4 Milliarden Einwohnern am untersten Ende der Rangliste aller betroffenen Länder. Auch nachdem der Lockdown aufgehoben wurde, blieb die Zahl der »Infektionen« verblüffend niedrig. Was vielleicht daran gelegen haben könnte, dass man in China die Zahl der Tests radikal heruntergefahren hatte.

Die 1948 gegründete World Health Organisation (WHO) wurde ursprünglich von den quotierten Pflichtbeiträgen der Mitgliedsländer finanziert. 1993 wurde die Höhe der Beiträge eingefroren, und in den letzten 20 Jahren haben immer mehr Länder ihre Beitragszahlungen entweder reduziert oder ganz eingestellt. Die USA leisteten mit einem Anteil von 15 Prozent die höchste Einzahlung, bis Donald Trump im April 2020 den Austritt aus der WHO im nächsten Jahr ankündigte. Gegenwärtig finanziert sich die internationale Gesundheitsbehörde zu etwa 20 Prozent aus den Pflichtbeiträgen, die restlichen 80 Prozent verdankt sie freiwilligen Zahlungen und Spenden. Der mit Abstand größten Einzahler sind die *Bill & Melinda Gates Foundation* – mit etwa 10 Prozent des Gesamtbudgets von 4,4 Milliarden Dollar – sowie *Gavi,* die von Gates ins Leben gerufene und größtenteils von ihm finanzierte Impfallianz, die weitere 8 Prozent beisteuert. Man muss davon ausgehen, dass solche privaten Großspender einzeln oder im Verbund erheblichen

Einfluss auf die Politik und die Entscheidungen der WHO ausüben. Darüber hinaus kann man schätzen, dass fast die gesamte Weltgesundheitspolitik weitgehend von nicht öffentlichen Institutionen und Stiftungen bestimmt wird.

Die globale Pandemieagentur wurde die Johns Hopkins University. Niemand schien sich darüber zu wundern, dass die täglichen Fallzahlen auch für Deutschland aus Baltimore kamen. Offenbar stand der amerikanischen Regie ein deutsches Netzwerk zur Verfügung, das mit dem Robert Koch-Institut (RKI) konkurrierte und es zugleich kontrollierte.

Stand 10. November 2020: Bis heute wurden weltweit etwas über 50 Millionen »Infizierte« registriert, von denen höchstens 20 Prozent deutliche Symptome zeigten.[3] 1,25 Millionen Menschen sollen im Zusammenhang mit COVID-19 gestorben sein. In den allermeisten Fällen ist die tatsächliche Todesursache nie eindeutig geklärt worden. Das Durchschnittsalter liegt in den meisten Ländern bei über 80 Jahren. Und der Großteil der Verstorbenen hatte eine oder mehrere Vorerkrankungen. 1,25 Millionen Verstorbene entsprechen etwa einem Anteil von 20 Prozent der Fälle, die pro Jahr weltweit an Atemwegsinfektionen sterben.[4] Mit einiger Sicherheit kann man einige kurze Perioden von Übersterblichkeit[5] in Deutschland in diesem Jahr nicht COVID-19 zuschreiben, denn zu 90 Prozent entspricht das Sterbealter der normalen Mortalität. Das gilt auch für die meisten anderen Länder. Es dürfte sich daher eher um »Kollateralschäden« derjenigen Maßnahmen handeln, die »die Überforderung unseres Gesundheitssystems« verhindern sollten.[6]

Der Umfang dieser Schäden ist schwer einzuschätzen. Ärzte des Klinikums Hochrhein unternahmen im Rahmen einer Studie[7] den Versuch, die hohe Übersterblichkeit im Kreis Waldshut im April 2020 aufzuklären. Den Autoren zufolge starben in Waldshut im April 227 Menschen. Das sind 37 Prozent mehr als im selben Monat in den Jahren zuvor. 165 Tote gab es im Schnitt im April der Jahre 2016, 2017, 2018 und 2019. Somit waren es nun 62 Tote mehr. Davon hatten sich aber nur 34 nachweislich mit SARS-CoV-2 infiziert. Der »Überhang« von 28 Toten starb nicht in direktem Zusammenhang mit dem Virus. Mit Beginn des Lockdowns sank die Zahl der Patienten um ein Drittel, während die Sterblichkeit um ein Drittel stieg. »Insbesondere Menschen mit akuten Verschlechterungen chronischer Krankheiten, etwa Lungen- oder Herzkrankheiten, aber auch Tumor-Erkrankungen, haben in diesem Zeitraum keine medizinische Hilfe gesucht«, erklärt der Leiter der Studie, Stefan Kortüm.[8]

Der Rechtsmediziner Michael Tsokos, Leiter des Instituts für Rechtsmedizin der Charité, berichtet im Herbst 2020, dass er zurzeit weniger mit Corona-Fällen zu tun habe, sondern vielmehr mit den Kollateralschäden. »Wir haben allein letzte Woche mehrfach Menschen obduziert, die seit dem Lockdown nie wieder aus ihrer Wohnung raus sind.« Die Menschen hätten bereits längere Zeit zu Hause gelegen, teilweise in Messie-Wohnungen »mit Gasmasken und Astronauten-Nahrung vorbereitet, die auch keiner vermisst hat«.[9]

Es kann kein Zufall sein, dass es seit Beginn der Pandemie eine hohe Zahl an Herzinfarkten oder Schlaganfällen einfach nicht gegeben haben soll.[10] Die Betroffenen hatten vermutlich in den allermeisten Fällen Angst, ihren Arzt oder ein Krankenhaus aufzusuchen. Vielleicht war es auch das Grauen davor, allein sterben zu müssen. Die *Kaufmännische Krankenkasse* gab bekannt, dass sich im 1. Halbjahr 2020 die Zahl der Krankschreibungen wegen psychischer Probleme um 80 Prozent erhöht habe.[11]

Interessierte Kreise behaupten gerne, dieses Jahr würde die Wirtschaft um etwa 5 Prozent einbrechen, dafür ginge es im nächsten Jahr wieder aufwärts. Man muss kein Ökonom sein, um diesen Schwindel zu durchschauen. Neben den 6 Prozent offiziell gemeldeten Arbeitslosen (2,76 Millionen) vergisst man konsequent, auf die Masse der Kurzarbeiter hinzuweisen. Nach 7,3 Millionen im Mai (21,8 Prozent aller sozialversicherungspflichtig Beschäftigten) ist die Zahl im September auf 3,7 Millionen (11,2 Prozent) gesunken.[12] Damit müssten die Sozialsysteme für knapp 7 Millionen Menschen aufkommen, das heißt für insgesamt über 17 Prozent der sozialversicherungspflichtig Beschäftigten. Dazu kommen Millionen von Selbstständigen, Zeitarbeitern, Soloselbstständigen, Leiharbeitern und Minijobbern, die vor dem blanken Nichts stehen. Es wird damit gerechnet, dass Zehntausende von Läden und kleinen Betrieben die Maßnahmen gegen die Pandemie nicht überleben – trotz »unbürokratischer« Hilfe, die bloß einen Aufschub bewirkte. In Zahlen nicht auszudrücken ist die Verzweiflung derer, die vor dem Scherbenhaufen ihres Lebens stehen. Für fast alle hat sich die vertraute Lebensrealität aufgelöst. Maskierte Menschen irren durch das Trümmerfeld einer Gesellschaft. Jeder des anderen Bedrohung.

Orientierungslos werden sie zur Beute einer Exekutive, die nach Belieben fast alle Grundrechte außer Kraft setzt und kaum mehr versucht, den Schein einer demokratischen Ordnung zu wahren. »Wie noch nie seit Bestehen der Bundesrepublik haben Bundes- und Landesregierungen in der ausgerufenen ›epidemischen Lage von nationaler Tragweite‹, die an keinerlei gesetzliche Voraussetzung geknüpft ist, flächendeckend elementare Grund- und Freiheitsrechte massiv eingeschränkt und ausgesetzt: allgemeines Persönlichkeitsrecht, Recht auf Freizügigkeit, auf Handlungsfreiheit, auf Bildung, auf Versammlungs-, Meinungs-, Kunst- und Religionsfreiheit, den Schutz von Ehe, Familie und Kindern, Freiheit der Berufsausübung, Gewerbe- und Reisefreiheit«, erklärt der Anwalt Rolf Gössner. Damit nicht genug: »Sämtliche Corona-Maßnahmen in Bund und Ländern basieren auf Regierungsdekreten – ohne vorherige parlamentarische Beschlussfassung. Das dürfte verfassungswidrig sein, weil es doch um massive Eingriffe in elementare Grundrechte geht, verbunden mit schwerwiegenden sozialen und wirtschaftlichen Auswirkungen sowie Langzeitschäden.«[13] Dazu kommt, dass alle diese Maßnahmen auf der Basis von – vorsichtig gesagt – invaliden Daten, man könnte auch sagen: falschen, gefälschten oder falsch interpretierten Daten beschlossen wurden. Wie soll man es nennen, wenn die Bundeskanzlerin, ihre Minister und deren virologische Bauchredner permanent von »exponentiellen Zahlen« sprechen, die es zu keinem Zeitpunkt gab? Das bereits mehrfach zitierte vertrauliche Papier des Bundesinnenministeriums gibt einen Umgang mit Zahlen vor, der es erlaubt, von gezielten Fälschungen zu sprechen.

Die führenden Wirtschaftsmächte – mit Ausnahme von China – erlitten dramatische ökonomische Einbrüche. Die US-Wirtschaft verzeichnete im zweiten Quartal 2020 ein Minus von 32,9 Prozent.[14] Im April waren 23,8 Millionen (ca. 23,5 Prozent der Anspruchsberechtigten) Menschen arbeitslos gemeldet, im Oktober immer noch 11 Millionen (11,6 Prozent).[15] Wobei diese Zahlen die reale Misere auf dem amerikanischen Arbeitsmarkt eher beschönigen. Die meisten Volkswirtschaften werden nur mit aberwitzigen Neuverschuldungen überleben. Und das dann als Geiseln der Finanzindustrie oder der Weltbank.

Am schlimmsten aber sind die Folgen für die sogenannten Entwicklungsländer. Zusätzlich zum Heer der 690 Millionen Menschen weltweit, die vor Corona unterernährt waren, und den 144 Millionen Kindern, die aufgrund chronischer Unterernährung wachstumsverzögert sind, rechnet man damit, dass zum Jahresende weitere 225 Millionen Menschen hungern müssen – durch Corona.[16] Die *International Labour Organisation* schätzt[17], dass 1,6 Milliarden Menschen durch Corona ihre Lebensgrundlagen verlieren. »In Indien, einem der derzeit am stärksten von COVID-19 betroffenen Länder, haben Ökonomen der *State Bank of India* im August prognostiziert, dass je nach Bundesstaat die Zahl der Toten durch den massiven Wirtschaftseinbruch in diesem Jahr vier- bis zwanzigmal so hoch sein dürfte wie die Zahl der Toten durch COVID.«[18]

Afrika hat etwa 1,2 Milliarden Einwohner. Nach offiziellen Angaben starben auf dem Kontinent ca. 40.000 Menschen mit

COVID.[19] Verteilt auf 55 Länder[20] hieße das, etwa 700 Menschen pro Land wären mutmaßlich an COVID-19 gestorben – auf einem Kontinent, wo jährlich Millionen verhungern. »Es zeigt sich schon jetzt, dass die ökonomischen Kollateralschäden der Pandemie vor allem die Entwicklungs- und Schwellenländer treffen. Wir sprechen hier von zwei Dritteln der Menschheit. Die Pandemie hat eine der größten Wirtschaftskrisen und in Folge eine der größten Armuts- und Hungerkrisen ausgelöst. An den Folgen der Lockdowns werden weit mehr sterben als am Virus. Allein auf dem afrikanischen Kontinent rechnen wir dieses Jahr mit zusätzlich 400.000 Malaria-Toten und HIV-Opfern sowie eine halbe Million mehr, die an Tuberkulose sterben werden. [...] Allein 25 afrikanische Staaten stehen vor dem Staatsbankrott. Investoren haben 100 Milliarden an Kapital abgezogen, Währungen und Rohstofferlöse sind eingebrochen«, erklärte Bundesentwicklungsminister Gerd Müller im September 2020.[21]

Wie aber kann man erklären, dass sich bettelarme Länder wie Simbabwe oder Madagaskar dem radikalen chinesischen Lockdown-Modell unterworfen haben – wohlwissend, dass ein Großteil der Bevölkerung von Tagelöhnerei lebt und somit dem Untergang geweiht ist? Darauf hat der Soziologe Harald Wiesendanger eine erschreckende Antwort gefunden.[22] Ihm ist aufgefallen, dass der Internationale Währungsfonds (IWF) 80 Staaten seit Beginn der Pandemie erhebliche Summen hat zukommen lassen – sei es in Form von Schuldenerlass oder von Krediten. Zur Zeit (November 2020) handelt es sich um Beträge in Höhe von 250 Milliarden Dollar – allerdings sehr ungleich aufgeteilt: 500 Millionen Dollar für Schuldenerlass, der gesamte Rest als Kredite, mit denen sich diese Länder weiter verschulden und in noch größere Abhängigkeit vom IWF mit den bekannten Folgen begeben. Weitere »Hilfen« sind vorgesehen.

Jedes Land verpflichtet sich bei Kreditannahme bzw. Schuldenerlass zur Erfüllung bestimmter Auflagen. Diese »Governance

Commitments in Letters of Intent for COVID 19-Related Rapid Instruments« kann man auf der Seite des IWF nachlesen. Hier die Absichtserklärung von Ägypten als ein Beispiel:

>>Wir verpflichten uns zu einer transparenten und rechenschaftspflichtigen Umsetzung politischer Maßnahmen, um auf die gesundheitlichen und wirtschaftlichen Herausforderungen von COVID-19 zu reagieren und um wirksam Maßnahmen gegen Korruption zu ergreifen. Gezielte Maßnahmen umfassen (i) die Veröffentlichung aller öffentlichen Aufträge im Zusammenhang mit der Bekämpfung von COVID-19 [...]; die Veröffentlichung der Kriterien und budgetierten Grenzen für die verschiedenen Hilfsmaßnahmen, sobald sie verabschiedet sind; [...] ständige Überwachung der Ausgaben zur Krisenbewältigung und der Maßnahmen am Ende eines jeden Monats für die Dauer der Krise; und (v) darüber zu informieren, wie Nothilfemittel für interne Zwecke ausgegeben werden.«[23]

Gleichzeitig wird penibel Buch geführt, wie es in jedem der Länder um den Stand der Pandemiebekämpfung steht.[24]

Und dann wäre da noch die Schwester des Internationalen Währungsfonds: die Weltbank. Erstaunlicherweise verspricht die Weltbank bereits am 11. Februar 2020 den von COVID-19 betroffenen Ländern Hilfen in Höhe von 150 Milliarden Dollar. Als Gebiete, denen die Weltbank ihre Aufmerksamkeit schenkt, werden etwa Indien, Nigeria oder die Mongolei genannt, obwohl zu diesem Zeitpunkt keines dieser Länder auch nur einen einzigen Fall gemeldet hat. Trotzdem hat die Regierung der Mongolei Ende Januar eine landesweite Maskenpflicht und kurz darauf einen strengen Lockdown angeordnet. Erst im September wurden die Restriktionen gelockert. Bis heute wurden in der Mongolei 406 Fälle von SARS-CoV-2 gemeldet. Kein Toter. In der Mongolei leben durchschnittlich zwei Menschen pro Quadratkilometer – etwas über

3 Millionen Menschen auf einer Fläche, die viermal so groß ist wie die Bundesrepublik. Die Chance, zu einem gefährlichen Ausbruchsgebiet zu werden, darf man getrost als superminimal bezeichnen. Doch für die radikalen Maßnahmen gegen COVID-19 erhielt das Land 99 Millionen Dollar vom Weltwährungsfonds[25], und die Weltbank legte am 2. April noch einmal 26,9 Millionen Dollar drauf »für das COVID-19-Projekt für Notfallmaßnahmen und Gesundheitsvorsorge in der Mongolei, um den Notfallbedarf angesichts der Pandemie zu decken und sich besser auf zukünftige Gesundheitskrisen vorzubereiten«[26]. Zu diesem Zeitpunkt galten zwölf Menschen als infiziert.

Auch der Fall von Nepal ist interessant. Das Königreich im Himalaya – laut Weltbank auf bestem Wege zur blühenden Demokratie – erhielt am 6. Mai vom IWF 214 Millionen Dollar.[27] Bereits am 2. April hatte die Weltbank 26,9 Millionen Dollar bereitgestellt, damit das Land sich gegen COVID-19 wappnen kann.[28] Bis zum 6. Mai gab es 99 bestätigte Fälle. Doch die internationale Unterstützung war vermutlich eher als Belohnung gemeint. Denn Nepal hatte bereits seit Ende März Quarantänelager eingerichtet[29], wo »angeblich ›Infizierte‹ mit Verdachtsfällen unter erbärmlichsten Bedingungen zusammengepfercht [werden] – und [diese] kommen erst frei, wenn sie sich Hygieneauflagen fügen, einsichtig und vollumfänglich«[30]. Zugleich erlitt das ganze Land einen harten und radikalen Lockdown. Nach Lockerungen Ende Juli verzehnfachte sich die Zahl der »Infizierten«.

Die Liste solcher Länder ist lang, und die Folgen sind furchtbar. Der Verdacht, dass der Lockdown in vielen der ärmsten Länder erkauft wurde, liegt auf der Hand.

Mit anderen Worten: Die globalen Realitäten wurden systematisch zerrüttet, und zwar nicht von dem Virus, sondern von den Maßnahmen, die in seinem Namen ergriffen wurden. Das ist unverzeihlich. Doch vermutlich die Voraussetzung für die seit Langem vorbereitete Offenbarung, die uns bevorsteht.

DIE OFFENBARUNG

»Und es entstand Hagel mit Feuer und Feuer mit Blut gemischt, und wurde auf die Erde geworfen und der dritte Teil der Erde verbrannte und der dritte Teil der Bäume verbrannte und alles grüne Gras verbrannte.« (Offenbarung des Johannes)

Apokalypse bedeutet im biblischen Sinne Offenbarung. Diese Offenbarung bedeutet das Ende der Welt, ihre Zerstörung, und es wird Gericht gehalten über sie. Die Zeit Gottes bricht an: »Fürchte dich nicht. Ich bin es, der Erste und der Letzte und der Lebendige. Ein Toter bin ich gewesen, doch sieh: ich bin lebendig in alle Ewigkeit und halte die Schlüssel des Todes und der Unterwelt.«[31]

Für unsere Vorfahren war dieses Ende immer nah, es konnte jederzeit eintreten. Doch niemand wusste, wann genau es kommen würde. Wir Modernen habe es etwas leichter. Eine Plattform weist uns auf Kommendes hin: das Ende und den Anfang.

Im Juni 2020 verkündet das *World Economic Forum*, es sei Zeit für einen »Great Reset« – und lieferte auch gleich einen Termin für den »Großen Neustart«: den 21. Januar 2021 in Davos, wo sich alljährlich die Chefs der größten Konzerne, die wichtigsten Präsidenten und manchmal sogar ein paar Könige und Feldmarschalle treffen, um sich über den Stand der Dinge auszutauschen. Allerdings musste der Große Neustart inzwischen verschoben und an einen anderen Ort verlegt werden. Er sollte zunächst vom 18. bis 21. Mai im »Bürgenstock Resort« bei Luzern stattfinden. Die Luxushotelanlage liegt auf einem Felsen 450 Meter über dem Vierwaldstättersee: Big Picture. Die Versammlung wird im nächsten Jahr mit deutlich weniger Teilnehmern vonstatten gehen können – dafür ist man per Video mit über 400 Orten weltweit verbunden. Um die Zeit bis dahin zu verkürzen, plant man ab dem 25. Januar eine Online-Veranstaltung mit hochrangigen Teilnehmern.[32]

Klaus Schwab, Wirtschaftswissenschaftler und Gründer des WEF, erläutert die Agenda des »Great Reset«:

»Die COVID-19 Beschränkungen mögen allmählich gelockert werden, doch die Besorgnis über die sozialen und wirtschaftlichen Entwicklungen in der Welt nimmt nur noch zu. Es gibt guten Grund zur Sorge: Ein starker wirtschaftlicher Rückgang hat bereits begonnen, und wir könnten die schlimmste Depression seit den 1930er-Jahren erleben. Dieser Ausgang ist zwar wahrscheinlich, aber nicht unvermeidlich. Um ein besseres Ergebnis zu erzielen, muss die Welt gemeinsam und rasch handeln, um alle Aspekte unserer Gesellschaften und Volkswirtschaften umzugestalten, von Bildung über Sozialverträge bis hin zu den Arbeitsbedingungen. Jedes Land, von den Vereinigten Staaten bis China, muss sich daran beteiligen, und alle Industrien, von Öl und Gas bis zur Technologie, müssen umgestaltet werden. Kurz gesagt, wir brauchen einen ›Great Reset‹ des Kapitalismus.«[33]

Eine Online-Veranstaltung mit hochrangigen Teilnehmern bietet auch das Video »The Great Reset«. Der einleitende Text lautet: »Es ist dringend erforderlich, dass globale Interessengruppen zusammenarbeiten, um zusammen die direkten Folgen der COVID-19-Krise zu bewältigen. Um den Zustand der Welt zu verbessern, startet das Weltwirtschaftsforum die Initiative The Great Reset.«[34] Über dem Button, mit dem man das Video startet, findet sich noch die Ankündigung einer weiteren Veranstaltung vom 21. bis 24. September 2020:

»Im Kontext der Generalversammlung der Vereinten Nationen wird das vierte und zum ersten Mal vollständig virtuelle Gipfeltreffen des Weltwirtschaftsforums zur nachhaltigen Entwicklung Führungskräfte aus Regierung, Wirtschaft, internationalen Organisationen und der Zivilgesellschaft sowie eine vielfältige Expertengruppe und Innovatoren zusammenbringen, um unternehmerische Lösungen zur Bekämpfung des Klimawandels und zur Förderung nachhaltiger Entwicklungen zu initiieren, zu beschleunigen und zu erweitern.«

An den »Kontext« von UN und WEF muss man noch einmal erinnern und dabei bis zum Jahr 2009 zurückgehen. Damals hat die »Global Redesign Initiative« des WEF nach anderthalbjähriger Arbeit einen Bericht vorgestellt: »Everybody's Business: Strengthening International Cooperation in a More Interdependent World«. Die Arbeiten daran begannen direkt nach der Finanzkrise von 2008. Der Report ist mittlerweile von der Website genommen, doch Norbert Häring[35] hat eine Kurzfassung in Form eines »Readers' Guide« auf der Website der University of Massachusetts in Boston gefunden. Die »Global Redsign Initiative« nimmt kein Blatt vor den Mund:

»Im Fall der Multinationalen Konzerne hat ihre effektive Reichweite als de-facto Institutionen der globalen Governance schon lange die Tätigkeit des UN-Systems überflügelt. [...] Multinationale Konzerne und zivilgesellschaftliche Organisationen müssen als vollwertige Akteure im globalen Governance System anerkannt werden, nicht nur als Lobbyisten.«[36]

Daraus ziehen die Autoren folgenden unbescheidenen Schluss:

»... das Davos Modell in den Status einer neuen expliziten Form der Global Governance zu erheben. ›Multi-Stakeholder-Gruppen‹, ›Öffentlich-Private-Partnerschaften‹ oder ›Koalitionen der Willigen und Fähigen‹, wie sie im Report Everybody's Business genannt werden, sollten die Führungsrolle bei der Bewältigung ungelöster globaler Probleme übernehmen. Es ist nicht nötig, zu warten, bis das Interregierungssystem allgemeinen Konsens erreicht hat, um zu handeln. Das offizielle

Interregierungssystem kann dem Multi-Stakeholder-Prozess De-facto-Anerkennung verschaffen und es kann, nachträglich, die Ergebnisse einer bestimmten Öffentlich-Privaten-Partnerschaft mit juristischer Legitimation ausstatten.«[37]

Diese neue Governance würde sich als sehr viel effizienter und durchsetzungsfähiger erweisen als die bisherige. »Identifizierte Probleme können schneller angegangen werden, ohne zögerliche Regierungen, altmodische, engstirnige Manager und abweichende Meinungen in der Zivilgesellschaft. Diejenigen, die die richtige Kombination von Partnern finden, gehen voran, solange die anderen Schlüsselinstitutionen der internationalen Governance nicht allzu sehr aufbegehren.« Die Rolle der UN unter der neuen WEF-Global-Governance würde sich auf eine Art politischer Vermittlungsarbeit beschränken.[38]

Wer noch irgendwelche Zweifel am globalen Führungsanspruch des WEF hegt, der sollte diesen Report Seite für Seite lesen – der »Global Redesign Report« ist in gewisser Weise das Vorläufermodell des »Great Reset«. Es ist vielleicht kein Zufall, dass der 600-seitige Bericht inzwischen dem Zugriff der Öffentlichkeit entzogen wurde. Man darf sicher sein, dass Schwab und die Seinen das Projekt keinesfalls beerdigt haben, im Gegenteil, sie haben in der Zwischenzeit an diversen Stellschrauben gearbeitet.[39]

Im Juni 2019 haben die beiden Organisationen eine neue Partnerschaft vereinbart[40] oder vielmehr die bestehende Partnerschaft ausgebaut. Man könnte auch von einem weiteren großen Schritt bei der freundlichen Übernahme der Vereinten Nationen durch das WEF sprechen. Daran wurde lange gearbeitet. Die UN hatte 75 Jahre lang die Rolle eines Weltparlaments improvisiert und wurde je nach Lage von den mächtigsten Mitgliedsstaaten entweder instrumentalisiert, ignoriert oder blockiert. Erhalten geblieben ist die Ruine eines Versuchs von »Global Governance«. Auf der anderen Seite repräsentiert das *World Economic Forum* das mächtigste funktionierende globale

Netzwerk – allerdings ohne politische oder exekutive Legitimität. »Politbüro des Kapitalismus« trifft es wohl am besten. Man ahnt, warum das WEF so lange um die UN gebuhlt hat – auf der Suche nach einem politischen Arm, der allerdings erst durch die gebündelten Kräfte des WEF schlagkräftig würde.

In dem erwähnten Partnerschaftsvertrag vom Juni 2019 geht es um sechs Punkte:

1. Finanzierung der UN-Agenda 2030
2. Klimawandel
3. Gesundheit
4. Digitale Zusammenarbeit
5. Gleichberechtigung und Emanzipation der Frau
6. Ausbildung und Kompetenzentwicklung.

Konkreteres enthält dieser Vertrag nicht. Was heißt zum Beispiel »Finanzierung der Agenda 2030«? Die Agenda 2030 wurde im September 2015 einstimmig von den Mitgliedsstaaten der UN beschlossen. »Mit der Agenda 2030 hat sich die Weltgemeinschaft 17 Ziele (»Sustainable Development Goals«, SDGs) für eine sozial, wirtschaftlich und ökologisch nachhaltige Entwicklung gesetzt. Die 17 Ziele gelten universal und für alle Länder gleichermaßen. Sie reichen von der Beseitigung des weltweiten Hungers über die Stärkung von nachhaltigem Konsum und nachhaltiger Produktion bis hin zu Maßnahmen für den Klimaschutz.«[41]

Es wäre interessant, Genaueres über den ersten Punkt – Finanzierung der UN-Agenda – zu erfahren. Die UN geht von Investitionen in Höhe von 5–7 Billionen Dollar jährlich aus. Die Aufgabe des WEF dabei besteht darin, dass es »die Arbeit im Zusammenhang mit den Kapitalmärkten leitet. Daher beantwortet die Gruppe vier Kernfragen: Wie ist die aktuelle Erfahrung bei der Nutzung der Digitalisierung der Finanzen zur Verfolgung der SDGs? Was sind die wichtigsten Möglichkeiten für die digitale Finanzierung der SDGs heute und in Zukunft? Was sind die Haupthindernisse für die Realisierung dieser Chancen und der damit verbundenen Risiken, und wie könnten diese Hindernisse überwunden werden? Welche Maßnahmen sind von welchen Akteuren, einschließlich der Vereinten Nationen, erforderlich, um Hindernisse zu überwinden und die identifizierten Chancen zu nutzen?« [42] Mit anderen Worten: Das WEF kümmert sich um die Digitalisierung des Geldes, entwickelt eine Gesamtstrategie und knöpft sich die Hindernisse vor.

Man darf sich nicht täuschen: Das WEF ist kein mächtiger Interessenverband, es ist eine global operierende Organisation, die über enormen, wenn auch völlig intransparenten ökonomischen wie politischen Einfluss verfügt. Mitglied beim *World Economic Forum* werden in der Regel nur Konzerne mit einem Jahresumsatz von über 5 Milliarden Schweizer Franken. Die Mitgliedschaft kostet 50.000 Franken im Jahr. Industrie- und strategische Partner bezahlen 500.000 Franken für ihre Teilhabe. Die Macht des WEF besteht nicht in seinem erheblichen Vermögen, sondern in der globalen Vernetzung auf allen Ebenen. Es ist eine Weltmacht, die hinter hohen Mauern operiert und jederzeit Hunderte sogenannter »Hubs« mit jeweils Tausenden von Agenten und Aktivisten mobilisieren kann. Wer sich die Liste der Partner und der strategischen Partner ansieht, dürfte keinen Zweifel mehr haben, dass der Verein die geballte ökonomische Macht des Planeten versammelt hat – von *A. P. Møller-Mærsk* bis *Zurich Insurance Group*. Mir fiele kein bedeutendes Unternehmen ein, das nicht dabei wäre.

Das Weltwirtschaftsforum arbeitet in Theorie und Praxis an Großprojekten von enormer Tragweite. Beispielsweise an einem neuen Weltwährungssystem. Wer die Webseite »Shaping the Future of Financial and Monetary Systems« öffnet, kann nur staunen, auf wie vielen verschiedenen Wegen die Organisation daran öffentlich arbeitet. Ganz zu schweigen von den weniger öffentlichen. Das Forum als neoliberale Sturmtruppe zu betrachten hieße, es dramatisch zu unterschätzen. Das Forum hat seit geraumer Zeit verstanden, dass das Wüten des Kapitalismus Flurschäden hinterlassen hat, die er selbst nicht mehr korrigieren kann – unter den herrschenden

⑩

Bedingungen. Die Aufgabe der globalen Reorganisation des Kapitalismus hat das WEF allerdings nicht zu einer Art Nachfolger der Sozialistischen Internationale werden lassen, man wird sein Walten auch kaum humanitär inspiriert nennen können. Sein Selbstverständnis entspricht am ehesten dem einer technokratischen Avantgarde. Im Zeichen dieser Mission strebt das Weltwirtschaftsforum nach Weltherrschaft. Der letzte Versuch, Arbeit und Organisation des WEF zu beschreiben und zu verstehen, ist das Buch »The World Economic Forum: A Multi-Stakeholder Approach to Global Governance« von Geoffrey Allen Pigman aus dem Jahr 2006.[43]

2020 kündigt das WEF gar eine potente Verstärkung an: die Gründung von *2030Vision*. »*2030Vision* ist der neu gegründete Zusammenschluss der von Arm[44] im Dezember 2017 ins Leben gerufenen *2030Vision*-Partnerschaftsinitiative mit der vom Weltwirtschaftsforum im Januar 2020 ins Leben gerufenen *Frontier 2030*-Initiative. Die neue Initiative *2030Vision* ist im gemeinsamen Besitz und wird gemeinsam geleitet von den Gründungspartnern. Die beiden Vorstandsvorsitzenden sind Simon Segars, CEO, Arm, und Achim Steiner, Administrator des Entwicklungsprogramms der Vereinten Nationen (UNDP).«[45]

Eine Menge mächtiger Unterstützer sind dabei: *Amazon, Web Services, Arm, BT Group, Cisco, Facebook, Fauna & Flora International, Google.org*, die Regierung von Botswana, *Hewlett Packard Enterprise, Huawei Technologies, International Telecommunication Union* (ITU), *McKinsey & Company, MTN Group, Overseas Development Institute, Project Everyone, PwC, Salesforce, SAP SustainAbility, Unilever, United Nations Children's Fund* (UNICEF), *United Nations Development Programme* (UNDP). Und warum genau diese Konzerne und Institutionen so gut zur Agenda 2030 der UN passen, erklärt *2030Vision* sehr einleuchtend:

> »70 Prozent der 169 globalen Zielvorgaben können direkt durch fortschrittliche Technologien unterstützt werden. Dies bedeutet, dass die Technologiebranche eine wichtige Rolle bei der

Bewältigung einiger der größten Herausforderungen der Welt spielt. Um die globalen Ziele in den nächsten 10 Jahren zu verwirklichen, müssen die Prioritäten auf der Systemebene verschoben werden, und es müssen erhebliche Hindernisse überwunden werden. Zu diesem Zweck mobilisiert die Plattform einzigartige Kooperationen zwischen Technologieunternehmen, Regierung, Zivilgesellschaft und internationalen Organisationen. 2030 Vision soll die herausragende globale öffentlich-private Partnerschaft sein, die den Einsatz verantwortungsbewusster Technologien zum Nutzen der globalen Gesellschaft fördert.«[46]

Kann man es deutlicher sagen? Wir brauchen eine neue Benutzeroberfläche. Systemwandel. Und das WEF arbeitet mit aller Macht daran.

UN-Generalsekretär António Guterres ist begeistert: »Die Welt braucht starke Multi-Stakeholder-Partnerschaften wie 2030 Vision, die sich auf die technologischen Innovationen konzentrieren, die zur Erreichung der Agenda 2030 für nachhaltige Entwicklung erforderlich sind. Ich begrüße 2030 Vision für seine Führungsrolle und seinen Ehrgeiz, unsere gemeinsamen Ziele für Menschen und Planeten bis 2030 zu erreichen.« Thank you for Leadership.

Alle diese Initiativen und feierlichen Bekenntnisse werden jetzt in dem Video »The Great Reset« für eine breitere Öffentlichkeit zusammengeführt. Am Anfang wird uns in dicht geschnittenen Bildern eine Welt in heller Auflösung gezeigt: Hunger, Katastrophen, Kriege – und dann, nach dem Druck auf den Reset-Knopf, folgt die Vorschau auf das kommende Glück: Heitere, gesunde Menschen genießen das Leben.

Im Anschluss kündigt der Moderator Adrian Monk ein virtuelles Roundtable-Gespräch mit lauter illustren Stakeholdern an. Die Runde eröffnet ein Statement von Klaus Schwab, Gründer des *World Economic Forum*. Schwab sitzt auf einem Sessel, der zu schweben

scheint. Von Ferne erinnert er an den von dunklen Visionen getrie-
benen Colonel Kurtz in dem Film »Apokalypse Now« von Francis
Ford Coppola. Schwab erklärt:

»Die COVID-19-Krise hat uns gezeigt, dass unsere alten Systeme
nicht mehr für das 21. Jahrhundert geeignet sind. Sie hat einen
grundlegenden Mangel an sozialem Zusammenhalt, Gerech-
tigkeit, Inklusion und Gleichberechtigung gezeigt. Jetzt ist
der historische Augenblick da, nicht nur um das eigentliche
Virus zu bekämpfen, sondern auch, um das System gemäß den
Bedürfnissen umzuformen, die im Zusammenhang mit Corona
entstanden sind. Wir haben die eine Wahl, passiv zu verbleiben,
was dazu führen wird, dass viele Trends, die wir heute sehen,
verstärkt werden. Polarisierung, Nationalismus, Rassismus und
am Ende eine zunehmende soziale Unruhe mit Konflikten. Aber
wir haben eine andere Wahl, wir können einen neuen Gesell-
schaftsvertrag ausarbeiten, der vor allem die nächste Generation integriert. [...] Wir brauchen einen globalen Neustart. Wir
müssen alle Teile unserer globalen Gesellschaft mobilisieren.
[...] Wir dürfen dieses einzigartige Zeitfenster nicht verpassen.
Wir können unser Verhalten ändern, um wieder in Harmonie
mit der Natur zu sein, und wir können schauen, dass die neue
Technik der vierten industriellen Revolution in bester Weise
verwendet wird, um uns ein besseres Leben zu gestalten.«

Danach schickt UN-Generalsekretär António Guterres seine »wärm-
sten Grüße und besten Wünsche zum Auftakt des großen Neustarts«. »Klimawandel, Ungleichheit und die Gesetzlosigkeit des
Cyberspace« müssten ein Ende haben. »The Great Reset« versteht
die Tragödie der Pandemie als einen Weckruf. »Es ist unausweichlich, dass wir unsere Welt neu erfinden, neu gestalten, neu beleben
und neu ausbalancieren.«

Charles, Prince of Wales, sieht das ganz ähnlich. »Wir haben eine riesige Chance, etwas Gutes aus dieser Krise zu machen. Ihre beispiellosen Schockwellen könnten die Menschen empfänglich machen für große Visionen des Wandels.« Auch die Chefin des Internationalen Währungsfonds, Kristalina Georgieva, sieht in der Krise eine Chance »für eine grünere, gerechtere Welt«. Und so sehen das eigentlich auch all die anderen, die hier zu Worte kommen – vom Vertreter der *Bank of China* über den Chef von *Mastercard* bis zum Vorstand von *BP*. Man kommt aus dem Staunen nicht heraus. Ein Dutzend wahrhaft mächtiger Global Leaders gibt zu Protokoll, was unsereiner seit geraumer Zeit denkt: Die Welt ist aus den Angeln. Die Probleme sind nicht mehr zu kontrollieren. Doch darüber hinaus rufen sie zur Revolution auf: Mühselige und Beladene aller Länder, vereinigt euch mit uns!

Bleiben bloß ein paar Fragen offen: Wo liegt die Bastille, die es zu stürmen gilt? Wie demoliert man sie? Und schließlich, wie sieht das kommende Paradies eigentlich aus? »Sie arbeiten seit vielen Jahrzehnten an dieser Agenda«, sagt der Moderator zu Schwab und fragt ihn, wie es nun weitergehe. Und dieser dekretiert: »Wichtig ist, die Denkweise zu ändern!« Man müsse die Kurzfristigkeit hinter sich lassen, und er führt aus: »Wir werden jetzt eine recht hohe Zahl von Taskforces starten, um alle die Themen zu untersuchen. Und wir werden alle diese Ideen den in Davos versammelten Menschen, den Führern aus Wirtschaft und Politik präsentieren. Wir werden Davos sehr offen halten. Wir werden unsere über 10.000 globalen Shaper auf der Welt mobilisieren, um einen Doppelgipfel zu organisieren, um kontinuierlich mit den in Davos versammelten Menschen zu kommunizieren und interagieren.«

Er verspricht, alle Menschen auf Erden, die eine Stimme haben und die »besonders innovative Ideen zur Verbesserung der Lebensbedingungen haben«, einzubinden. Die 10.000 globalen Gestalter bilden ein Netzwerk aus 438 Hubs in 150 Ländern.[47] Ein Shaper ist unter 30 Jahre alt. Hubs bestehen aus »Teams junger Menschen, die durch gemeinsame Werte vereint sind – Inklusion, Zusammenarbeit und gemeinsame Entscheidungsfindung. Gemeinsam schaffen sie Projekte und Wandel für ihre Communities«[48] – alles in Diensten des WEF.

Der Prince of Wales sekundiert: »Wir haben es geschafft, einige Leute auf unsere Seite zu ziehen, aber bei Weitem nicht die Mehrheit des privaten Sektors. Aber ich denke, dass der private Sektor der Schlüssel ist.« Sharan Burrow, Generalsekretärin des Internationalen Gewerkschaftsbunds in Brüssel, ist sich sicher, dass viele Regierungen auf ihrer Seite seien. Das Denken in kurzen Fristen funktioniere nicht mehr. Doch »wie bringt man die Unternehmen dazu mitzumachen? Oder müssen wir einigen Vorständen die Hände auf die Herdplatte legen?«

Die Zustimmung aller Unternehmen wäre tatsächlich ein schier unlösbares Problem – gäbe es da nicht die Corona-Pandemie. Wie sagte Klaus Schwab anlässlich der Vorstellung des »Great Reset«-Projekts? »Diese globale Pandemie hat auch wieder gezeigt, wie sehr wir miteinander vernetzt sind. Wir müssen ein funktionierendes System intelligenter globaler Zusammenarbeit wiederherstellen, das strukturiert ist, um die Herausforderungen der nächsten 50 Jahre zu bewältigen. Der ›Great Reset‹ wird von uns verlangen, alle Stakeholder der globalen Gesellschaft in eine Gemeinschaft mit gemeinsamen Interessen, Zielen und Handlungen zu integrieren.«[49] Fast möchte man Schwab und die Seinen weltferner Naivität beschuldigen. Schließlich klingt es so, als erschöpfe sich der »Great Reset« auf die Einberufung eines weltweiten Palavers von kreativen Köpfen mit neuen Ideen. Und so wäre es vermutlich, gäbe es die globale Pandemie nicht, die in erstaunlicher globaler Eintracht so gemanagt wurde, dass die meisten Volkswirtschaften vor dem Ruin stehen – ebenso wie der private Sektor. Mal ganz abgesehen von den Menschen, die mittlerweile jeder Erlösung bedingungslos zur Verfügung stehen.

Insofern könnte man sagen, dass WEF schafft zunächst eine globale Abstimmungsebene, die es vollkommen kontrolliert. Damit schafft es die Legitimität für eine globale Handlungsebene, aus der eine Weltregierung hervorgehen wird, die den Auftrag hat, den globalen Schrotthaufen, den das globale Pandemiemanagement hinterlassen hat, zu beseitigen – und bei dieser Gelegenheit noch alle anderen irdischen Schieflagen. Es kann kein Zweifel bestehen, dass eine solche Exekutive über Mittel verfügen würde, die alle dystopischen Albträume überträfe. Der Lohn: eine grüne Welt voller gesunder Menschen ohne nennenswerte Ungleichheiten, die dem Klimawandel Einhalt geboten hat und dem Wohlstand und Fortschritt frönt.

Wie diese Weltordnung dann aussähe, darüber schweigen sich das Video und die Ankündigungen des »Great Reset« aus. Davon vermittelt jedoch das Buch »COVID-19: The Great Reset«, das Anfang Juli 2020 auf Englisch erschienen ist, einen Vorgeschmack.[50] Die Autoren sind Klaus Schwab und Thierry Malleret. Der Franzose Malleret hat jahrelang das Forum in Davos organisiert und ist der Gründer des *Global Risk Network* des WEF. Der Mann verfügt über einen exzellenten akademischen Hintergrund und hat sich als Investmentbanker, als Berater im Büro des französischen Ministerpräsidenten und als Herausgeber des *Monthly Barometer*[51] einen großen Namen als Kapazität auf dem Gebiet der Big Pictures gemacht.

Die Autoren verbinden in ihrem Buch Schwabs schon früher gehegte Phantasien über die sogenannte »Vierte Industrielle Revolution«[52] mit den durch die Pandemie geschaffenen Realitäten. Konsequent verstehen sie COVID-19 als das Ereignis, das die Notwendigkeit eines Resets allen evident gemacht hat, und sie sehen die pandemische Lage als Chance, den Übergang in das Zeitalter der Vierten Industriellen Revolution zu beginnen. »Es ist ein seltenes, aber enges Zeitfenster, um unsere Welt zu reflektieren, neu zu interpretieren und neu zu starten.« Das Buch hat drei Teile: »Macro Reset« handelt von Ökonomie, Technologie und Global Governance, »Micro Reset« untersucht die Folgen für Industrie und Unternehmen, »Individual Reset« befasst sich mit dem neuen Individuum.

Die Pandemie habe ein elementares Problem verdeutlicht: Es gebe eine globale Katastrophe, aber keine globale Antwort. Das verweise auf das zentrale Problem: »Daher besteht die Sorge, dass wir ohne angemessene Global Governance bei unseren Versuchen, globale Herausforderungen anzugehen und darauf zu reagieren, gelähmt werden.« Das gelte nicht nur für den medizinischen Kampf gegen die Pandemie, sondern auch für die Folgen, die auf uns zukommen: Hunger, Armut, Arbeitslosigkeit und Flucht werden biblische Ausmaße annehmen. All diese globalen Herausforderungen können nicht im nationalen Rahmen gelöst werden, sondern nur durch eine globale Führung. »Kurz, Global Governance steht im Zentrum aller anderen Probleme.« (S. 83) Dieses Big Picture klingt eher wie ein Nachruf: »Das 21. Jahrhundert wird höchstwahrscheinlich eine Ära ohne absoluten Hegemon sein, in der keine Macht absolute Dominanz gewinnt – deshalb werden Macht und Einfluss chaotisch und manchmal zähneknirschend neu verteilt.« (S. 85)

Der Kampf gegen den Klimawandel sei zum Beispiel eine dringende Aufgabe, die man nur global und mit den entsprechenden Instanzen lösen könne. Und dieser Kampf werde zu radikalen Neuerungen führen. »Wenn wir in der Zeit nach der Pandemie beschließen, unser Leben wieder so aufzunehmen wie vorher (indem wir die gleichen Autos fahren, unsere Häuser auf die gleiche Weise heizen und so weiter), dann ist die COVID-19-Krise in Bezug auf die Klimapolitik umsonst gewesen.« (S. 100)

Die Pandemie habe bereits für einen gewaltigen Sprung nach vorne gesorgt, was die Digitalisierung angehe. »Die Pandemie wird die Innovation noch mehr beschleunigen, indem sie bereits eingeleitete technologische Veränderungen katalysiert und jedes digitale Business oder die digitale Dimension jedes Business turbomäßig auflädt.« (S. 107) Ein Beispiel sei die digitale Kontaktverfolgung:

»Wir werden sehen, dass die Kontaktverfolgung Unvergleichliches leistet und einen quasi unverzichtbaren Platz in dem Arsenal einnimmt, das zur Bekämpfung von COVID-19 benötigt wird, während sie gleichzeitig so positioniert ist, dass sie eine Massenüberwachung ermöglicht.« Jeder könne jederzeit aufgespürt werden. Aber es sei klar, dass das nicht auf freiwilliger Basis funktioniere, »wenn die Menschen nicht bereit sind, ihre eigenen persönlichen Daten der Regierungsbehörde, die das System überwacht, zur Verfügung zu stellen«. (S. 115) Natürlich werde niemand solche Systeme nach der Krise einfach aufgeben. Das Risiko der Totalüberwachung sei real, räumen die beiden Visionäre ein, aber leider unvermeidlich.

Nach Beendigung der Pandemie werden vermutlich viele Vorstandschefs glauben, man könne weitermachen wie zuvor. Offenbar übersehen sie, dass Business as usual an COVID-19 gestorben ist. Die Arbeitswelt wird einfach anders aussehen. Man arbeitet auf Distanz, ersetzt persönliche Treffen durch virtuelle, überhaupt wird die Digitalisierung alle Arbeitsvorgänge durchdringen. Künstliche Intelligenz und Roboter bieten sich als »natürliche« Alternative für Menschen an. »Die Technologien der Vierten Industriellen Revolution sind tatsächlich verstörend [disruptiv] – sie stellen die bestehende Art und Weise des Wahrnehmens, Rechnens, Organisierens, Handelns und Ausführens auf den Kopf. Sie stellen völlig neue Möglichkeiten der Wertschöpfung für Organisationen und Bürger dar.«[53]

Die Auswirkungen der Pandemie haben verheerende Folgen für die Individuen. Aber auch hier gelte, die Pandemie als Chance zu verstehen: »Sie stellt ein seltenes, aber enges Fenster der Gelegenheit dar, unsere Welt zu reflektieren, neu zu überdenken und neu zu gestalten.« (S. 172) Wenn Schwab und Malleret an die Fortschritte in Neuro- und Biotechnologie denken, dann wird sich die Frage, was ein Mensch ist, neu stellen. »Diese Technologien werden innerhalb unserer eigenen Biologie operieren und die Art und Weise verändern, wie wir mit der Welt in Kontakt treten. Sie sind in der Lage, die Grenzen von Körper und Geist zu überschreiten, unsere körperlichen Fähigkeiten zu verbessern und sogar einen dauerhaften Einfluss auf das Leben selbst zu haben.«

Zwangsläufig schüttelt es einen, wenn visionäre Technokraten ihre digitalen Träume preisgeben. Doch darum geht es hier nicht – auch nicht um die schlichte Denkungsart, die die Autoren in dem Buch an den Tag legen. Bis zu einem gewissen Punkt könnten vermutlich viele – darunter auch ich – die Diagnose von Schwab und Malleret teilen. Der Stand der Dinge war bereits vor der Pandemie beängstigend. Allerdings hat die massive Verschlechterung durch die Pandemie kaum damit zu tun, dass Nationen unabgestimmt nur ihre Interessen verfolgt hätten. Vielmehr vermittelte die global-kollektive Übernahme des chinesischen Modells den Eindruck einer konzertierten Aktion. Erst dadurch entstanden die wahrscheinlich irreparablen Folgeschäden, erst das führte die bereits vorher bestehenden Systemschäden an den Rand des Kollapses und darüber hinaus.

Vermutlich mit Absicht bleibt »COVID-19: The Great Reset« in fast jeder Hinsicht vorsichtig allgemein. Global Governance definieren die Autoren als »Prozess der Zusammenarbeit unter transnationalen Akteuren mit dem Ziel, Antworten auf globale Probleme zu geben. [...] Es umfasst die Gesamtheit von Institutionen, Richtlinien, Normen, Verfahren und Initiativen, durch die Nationalstaaten versuchen, mehr Vorhersehbarkeit und Stabilität in ihre Reaktionen auf transnationale Herausforderungen zu bringen.« (S. 82) Das klingt nach diplomatischem Oberseminar, aber nicht nach einer starken Global Governance, die in der Lage wäre, die beschriebenen Probleme zu lösen.

Kehren wir noch einmal zurück zu dem Buch *Die verwundbare Welt* von Nick Bostrom. Der Oxforder Philosoph spielt darin hypothetisch durch, wie man sich auf bestimmte globale, die ganze Menschheit mit Auslöschung bedrohende Ereignisse vorbereiten könnte. Er nennt zwei Möglichkeiten: extensive präventive Polizeiarbeit und Global Governance. Das erste Mittel bedeutet ohne jeden Zweifel einen totalitären Überwachungsstaat von noch nie erlebtem Zuschnitt. Über die Global Governance schreibt Bostrom am Beispiel einer Pandemie, die von Bioterroristen herbeigeführt werden könnte: »Es wäre inakzeptabel, wenn auch nur ein einziger Staat nicht die notwendigen Mechanismen zur ständigen Überwachung und Kontrolle seiner Bürger installieren würde. Ein Staat, der sich weigerte, die erforderlichen Maßnahmen zu ergreifen – vielleicht weil er die persönliche Freiheit seiner Bürger übermäßig schätzt oder ihnen ein Grundrecht auf Privatsphäre garantiert –, wäre ein schlechtes Mitglied der internationalen Gemeinschaft. Selbst wenn seine Institutionen in anderen Hinsichten hervorragend funktionieren, müsste man ihn behandeln wie einen heutigen ›gescheiterten Staat‹, dessen interner Mangel an Kontrolle ihn zu einem sicheren Hafen für Piraten und Terroristen macht.« (S. 68f.) Mit anderen Worten, diese Global Governance bedürfte drastischer exekutiver Rechte und Handlungsmöglichkeiten gegenüber ihren »Staatenbürgern«. So gesehen kann man verstehen, warum sich die globalen Neustarter konsequent ausschweigen über das dunkle Herzstück ihrer Mühen. Andererseits wird es ohne diese Global Governance keinen großen, vermutlich nicht einmal einen kleinen Reset geben.

Bostrom lässt keinen Zweifel daran, dass gewisse Gefahren nur durch diese hypertotalitären Auswege bewältigt werden könnten. Ihm ist auch klar, dass diese Lösungen schwer verkäuflich sein werden. Wenn die einzelnen Staaten überhaupt bereit wären, in Verhandlungen über eine Global Governance einzutreten, würde damit ein unabsehbar langer und schwieriger Prozess beginnen. Unter dem Druck einer drohenden Katastrophe wäre das einfacher, doch wahrscheinlich zu spät. Bevor es zu einer Einigung komme, könnte und sollte man damit beginnen, den Ernstfall vorzubereiten. Es »dürfte mit der Entwicklung einer Überwachungsstruktur nicht erst begonnen werden, wenn die Schwachstelle deutlich sichtbar ist. Um diese Katastrophe zu verhindern, müsste der

Stabilisierungsmechanismus bereits existieren. Theoretisch könnte man die *Kapazitäten* zur intrusiven Echtzeitüberwachung wohl im Voraus entwickeln, ohne sie auch schon in vollem Umfang einzusetzen.« (S. 79) Nämliches dürfte auch für die Global Governance gelten, denn die Katastrophe wäre nicht im nationalen Rahmen zu verhindern. Interessanterweise spricht Bostrom in diesem Zusammenhang auch von den Akteuren als »Stakeholdern«. Dieser Begriff ist eine Säule im Weltbild von Klaus Schwab, dem Gründer des WEF und Erfinder des »Great Reset«.

Vieles von dem, was in den letzten 20 Jahren geschehen ist und wovon in diesem Buch wenigstens ausschnitthaft die Rede war, bekommt einen Sinn und tieferen Zusammenhang, wenn man es vom Standpunkt der Bostromschen Empfehlung aus betrachtet. Der tausendfach erschallte und tausendfach verstärkte Schlachtruf von der »Preparedness« bedeutet nicht nur Warnung vor möglichen – vor allem pandemisch begründeten – Gefahren, sondern auch die Vorbereitung von Maßnahmen, um gegen sie vorzugehen. Bereitschaft fusioniert mit Vorbereitung. Die »Katastrophenübungen«, die zuverlässig die Notwendigkeit einer Global Governance bewiesen. Die absurden Zukunftsszenarien, die uns Schritt für Schritt vertraut machen sollen mit der Alternative Reset oder Untergang. Die kleinen und höchst sonderbaren Pandemien des 21. Jahrhunderts, die medial konsequent zu Sintfluten hochtoupiert wurden. Die groteske Gewissheit eines Bill Gates, dass weder Atomkriege noch der Klimawandel unser Hauptproblem seien, sondern Pandemien. Der Impfwahn von Gates und anderen Philanthropen als Mittel für eine Art globaler Identitätserfassung – flankiert von Maßnahmen zur Einführung von digitalem Geld und digitaler Identität. Die systematische Unterwanderung von UN und WHO. Die detaillierte Planung eines Neustarts seitens des WEF – der mit Abstand mächtigsten Organisation auf Erden.

Betrachten Sie die Abbildung – eine visualisierte Übersicht der einzelnen Schritte zum »Great Reset«.[54] Zu jedem einzelnen Punkt

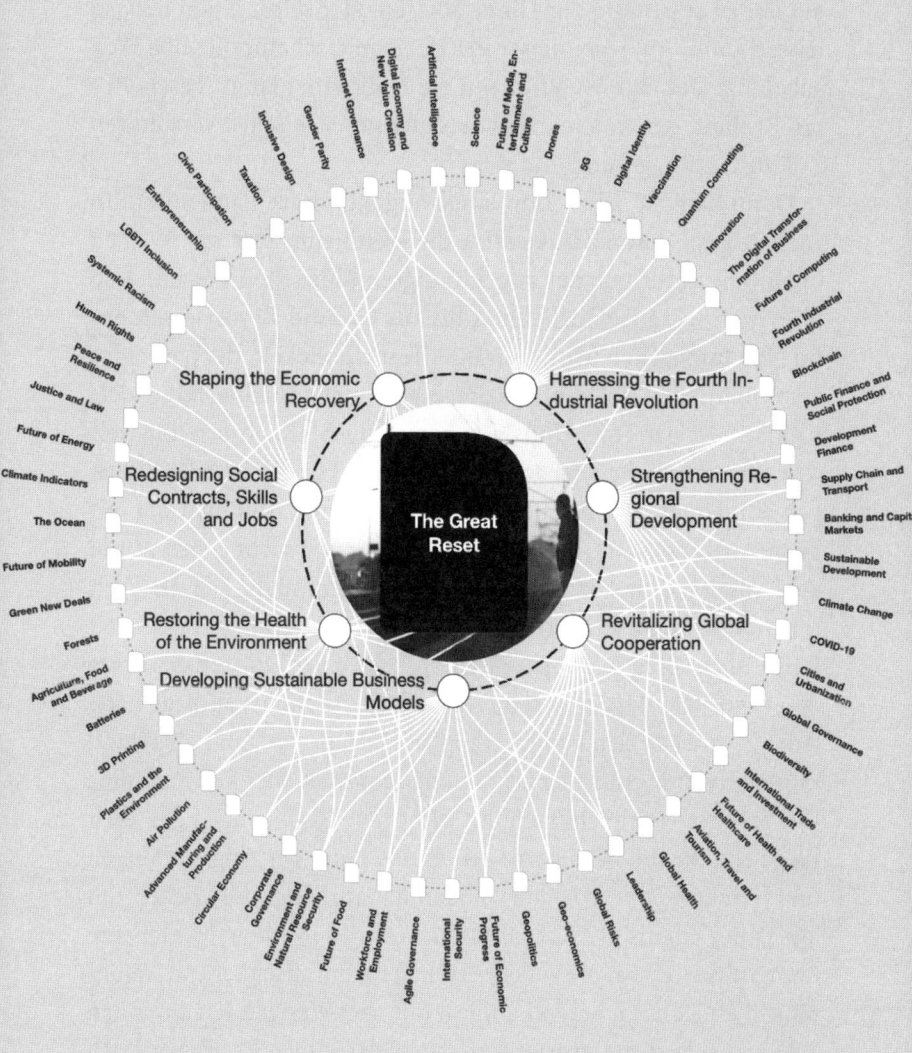

The Great Reset

Shaping the Economic Recovery

Harnessing the Fourth Industrial Revolution

Redesigning Social Contracts, Skills and Jobs

Strengthening Regional Development

Restoring the Health of the Environment

Revitalizing Global Cooperation

Developing Sustainable Business Models

Digital Economy and New Value Creation
Internet Governance
Gender Parity
Inclusive Design
Taxation
Civic Participation
Entrepreneurship
LGBTI Inclusion
Systemic Racism
Human Rights
Peace and Resilience
Justice and Law
Future of Energy
Climate Indicators
The Ocean
Future of Mobility
Green New Deals
Forests
Agriculture, Food and Beverage
Batteries
3D Printing
Plastics and the Environment
Air Pollution
Advanced Manufacturing and Production
Circular Economy
Corporate Governance
Environment and Natural Resource Security
Future of Food
Workforce and Employment
Agile Governance
International Security
Future of Economic Progress
Geopolitics
Geo-economics
Global Risks
Leadership
Global Health
Aviation, Travel and Tourism
Future of Health and Healthcare
International Trade and Investment
Biodiversity
Global Governance
Cities and Urbanization
COVID-19
Climate Change
Sustainable Development
Banking and Capital Markets
Supply Chain and Transport
Development Finance
Public Finance and Social Protection
Blockchain
Fourth Industrial Revolution
Future of Computing
The Digital Transformation of Business
Innovation
Quantum Computing
Vaccination
Digital Identity
5G
Drones
Future of Media, Entertainment and Culture
Science
Artificial Intelligence

hat das WEF eine Plattform eingerichtet, auf der jeder nachvollziehen kann, was teilweise seit Längerem auf den Weg gebracht wurde, auf der er den Stand der Dinge ablesen oder selbst einen Beitrag leisten kann. Auf jeder dieser Plattformen erscheint dieselbe Weggabelung: Der eine Weg führt in die Hölle einer längst gescheiterten Realität, der andere ins Licht einer mit sich selbst versöhnten Zukunft, grün, gesund und sicher.

Dann kam sie, die schon lange angekündigte Pandemie: Ein »neuartiges« Coronavirus suchte die Welt heim, aber sein Wirken blieb weit unterhalb der angekündigten klinischen Folgen. Also blies man seine Gefährlichkeit bis zur Ground-Zero-Gewalt auf. Im Handumdrehen wurde ein PCR-Test entwickelt, der pausenlos astronomische Zahlen produzierte, aber nicht annähernd so viele Kranke oder gar Tote. Und dann kamen die Maßnahmen, die weltweit unermesslichen Schaden anrichteten. Für diese Maßnahmen gab es niemals eine fundierte Datengrundlage, und man hat mit System dafür gesorgt, dass es solche Daten auch nicht geben würde. Von Anfang an war klar, dass sie das Problem nicht aus der Welt schaffen würden, sondern allenfalls die Krise verlängern. Die redselige, aber völlig inkompetente Expertise eines Drosten erweckte den Eindruck, dass alles seine wissenschaftliche Grundlage habe. Jeder Zweifel an den völlig verzopften Diagnosen von Politik und Virologie wurde entweder als Sabotage gewertet oder kriminalisiert. Wie ferngesteuert schlugen fast sämtliche Regierungen der Welt Wege ein, die die Bevölkerungen in den Bann der Angst schlugen und zermürbten. Man befahl vollkommen wirkungslose Masken, um alle zum Zeugnis des Ausnahmezustands zu machen. Mit langem Atem ruinierte man die Volkswirtschaften, um anschließend wenigstens in einigen reicheren Ländern mit aberwitzigen Krediten den Schein von Rettung zu erwecken. Nein, der »Great Reset« wird sich nicht als Putsch offenbaren. Eine schrottreife Welt wird sich ihren Rettern bedingungslos ergeben. Organisationen und Netzwerken, die seit Langem darauf vorbereitet waren.

Ich behaupte nicht, WEF, Bill & Melinda und die Unzahl der Pre-
paredness-Agenturen hätten die Pandemie erfunden oder gar vorsätzlich erzeugt. Das spielt auch keine Rolle mehr. Es genügte, sie
rechtzeitig und vollständig zu kapern. Für den fast geschlossenen
gleichschrittigen Umgang mit der Pandemie gibt es keine andere
Erklärung. Es ist, wie Nick Bostrom schreibt: Wenn man die not-
wendige Doppelaufgabe der Katastrophenabwehr – totalitäre präventive Polizeiarbeit und Global Governance – nicht in absehbarer
Zeit realisieren kann, dann muss man die Instrumente im Dunkeln
herstellen und im entscheidenden Augenblick zücken.

Natürlich ist das eine Verschwörungstheorie – und man hat in
den letzten Monaten ja unentwegt auf die Wahnhaftigkeit solcher
Theorien hingewiesen. Ich werde mich hier bestimmt nicht mit
diesen abgrundtief dämlichen Äußerungen zur Gattung Verschwörungstheorie auseinandersetzen. Ich kann es nur wiederholen: Es
gibt Verschwörungen, und insofern braucht man Verschwörungstheorien. Manche sind plausibel, manche albern. Es genügt, die
Pentagon-Papers zu studieren. Über Jahrzehnte haben verschiedene
amerikanische Regierungen einen widerwärtigen Krieg in Vietnam
geplant und geführt und die eigene Bevölkerung über die wahren
Gründe für diesen Krieg und seine erschütternde Realität belogen.
Verschwörungstheorie wird als Kampfparole gerne von denen ins
Feld geführt, die sich der Mühsal, die Welt interpretieren zu müssen,
entziehen und hoffen, mit den Konformismen des Rudels über die
Runden zu kommen.

Ich muss gestehen, selbst ich, der ich mich seit Monaten in die
Abgründe der Pandemie vertieft habe, frage mich gelegentlich,
wie plausibel meine Hypothesen sind und wie viele Fragen offen
bleiben. Doch unsere Realitäten haben sich weitgehend aufgelöst –
die erfahrungsgestützte Wahrnehmung des Realen verschwimmt.
Was vermutlich auch die Unterwerfung großer Teile der Bevölkerung unter das Pandemieregime erklärt. Es genügt, wenn ich
mir vorstelle, man hätte mir im Sommer 2019 die »Realitäten« des

Jahres des 2020 beschrieben. Ich hätte sie als vollkommen unwahrscheinlich abgetan. Wir haben es hier mit Organisationen und realen Mächten zu tun, die in Very Big Pictures denken, in langen Zeiträumen planen und einen unvorstellbaren Einfluss auf den Lauf der Dinge haben. Ein Blick in die »Scenarios for the Future of Technology and International Development« der *Rockefeller Foundation* aus dem Jahr 2010 führt das eindrücklich vor Augen. Und wenn Marietta Slomka im *heute journal* des ZDF [55] die »Corona-Leugner« trauerumflort daran erinnert, dass Menschen auf den Intensivstationen sterben und wir im anschließenden Beitrag an diesem Sterben teilhaben dürfen – begleitet von dem Statement einer verzweifelten Krankenschwester, die seit 27 Jahren in diesem Beruf arbeite, aber eine solche Situation noch nie erlebt habe –, dann ist es diese Mischung aus tiefer Unanständigkeit und Verlogenheit, die einem gar keine andere Wahl lässt, als sich auf eigene Faust ein paar Gedanken über die Zusammenhänge des Realen zu machen.

In einer Sache bin ich mir ziemlich sicher: Das herrschende Narrativ vom heroischen Kampf gegen die furchtbare Pandemie ist weitgehend erlogen. Natürlich kenne ich das reale Ende der Geschichte nicht, weiß nicht, wohin sie führt. Es kann lange dauern, bis alle mürbe genug sind. Aber offenbar kennt auch niemand den Anfang. Woher kam das Virus? Man weiß, dass in Wuhan und in den USA an neu entdeckten Exemplaren von Fledermaus-Coronaviren gentechnisch herumgeschraubt wurde[56] und sie dabei in Kontakt mit dem Erbgut von HIV-Viren kamen.[57] Nur das erklärt eigentlich, warum in den letzten Stunden des Jahres 2019 einige Leute über ein paar Fälle von »mysteriösen Lungenentzündungen« in Wuhan in helle Aufregung gerieten.

1 www.who.int/emergencies/diseases/novel-coronavirus-2019/interactive-timeline#!

2 www.who.int/dg/speeches/detail/who-director-general-s-statement-on-ihr-emergency-committee-on-novel-coronavirus-(2019-ncov)

3 swprs.org/covid19-facts

4 de.globometer.com/todesfaelle-welt.php

5 www.destatis.de/DE/Themen/Querschnitt/Corona/Gesellschaft/bevoelkerung-sterbefaelle.html

6 www.dailymail.co.uk/news/article-8605885/Lockdown-killed-two-people-three-died-coronavirus.html

7 St. Kortüm, »Corona-Independent Excess Mortality Due to Reduced Use of Emergency Medical Care in the Corona Pandemic: A Population-Based Observational Study«. www.medrxiv.org/content/10.1101/2020.10.27.20220558v1

8 www.heute.at/s/studie-belegt-so-toedlich-ist-der-corona-lockdown-100111891

9 www.merkur.de/welt/coronavirus-deutschland-rechtsmediziner-tsokos-lockdown-zahlen-infizierte-ndr-zr-90060965.html

10 www.telegraph.co.uk/news/2020/08/27/heart-attacks-detected-treated-fell-40-per-cent-covid-pandemic

11 www.handelsblatt.com/politik/international/pandemie-hunger-armut-vernachlaessigte-gesundheitsvorsorge-so-schlimm-sind-die-kollateralschaeden-der-corona-bekaempfung/26196874.html?ticket=ST-11217149-xy0bqkHdPvfbgKjikTdk-ap2

12 www.ifo.de/DocDL/sd-2020-10-link-sauer-kurzarbeit-september-corona.pdf

13 Rolf Gössner, »Durchregieren per Dekret«, Freitag, 47, 19. November 2020

14 www.axios.com/us-gdp-q2-coronavirus-contraction-worst-ever-ed533bbf-1113-47fa-aee2-6e66fb553977.html

15 de.statista.com/statistik/daten/studie/412605/umfrage/arbeitslosenzahl-in-den-usa-nach-monaten

16 www.nytimes.com/2020/04/22/world/africa/coronavirus-hunger-crisis.html

17 www.theguardian.com/world/2020/apr/
29/half-of-worlds-workers-at-
immediate-risk-of-losing-livelihood-
due-to-coronavirus

18 www.handelsblatt.com/politik/
international/pandemie-hunger-armut-
vernachlaessigte-gesundheitsvorsorge-
so-schlimm-sind-die-kollateralschaeden-
der-corona-bekaempfung/26196874.
html?ticket=ST-11217149-xyObqkH-
dPvfbgKjikTdk-ap2

19 www.mdr.de/nachrichten/panorama/
coronavirus-ausbreitung-datenlage-
afrikanische-laender-100.html

20 Diese Rechnung dient nur der Veranschau-
lichung. In Wahrheit war die Verteilung ganz
unterschiedlich.

21 www.handelsblatt.com/politik/deutschland/
coronakrise-entwicklungsminister-mueller-
an-den-folgen-der-lockdowns-werden-
weit-mehr-menschen-sterben-als-am-virus/
26209144.html?ticket=ST-11148141-
vBcj91GFaJILGmjc4YuL-ap2

22 Harald Wiesendanger, »Der gekaufte Planet«,
auf: *Rubikon.news,* 17. September 2020.
www.rubikon.news/artikel/der-gekaufte-
planet

23 www.imf.org/-/media/Files/Topics/COVID/
Governance-Commitments-in-COVID-19-
Rapid-Instruments-as-of-11-10-2020.ashx

24 www.imf.org/en/Topics/imf-and-covid19/
Policy-Responses-to-COVID-19#top

25 www.imf.org/en/Topics/imf-and-covid19/
Policy-Responses-to-COVID-19#top

26 www.worldbank.org/en/news/press-release/
2020/04/02/the-world-bank-approves-
269-million-for-mongolias-covid-19-corona-
virus-emergency-response

27 www.imf.org/en/Topics/imf-and-covid19/
Policy-Responses-to-COVID-19#top

28 www.worldbank.org/en/news/press-release/
2020/04/02/the-world-bank-approves-
269-million-for-mongolias-covid-19-corona-
virus-emergency-response

29 www.rrh.org.au/journal/article/6240

30 Wiesendanger, a. a. O.

31 Johannes 1; 17–19

32 Inzwischen wurde entschieden, dass
das WEF 2021 doch nicht in Luzern,
sondern in Singapur stattfinden wird.

33 www.weforum.org/agenda/2020/06/
now-is-the-time-for-a-great-reset/

34 www.weforum.org/great-reset

35 Norbert Häring, »Der Griff der Großkonzerne
nach der Weltmacht«.
norberthaering.de/news/wef-un

36 www.umb.edu/gri/an_overview_of_
wefs_perspective

37 www.umb.edu/gri/an_overview_of_wefs_
perspective/four_new_institutional_ideas

38 www.umb.edu/gri/an_overview_of_wefs_
perspective/a_revamped_g20_and_the_
united_nations

39 norberthaering.de/die-regenten-der-
welt/un-foundation

40 weforum.ent.box.com/s/
rdlgipawkjxi2vdaidw8npbtyach2qbt

41 www.bmz.de/de/themen/2030_agenda

42 www.weforum.org/projects/task-force-on-
digital-financing-of-the-sustainable-
development-goals-sdgs

43 Geoffrey Allen Pigman, *The World Economic
Forum: A Multi-Stakeholder Approach to
Global Governance*, London 2006

44 *ARM ltd* ist einer der führenden Chip-Hersteller
der Welt. Die Firma hat ihren Sitz in Cambridge,
England, und gehört zur japanischen
SoftBank Group.

45 www.weforum.org/projects/frontier-2030

46 www.2030vision.com

47 www.globalshapers.org

48 www.globalshapers.org/hubs

49 www3.weforum.org/docs/WEF_The_Great_
Reset_AM21_German.pdf

50 Klaus Schwab, Thierry Malleret,
Covid-19: The Great Reset. Genf 2020

51 Motto: »Prägnante, präzise und vorausschauende Analyse dessen, was da draußen ist«.
www.monthlybarometer.com/

52 Klaus Schwab, *The Fourth Industrial
Revolution.* Genf 2016. Im Folgenden zitiert
nach: Schwab Reset MS 2020.pdf

53 S. 242 bzw. 253, Klaus Schwab with Nicholas Davis, *Shaping the Future of the Fourth Industrial Revolution: A Guide to Building a Better World*. Genf. WEF. 2018 (e-book)

54 intelligence.weforum.org/topics/ a1G0X0000006OLciUAG?tab=publications

55 www.zdf.de/nachrichten/heute-journal/ heute-journal-vom-27-november-2020-100.html

56 Vineet Menachery et al. »A SARS-like Cluster of circulating bat coronaviruses shows potential for human emergence«, in: *Nature Medicine*, 9. Nov. 2015. www.nature.com/articles/nm.3985

57 Mathias Bröckers, *Klimalügner. Vom Ende des Kaputtalismus und der Zuvielisation*. Solothurn und Frankfurt a. M. 2020, S. 10ff.

DANKSAGUNG

Dieses Buch baut auf der enormen Leistung vieler auf, die auf verschiedenen Plattformen versucht haben, einen Hauch von Begreiflichkeit in das Pandemie-Spektakel zu bringen. Vom *Multipolar-Magazin*, den *Corona Doks*, dem *Corona-Untersuchungsausschuss*, *Corona Transition, querschuesse.de* bis *Rubikon.news* und natürlich Wolfgang Wodarg.

Ich kann leider nicht alle aufzählen und muss mich summarisch bedanken. Außer bei denjenigen, mit denen ich persönlich zu tun hatte, nämlich dem Team von *Rubikon.news*. Hier verneige ich mich namentlich vor Jana Pfligersdorffer, Sven Böttcher, Robert Schumann und Jens Wernicke. Umärmelt!

Am meisten natürlich danke ich Susanne George – für Größeres als Lektorat und Beistand.

Für das Buch bin ich verantwortlich, für die Fehler auch.

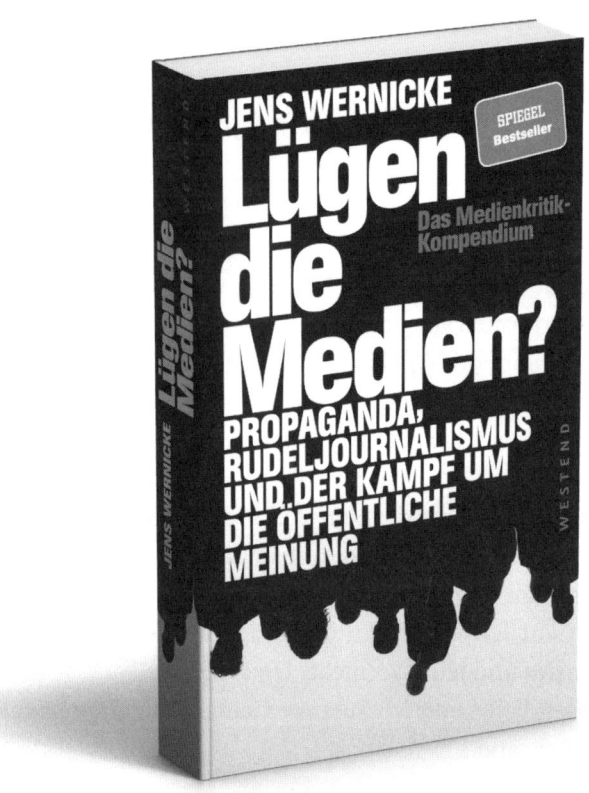

Jens Wernicke
LÜGEN DIE MEDIEN?
Propaganda, Rudeljournalismus und der Kampf um die öffentliche Meinung
368 Seiten, Softcover, ISBN 978-3-86489-188-5

Der Begriff der Lügenpresse geistert durchs Land. Viele haben erkannt:
Eine von Konzerninteressen, Hochglanzwerbung und politischer Agitation à la
»Deutschland geht es so gut wie nie zuvor« (Angela Merkel) geprägte »Berichterstattung« hat mit ihrer sozialen Realität nichts mehr gemein. Der Medien-
mainstream antwortet auf Kritik üblicherweise mit Aussagen wie »Wir sind nicht
gesteuert, Fehler passieren jedem«, oder er verortet die Krisenursachen mit der
Behauptung »Verschwörungstheorie!« beim Publikum selbst. Jens Wernicke hat
mit zahlreichen Medienexperten über die verschiedenen Facetten der Vertrauens-
krise gesprochen und liefert ein unverzichtbares Kompendium der Medienkritik.

www.westendverlag.de

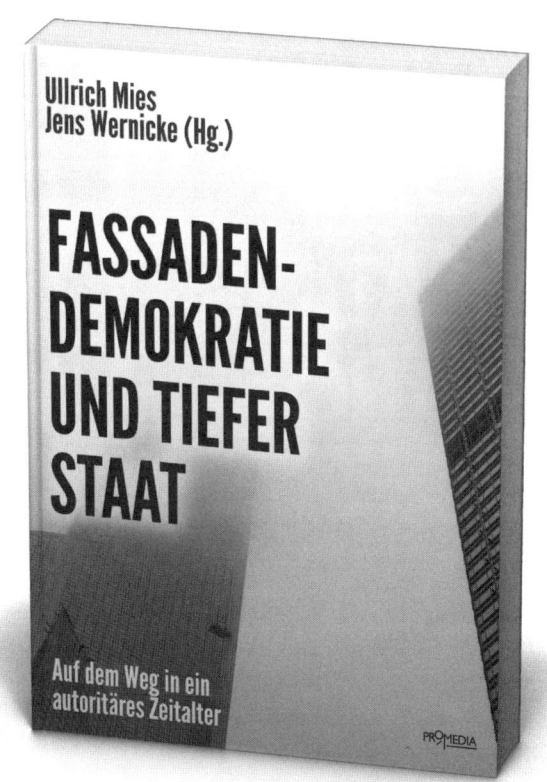

Ullrich Mies, Jens Wernicke (Hrsg.)
FASSADENDEMOKRATIE UND TIEFER STAAT
Auf dem Weg in ein autoritäres Zeitalter
272 Seiten, Softcover, ISBN 978-3-85371-425-6

»Das Ende der Demokratie ... wie wir sie kennen« übertitelte der 2015 verstorbene Soziologe Bernd Hamm seinen Beitrag und gab damit den Anstoß für dieses Buch. Die hier versammelten Autoren analysieren seinen Befund aus unterschiedlichen Blickwinkeln. Gemeinsam teilen sie die Überzeugung, dass sich die liberalen Demokratien, wie sie sich seit dem Zweiten Weltkrieg heraus-gebildet haben, im Niedergang befinden. Ihr aktueller Status ist mit dem Begriff der »Fassadendemokratie« passend beschrieben.

www.mediashop.at

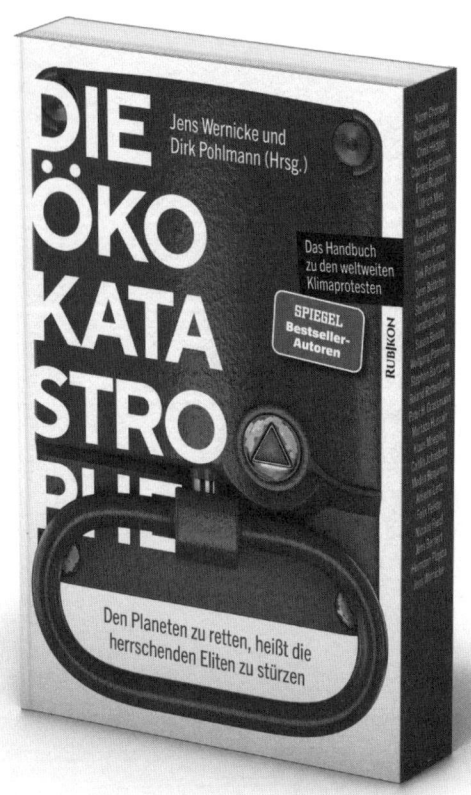

Jens Wernicke und Dirk Pohlmann (Hrsg.)
DIE ÖKO-KATASTROPHE
Den Planeten zu retten, heißt die herrschenden Eliten zu stürzen
384 Seiten, Softcover, ISBN 978-3-96789-000-6

Angesichts der seit Jahrzehnten wachsenden existentiellen Bedrohung durch Umweltzerstörung und globale Erwärmung versagen Politik und Medien, ja, versagt unser Gesellschaftssystem. Rubikon, das Magazin für die kritische Masse, hat angesichts dieser Verwirrung einige der klügsten Köpfe weltweit aufgefordert, das Thema aus ihrer Sicht zu analysieren. Die Autoren beschreiten Wege abseits bekannter medialer Trampelpfade. Viele kommen zu der Schlussfolgerung: Ohne Systemwandel werden Umweltzerstörung und Klimawandel nicht aufzuhalten sein.

www.rubikon.news

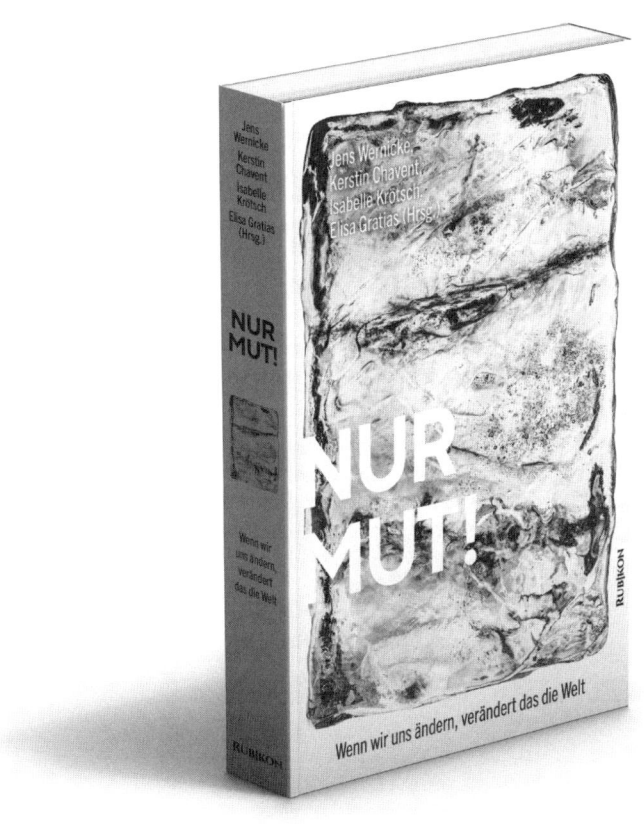

Jens Wernicke, Kerstin Chavent, Isabelle Krötsch und Elisa Gratias (Hrsg.)
NUR MUT!
Wenn wir uns ändern, verändert das die Welt
304 Seiten, Softcover, ISBN 978-3-96789-004-4

S.O.S. – Save Our Souls! Die Informationsflut steht uns bis zum Hals, kein Land in Sicht, kein Horizont, wir haben die Orientierung verloren. Ohne Leuchtturm und Leitstern versinken wir in Anpassung oder Rückzug und vergessen, dass Angst der schlechteste aller Ratgeber ist. Den Schlüssel zu unserer Rettung tragen wir in uns. Rubikon, das Magazin für die kritische Masse, hat Texte zusammengestellt, die wegweisend für diese individuelle und kollektive Befreiung sind. Texte, die inspirieren, aus sich heraus den Schritt in eine bessere Zukunft zu wagen.

www.rubikon.news

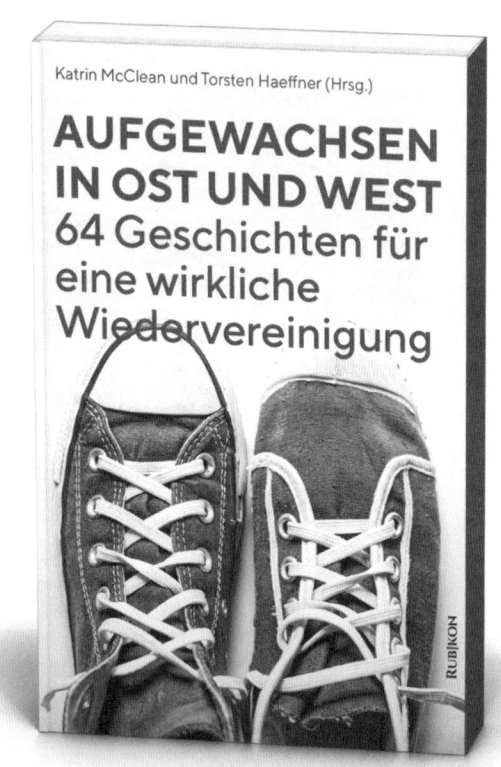

Katrin McClean und Torsten Haeffner (Hrsg.)
AUFGEWACHSEN IN OST UND WEST
64 Geschichten für eine wirkliche Wiedervereinigung
400 Seiten, Softcover, ISBN 978-3-96789-008-2

Während der Teilung Deutschlands herrschten im Osten wie im Westen
zahlreiche Klischeevorstellungen. Viele DDR-Bürger glaubten,
im Westen herrschten paradiesische Zustände. Und nicht wenige BRD-Bürger
sahen den Osten ausschließlich als Zone der Unfreiheit und politischen
Verfolgung. Doch wie nahmen die Menschen in Ost und West ihre eigenen
Lebensrealitäten wahr? Vierzig Autorinnen und Autoren aus allen Teilen
Deutschlands schrieben ihre Erinnerungen auf.

www.rubikon.news

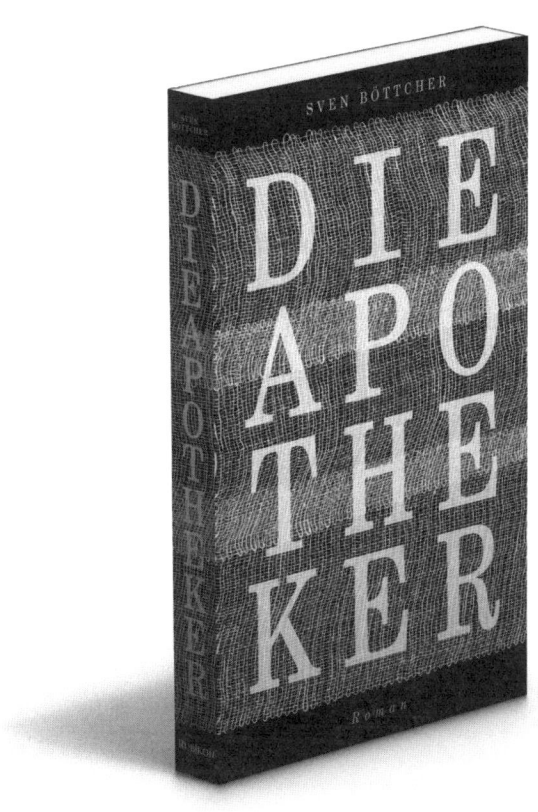

Sven Böttcher

DIE APOTHEKER

Roman , 256 Seiten, Softcover, ISBN 978-3-96789-006-8

Pharmavertreter Patrick Hillert, gemeinsamer Freund des Apotheker-Ehepaares Bea und Hannes Hertz, stirbt jäh und unerwartet mit 54 Jahren eines natürlichen Herztodes. Kein Fall für die Behörden – aber man wird doch wohl mal privat nachfragen dürfen. Denken die Apotheker. Und täuschen sich gewaltig. Denn im Lichtkegel ihrer neugierigen Ermittlungen findet sich etwas ganz anderes, als sie vermutet hatten: Freund Patrick war nicht der, der er zu sein schien. Viel gefährlicher aber ist, was sich am Rande des Lichtkegels verkrochen hat, unsichtbar und finster entschlossen, endgültig für Grabesruhe zu sorgen ...

www.rubikon.news